Angewandte Alterskunde

herausgegeben von
W. D. Oswald,
W. M. Herrmann, U. M. Lehr, S. Kanowski und R.-M. Schütz

Band 3   Der dementielle Patient

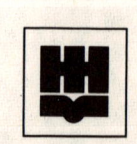

Der Bandherausgeber
Hans Gutzmann; Dr. med.
Max-Bürger-Krankenhaus
Abteilung für Gerontopsychiatrie
Sophie-Charlotten-Straße 115
D-1000 Berlin 19

Die Deutsche Bibliothek – CIP-Einheitsaufnahme

Der dementielle Patient: das Alzheimer-Problem – Diagnostik,
Ursachenforschung, Therapie, Betreuung / Hans Gutzmann
(Hrsg.). Mit Beitr. von G. Barzen . . . – 1. Aufl. – Bern;
Göttingen; Toronto: Huber, 1992
  (Angewandte Alterskunde; Bd. 3)
  ISBN 3-456-82150-6
NE: Gutzmann, Hans [Hrsg.]; Barzen, Georg; GT

1. Auflage 1992
© 1992 Verlag Hans Huber
Herstellung: Kurt Thönnes, die Werkstatt Bern
Umschlag: Heinz Kraxenberger, München
Satz und Druck: Lang Druck AG, Liebefeld-Bern
Printed in Switzerland

Hans Gutzmann

(Herausgeber)

Der dementielle Patient

Das Alzheimer-Problem
Diagnostik, Ursachenforschung, Therapie, Betreuung

Mit Beiträgen von
G. Barzen, H. Bickel, H.-J. Gertz,
H. Gutzmann, K.-P. Kühl, S. Lehrl, E.-M. Neumann,
B. Peglow, F. M. Reischies, A. Richert, G. Schulze,
V. Veltkamp und R. Zimmer

Verlag Hans Huber
Bern Göttingen Toronto

Vorwort

Gerontologie ist eine interdisziplinäre Wissenschaft. Doch interdisziplinär geschriebene Bücher sind eher die Ausnahme als die Regel. In den Büchern dieser Reihe informieren Forscher aus den unterschiedlichsten Disziplinen gemeinsam, d.h. ihre Erkenntnisse integrierend, über jeweils ein wichtiges Thema der Alterskunde. Geplant sind derzeit 20 Bände, welche in kurzen Abständen erscheinen werden.

Die Reihe ist anwendungsorientiert: Ohne daß Abstriche bei der umfassenden Darstellung des derzeitigen Wissens gemacht werden, münden alle Bücher dieser Reihe in der Darstellung der Folgerungen für praktisches Handeln im Rahmen der Altenarbeit, der offenen und institutionellen Altenhilfe sowie im Rahmen der ärztlichen Tätigkeit. Die Reihe wendet sich somit an ältere Mitbürger und deren Angehörige, an Ärzte, an alle in der Altenarbeit Tätigen, aber auch an Studierende und die Fachwelt.

Die Herausgabe einer solchen Reihe ist allein wegen der vielen Autoren eine organisatorisch schwierig zu bewältigende Aufgabe. Ohne die hervorragende Zusammenarbeit mit meinen Mitherausgebern und den Bandherausgebern wäre diese Aufgabe nicht zu lösen gewesen. Ihnen gilt deshalb besonderer Dank, auch jedoch meiner Mitarbeiterin, Frau Melita Tilley, welche mit viel Geduld die jeweiligen Herausgeber betreute.

Wolf D. Oswald

Inhalt

Vorwort

Hans Gutzmann

Erkrankungen des dementiellen Formenkreises stellen die häufigsten und hinsichtlich der Einbußen an Lebensqualität und der volkswirtschaftlichen Konsequenzen sicher folgenschwersten psychischen Leiden im Alter dar. Dies besonders auch deshalb, weil die Zahl alter Menschen ständig zunimmt, und vor allem die Gruppe der Höchstaltrigen über 75 Jahren, die das höchste Erkrankungsrisiko trägt, rapide wächst.

Die durch dementielle Erkrankungen, in erster Linie handelt es sich um die Demenz vom Alzheimer-Typ (DAT), verursachten Probleme sind schon jetzt immens und zeigen noch steigende Tendenz.

Von besonderer Bedeutung ist, daß wir bislang nur sehr wenig über die Ursachen dieser Krankheit und folglich über wirksame Behandlungsmöglichkeiten wissen. Zwar sind vor allem in den letzten Jahren einige in dieser Hinsicht interessante und teilweise hoffnungsvoll stimmende Forschungsergebnisse vorgelegt worden, doch stellen diese nur kleine Schritte auf dem sicher noch sehr langen Weg zum ätiologischen Verständnis und damit zur kausalen Therapie der Demenz dar.

Parallel dazu wird es künftig vordringlich darauf ankommen, die klinischen Bemühungen um eine Verfeinerung und Schärfung von Diagnostik und Differentialdiagnostik der dementiellen Erkrankungen zu intensivieren.

Diese Forderung hat trotz großer Fortschritte vor allem auf dem Sektor bildgebender Diagnoseverfahren (z. B. CCT) nichts von ihrer Aktualität eingebüßt. Sie trifft auch oder gerade auf die zahlreichen psychometrisch orientierten Ansätze der Demenz-Diagnostik zu.

Als positives Zeichen ist allerdings die Beobachtung zu werten, daß dementielle Erkrankungen nach einer langen Phase der Vernachlässigung inzwischen das wissenschaftliche und vor allem in Ansätzen auch bereits das gesundheitspolitische Interesse gefunden zu haben scheinen, das ihnen zukommt.

Das vorliegende Buch soll einen Leserkreis ansprechen, der über die Fachleute im engeren Sinn hinausgreift und auch den interessierten und engagierten Laien einbezieht. Es soll aktuelle Fragen zur Demenz vom Alzheimer-Typ behandeln und dabei auch komplexere Probleme nicht aussparen. Neben enger an der Praxis orientierten oder anschaulich beschreibenden Beiträgen findet der Leser deshalb auch detailliertere Informationen zum Stand der Grundlagenforschung.

Alle Autoren dieses Buches haben ihr Wissen in klinischer oder forscherischer Praxis erworben und waren deshalb nicht gezwungen, aus zweiter Hand zu berichten. Dies hat den unmittelbar einleuchtenden Vorteil der Authentizität, mag aber bei dem einen oder anderen Leser vielleicht auch den Eindruck zu großer Detailfülle erwecken.

Der möglichen Kritik, so gelegentlich über den Horizont mancher Leser hinauszugehen, möchte ich mit zwei Argumenten begegnen:

Zum ersten mit der für mich immer wieder erstaunlichen Beobachtung, daß Anfragen, die zum Beispiel an den wissenschaftlichen Beirat der Alzheimer-Gesellschaft Berlin oder an unsere Gedächtnissprechstunde aus dem Angehörigenkreis herangetragen werden, nicht nur Alltagspraktisches berühren, sondern oft auch Probleme der Grundlagenforschung in sehr kompetenter Weise aufwerfen.

Daraus kann geschlossen werden, daß sich betroffene Angehörige zum Teil ein Wissen angeeignet haben, das den Vergleich aushält mit dem Wissen mancher Ärzte, die nicht täglich mit diesen Problemen befaßt sind. Der vorliegende Band soll es diesem Kreis ermöglichen, sein in der Betreuungsarbeit erworbenes Expertenwissen noch zu vertiefen. Ein gleichrangiger Dialog zwischen dem wissenschaftlichen Experten und dem informierten Betreuungspraktiker ist dabei das angestrebte Ziel.

Zum zweiten muß man dem Kritiker entgegenhalten, daß in Tageszeitungen und Zeitschriften immer häufiger Meldungen oder längere Berichte über die DAT auftauchen, in denen das mögliche Körnchen korrekter Information nur sehr schwer von der Spreu sensationsträchtigen Unsinns zu trennen ist.

Dieses Buch soll in diesem Zusammenhang auch als eine Hilfe angesehen werden, die den Leser befähigt, fachlich-kritisch mit entsprechenden Pressemeldungen umzugehen. Der wohlwollende Kritiker weiß dabei sehr wohl, daß die fachlich falsche Ente naturgemäß viel knapper ausfallen kann als das wissenschaftlich saubere Dementi.

Der aufmerksame Leser wird sehr vereinzelt Wiederholungen finden. Sie wurden nur dann im Text belassen, wenn sie für das Verständnis des jeweiligen Beitrages notwendig waren. Mit anderen Worten: wir haben versucht, dem Leser das lästige Hin- und Herblättern zur Konsultation eines anderen Kapitels so weit wie möglich zu ersparen.

Im ersten Kapitel unternimmt *Gutzmann* den Versuch, die klinische Symptomatik sowohl im Querschnittsbefund als auch im Krankheitsverlauf darzustellen. Neben den kognitiven Einbußen werden auch die häufig vernachlässigten – aber im Einzelfall mindestens ebenso wichtigen – nicht-kognitiven Störungen behandelt. Es kann als gesichert gelten, daß für viele pflegende Angehörige Inkontinenz oder aggressives Verhalten des Kranken weit größere Probleme aufwerfen und schwerer zu tolerieren sind, als Gedächtnis- und Orientierungsstörungen allein.

Im zweiten Kapitel gibt *Bickel* einen Überblick über epidemiologische Forschungsergebnisse, deren Bedeutung auch für die klinische Praxis kaum überschätzt werden kann. Die Untersuchung der Häufigkeit dementieller Erkrankungen und die Ermittlung der durchschnittlichen Dauer bestimmter Krankheitsstadien sind von ebensolcher unmittelbar-praktischer Relevanz wie die Identifizierung von Risikofaktoren und -gruppen.

Im dritten und vierten Kapitel werden mit der Darstellung von ätiologischen Hypothesen und neuropathologischen Ergebnissen zwei relativ klinikferne Bereiche angeschnitten. *Zimmer* greift in ihrem Beitrag von *Bickel* aufgeworfene Fragen nach Risikofaktoren auf und erweitert sie in Richtung auf einen breit angelegten kritischen Überblick über den aktuellen Stand der Ursachenforschung.

Gertz spricht im vierten Kapitel von der DAT als einer neuropathologischen Schwellendiagnose, da alle darstellbaren histologischen Veränderungen auch bei normalen, nicht-dementen alten Menschen vorkommen. Allein die beim einzelnen Patienten beobachtbare Häufung von senilen Plaques und Alzheimer-Fibrillenveränderungen ist diagnostisch hinweisgebend.

In den nächsten beiden Kapiteln wird der Beitrag, den einzelne Untersuchungsverfahren zur Diagnose einer Demenz vom Alzheimer-Typ leisten können, diskutiert.

Die Frage, welche Befunde bei einer DAT beim Einsatz moderner bildgebender Verfahren zu erwarten sind, und wie sich die Beziehung zwischen nachweisbarer Struktur- oder Funktionsstörung und klinischer Symptomatik belegen läßt, stehen beim Beitrag von *Reischies* und *Barzen* im Mittelpunkt. Daß auch die modernsten Verfahren den Kliniker bei der Diagnosestellung nicht überflüssig machen, wird von den Autoren – vielleicht zum Kummer manches Fortschrittsgläubigen – anschaulich belegt.

Kühl skizziert im sechsten Kapitel die Grundzüge der psychometrischen Demenz-Diagnostik und stellt diese Verfahren in den Kontext des Gesamtprozesses der klinischen Diagnosefindung bei Dementen. Zum Abschluß postuliert er die notwendige Weiterentwicklung hin zu Instrumenten, die mehrere Datenquellen und Datenebenen einbeziehen und die Leistungsfähigkeit des Patienten nicht mehr nur anhand von Einzelergebnissen beurteilen.

Die nächsten beiden Kapitel stecken den Bereich des heute therapeutisch Möglichen ab.

Schulze gibt im siebten Kapitel einen kurzen Abriß des Stands der medikamentösen Behandlung der DAT. Er unterstreicht, daß eine rationale Therapie derzeit noch an dem fehlenden Wissen um die Krankheitsursachen ihre Begrenzung findet. Am Beispiel einiger gebräuchlicher Substanzen macht er den Stand des Wissens deutlich und resümiert, daß einige der gegenwärtig verfügbaren Arzneimittel mit Einschränkungen geeignet sind, im Einzelfall Symptome der Hirnleistungsstörungen im Rahmen der DAT positiv zu beeinflussen.

Lehrl diskutiert im achten Kapitel verschiedene nichtmedikamentöse therapeutische Strategien und spricht sich für die Kombination unterschiedlicher Therapieansätze aus. Das Ziel der Verbesserung der Lebensqualität des Patienten und seiner Angehörigen rechtfertigt ein solches Vorgehen besonders deshalb, weil ein kausaler Therapieansatz bisher nicht absehbar ist.

Im neunten Kapitel stellen *Richert* und *Veltkamp* Aufgaben und Ziele einer Gedächtnissprechstunde dar und umreißen damit eine der zentralen Herausforderungen, die sich aktuell in diesem Bereich stellen: die Frühdiagnose der Demenzen. Sie begründen ihr Vorgehen primär mit der Notwendigkeit der Identifizierung prinzipiell behandelbarer (nicht-DAT-)Patienten. Sie sprechen aber auch von der im Einzelfall sich vielleicht bietenden Notwendigkeit oder auch Chance, die Lebensplanung des Alzheimer-Patienten und seiner nächsten Umgebung auf die zu erwartenden weiteren Phasen der Erkrankung einzustellen.

Der Angehörigenarbeit wird als Problem und Anspruch von *Neumann* im zehnten Kapitel breiter Raum gewidmet. Besonderen Wert legt sie auf die Darstellung der Einbindung dieses Ansatzes in die unterschiedlichsten Strategien, seien sie ärztlich oder pflegerisch, gesundheits- oder sozialpolitisch.

Peglow behandelt schließlich im elften Kapitel juristische und soziale Probleme bei der Demenz vom Alzheimer-Typ aus der Sicht eines erfahrenen Sozialpädagogen. Er ergänzt damit den vorangehenden Beitrag um unmittelbar umsetzbare und praktisch verwertbare Hilfestellungen.

Abschließend gestatte ich mir den Hinweis, daß das vorliegende Buch auch in der Erwartung geschrieben wurde, daß der Leser, der ebenso gründliche wie anschauliche Informationen über die verschiedenen Aspekte der Demenz vom Alzheimer-Typ sucht und dabei auch Themen wie Neuropathologie oder ätiologische Hypothesen nicht scheut, zu einem gerüttelt Maß an geistiger Mühe bereit ist.

Der Mut, auch ungewohnte Lektüre anzupacken, das sei ihm versichert, lohnt sich. Man könnte auch mit Hufeland ausrufen:

Das Alter ist nichts für Feiglinge !

Die Unterstützung, die mir bei der Vorbereitung dieses Bandes von Frau B. Lemin (†) zuteil wurde, die sowohl bei der Manuskriptgestaltung als auch bei der Motivation der Autoren gleichermaßen Initiative und Geduld bewies, war unschätzbar. Frau A. Richert trug nicht nur als Autorin zum Gelingen dieses Bandes bei, sie meisterte vielmehr auch die zahlreichen Probleme, die bei der Gestaltung des endgültigen Manuskripts, der Erstellung des Glossars und des Literaturverzeichnisses auftauchten, mit Bravour. Beiden sei an dieser Stelle herzlich gedankt.

Hans Gutzmann

1 | Klinik der Demenz vom Alzheimer-Typ (SDAT)

Hans Gutzmann

In diesem Kapitel soll die klinische Symptomatik der Demenz vom Alzheimer Typ sowohl im Querschnittsbefund als auch im Krankheitsverlauf dargestellt werden.

Besonderes Gewicht wird dabei auf die psychischen Störungen – als Einzelsymptome und in ihrem Zusammenwirken – gelegt. Neben den prominenten kognitiven Einbußen werden auch die häufig vernachlässigten, aber im Einzelfall ebenso wichtigen nichtkognitiven Störungen ausführlicher behandelt. Ein gesonderter Abschnitt ist den somatischen Begleitsymptomen gewidmet.

In einem ersten Exkurs wird die Problematik affektiver Störungen im Rahmen der DAT ausführlicher dargestellt; in einem weiteren werden einzelne Phasen der Verarbeitung der Erkrankung durch den Patienten unter Berücksichtigung möglicher therapeutischer Konsequenzen näher beleuchtet.

Psychopathologische Symptome als Kern der klinischen Diagnose

Die Diagnose einer Demenz vom Alzheimer Typ (DAT) ist eine Ausschlußdiagnose. Der höchste Grad an diagnostischer Sicherheit, der mit klinischen Methoden erzielt werden kann, ist als wahrscheinliche DAT charakterisiert. Eine definitive Diagnose ist den Neuropathologen vorbehalten (vgl. den Beitrag von Gertz). Da Demenzsyndrome aber eine Vielzahl von Ursachen haben können, bedarf es zur Formulierung einer Verdachtsdiagnose eines erheblichen Aufwands. In Abbildung 1 findet sich eine Gegenüberstellung von vergleichsweise einfa-

Abbildung 1: Diagnostische Maßnahmen zur Abklärung eines dementiellen Syndroms

Diagnostische Maßnahme	spezielle Fragestellung	Dringlichkeit
intern. Untersuchung	internist Grund-(Begleit-) erkrankung	muß
neurologische Untersuchung	neurologische Grund-(Begleit-) erkrankung	muß
Psychiatrische Untersuchung inkl. Fremdanamnese	Beginn, Verlauf, akt. Symptomatik	muß
Psychologische Untersuchung (Testung)	Verbliebene Kompetenzen; Ansätze zur Rehabilitation; ggf. Therapiekontrolle	muß
Labor: Blutbild Blutsenkung Gesamteiweiß luesspez. Reaktionen Kreatinin Elektrolyte Blutzucker Cholesterin Triglyzeride Schilddrüse Transaminasen	Anämie; Infektion; Tumorverdacht; progressive Paralyse; Nieren-, Leber-, Schilddrüsen-Funktionsstörung; kardiale Risikofaktoren; Diabetes	muß
toxikologisches Screening (z. B. Tranquilizer)	akute/chronische Vergiftung	wenn Verdacht
Vitamin B_{12}, Folsäure	Vitaminmangel (Ernährungsfehler, Resorptionsmangel)	sollte
EKG	z. B. Rhythmusstörung, Infarktzeichen	sollte
EEG	Anfallszeichen, Herdstörungen, Allgemeinveränderungen	sollte
Rö-Thorax	Infektion, Tumor, chron. Lungenerkrankung	kann
CT	interne/externe Atrophie, Infarkte, Tumoren	muß

chen diagnostischen Maßnahmen und jeweils korrespondierenden klinischen Fragestellungen. In der rechten Spalte wird zusätzlich der Grad der Dringlichkeit der Untersuchung charakterisiert.

Neben dem in jedem Einzelfall zunächst abzuklärenden Ausschluß anderer Erkrankungen, die ein Demenzsyndrom begründen könnten (z. B. zahlreiche kleine Schlaganfälle, Depressionen, chronischer Tranquilizergenuß), sind für eine Diagnose nach international akzeptierten Konventionen auch eine Reihe von symptomatischen Kriterien positiv zu erfüllen.

Als Beispiele für standardisierte Diagnoseinstrumente können das *Diagnostische und Statistische Manual der Amerikanischen Psychiatrischen Vereinigung* in seiner letzten Fassung (DSM III-R; APA, 1987) und die 10. Revision der diagnostischen Richtlinien der Welt-Gesundheits-Organisation (ICD-10; Gutzmann et al. 1990) gelten.

Für die Diagnose einer Demenz vom Alzheimer Typ wird dort neben dem Fehlen von Hinweisen für eine spezifische Krankheitsursache die Erfüllung einer Reihe von Einschlußkriterien verlangt. Dazu zählen neben obligaten progredienten Störungen des Kurz- und Langzeitgedächtnisses auch Einbußen beim abstrakten Denken oder der Urteilsfähigkeit oder andere Störungen höherer kortikaler Funktionen wie Aphasien, Agnosien, Apraxien. Auch werden in diesem Zusammenhang Schwierigkeiten bei räumlich-konstruktiven Aufgaben genannt. Als letzter Bereich möglicher Demenzsymptome werden Veränderungen der Persönlichkeit angesprochen. Es wird zudem gefordert, daß die Störungen so schwer sind, daß sie den Patienten bei der Bewältigung der Aufgaben des täglichen Lebens nachhaltig behindern. Die in den letzten Jahren mit diesen oder vergleichbaren Instrumenten erzielten diagnostischen Trefferquoten lagen etwa zwischen 75 und 90%.

Da, zumindest bisher, keine spezifischen klinischen Untersuchungen oder keine Labortests existieren, die die Erkrankung sicher anzeigen könnten, sind die unmittelbare Untersuchung des Patienten und das Gespräch mit den Angehörigen oder anderen Bezugspersonen immer noch die wesentliche Informationsquelle für den Arzt. An ihnen müssen sich alle auf andere Weise gewonnenen Informationen messen lassen.

Psychische Symptomatik

Kognitive Störungen

Im folgenden sollen die im vorigen Abschnitt als diagnostisch hinweisgebend bezeichneten Symptome näher beleuchtet werden. Darüberhinaus wird die Frage gestellt, ob sich das Demenzsyndrom darin erschöpft oder ob nicht auch andere, weniger gut zu definierende und zu messende Veränderungen wesentlich zum Bild der Erkrankung beitragen. Und ob schließlich nicht gerade diese nichtklassischen Störungen die Hauptquelle für Probleme und Belastungen im Umgang mit diesen Patienten darstellen.

Häufig wird dem Patienten, besonders aber auch den Angehörigen, zuerst die Beeinträchtigung der *Merkfähigkeit*, der Fähigkeit zur Speicherung neuer Informationen, deutlich. Dinge werden verlegt, immer häufiger werden deshalb schriftliche Notizen zum unverzichtbaren Hilfsmittel, später ist am Ende eines Satzes oft sein Anfang immer schwerer erinnerlich, so daß es zu bruchstückhaft wirkenden Perioden kommt. Sind anfangs vorwiegend Gedächtnisinhalte betroffen, die nach Krankheitseintritt aufgenommen wurden, werden im weiteren Verlauf auch das *Neu-* und schließlich das *Altgedächtnis* mit erfaßt. Dem Patienten gehen dann auch wesentliche, seine Biographie konstituierende Elemente des Wissensschatzes verloren. Die Gedächtnisinseln, in die seine persönliche Geschichte auseinandergebrochen ist, werden mehr und mehr von der Erinnerungslosigkeit überspült. Die Prozeßrichtung der Gedächtnisstörung ist demnach der gelebten Zeit entgegengesetzt. Bei allen hier genannten Störungen handelt es sich um zusammengesetzte Funktionen, die auch mit einem differenzierten testpsychologischen Instrumentarium nur bedingt erfaßt werden können (vgl. Gutzmann und Kühl 1987b). Auch sind sie nicht unabhängig voneinander zu sehen, denn das in den Anfangsstadien besonders betroffene Kurzzeitgedächtnis und die Fähigkeit, Gedächtnisinhalte vom Kurzzeit- in den Langzeitspeicher zu überführen, sind beim Gesunden konstitutive Elemente der Fähigkeit, sich in einer sich verändernden Umgebung zu orientieren und sie adaptiv zu bewältigen.

Die *Orientierung* selbst kann in vielfältiger Weise gestört sein, wobei in aller Regel zuerst Probleme in der kalendarischen Ordnung auftreten. Örtliche, autopsychische und situative Orientierungsstörungen zeigen das Fortschreiten der Erkrankung an. Eine von einigen Autoren (z. B. Reisberg et al. 1985) als besonders typisch bezeichnete örtliche

Orientierungsstörung mag sich zuerst bei der erforderlichen Neuorientierung an einem bisher unbekannten Ort, zum Beispiel im Urlaub, deutlich machen. Später im Verlauf der Erkrankung findet dann der Patient auch in der lange vertrauten Umgebung nicht mehr nach Hause.

Zu den *Denkstörungen*, die im Rahmen dieser Erkrankung auftreten können, zählen neben *Verlangsamung, Umständlichkeit und Zähflüssigkeit* des Gedankenablaufes auch eine zunehmende inhaltliche *Einengung*, ein Verlust der *Abstraktionsfähigkeit* und eine Beeinträchtigung des *Urteilsvermögens*. Zur Prüfung der Abstraktionsfähigkeit dienen in der klinischen Praxis Fragen nach Ähnlichkeiten bzw. Unterschieden zwischen verwandten Begriffen. Das Urteilsvermögen wird anhand des Umgangs mit alltagspraktischen Aufgaben, die ein gewisses Maß an Planung verlangen, beurteilt. Es muß jedoch betont werden, daß die Leistungsfähigkeit, über die der Patient vor Beginn der Erkrankung verfügte, über weite Strecken des Verlaufs das Krankheitsbild moderiert, und deshalb Denkstörungen nur unter Berücksichtigung der historisch gewachsenen Gesamtpersönlichkeit beurteilt werden dürfen.

Schon früh werden von dem Patienten *Konzentrationsstörungen* beklagt, geminderte Genauigkeit und Ausdauer bei vertrauten Aufgaben zeigen eine Vigilanzstörung an. Den Angehörigen werden *Auffassungsstörungen* des Patienten deutlich, die zum einen als Wahrnehmungsstörungen, zum anderen aber nicht zuletzt auch als Folge der Denkstörungen und der geminderten Konzentrationsfähigkeit angesehen werden müssen.

Diffuse cerebrale Schädigungen, wie sie beim Morbus Alzheimer zu beobachten sind, führen im Verlauf auch immer wieder zu mehr oder weniger umschriebenen Leistungseinbußen, die dann als *Hirnwerkzeugstörungen* in Erscheinung treten. Besonders *Aphasien* sind bei Alzheimer-Patienten häufig. Dabei stehen Benennungsstörungen im Vordergrund. Die nach langem Suchen schließlich von ihnen gefundene Bezeichnung steht anfangs oft in inhaltlich-beschreibender Beziehung zum Zielwort, trifft es aber nicht genau. Später verarmt die Sprachproduktion, wird floskelhaft, unpräzise und schließlich leer. Bis in sehr späte Phasen dieser progredienten aphasischen Störung ist erstaunlicherweise die Fähigkeit erhalten, grammatikalische Fehler in vorgelegten kurzen Sätzen zu entdecken (Bayles & Boone 1982).

Apraktische Störungen, das heißt die Schwierigkeiten, Handlungsentwürfe in die Tat umzusetzen, treten im Verlauf immer deutlicher in Erscheinung und gestalten den Alltag zunehmend schwieriger. Das An- und Auskleiden beginnt Probleme zu bereiten – übrigens auch die Auswahl saisonadäquater Kleidung –, die Handhabung von Messer und Gabel gelingt nicht mehr wie gewohnt und Körperpflege und Hygiene gehen nicht mehr von der Hand und müssen auch im Detail immer wieder kontrolliert werden. Häufig führen solche Symptome schneller und radikaler zur sozialen Isolierung als selbst eine ausgeprägte intellektuelle Einbuße.

Nicht-kognitive Symptome

In der Mehrzahl der Fälle erfährt die ursprüngliche *Persönlichkeit* des Patienten eine Dedifferenzierung und Nivellierung. Gelegentlich kann auch eine Überzeichnung, ja sogar Karikierung der Grundpersönlichkeit beobachtet werden. Aus Sparsamkeit wird dann Geiz oder aus Großzügigkeit Verschwendungssucht. Bei ausgeprägter Einbeziehung des Frontallappens ins Krankheitsgeschehen (Gutzmann 1984) kann aber auch die Persönlichkeit im Sinne der organischen Wesensänderung völlig umgestaltet werden. Am häufigsten ist aber wohl, selbst bei erheblich fortgeschrittener Erkrankung, ein als liebenswürdige Verblödung (Stertz 1921) bezeichnetes Verhalten, das durch eine besondere Liebenswürdigkeit, Verbindlichkeit der Umgangsformen und soziale Gefolgsbereitschaft gekennzeichnet ist (Lauter und Kurz 1989).

Generell ist eine *Verlangsamung* des psychischen Tempos zu beobachten, dem Patienten fällt die Umstellung auf neue Denkinhalte ebenso schwer wie die auf neue Situationen. Der *Antrieb* ist meist herabgesetzt, kann aber besonders in frühen Phasen der Erkrankung auch gelegentlich sprunghaft gesteigert sein.

Neben einer Veränderung der *Grundstimmung* im Sinne eines depressiven Syndroms, über die unten ausführlicher zu reden sein wird, fällt besonders die zunehmende Unfähigkeit des Patienten ins Auge, seine affektiven Reaktionen zu kontrollieren (Gutzmann und Kühl 1987a). Geringfügige Reize lassen die Affekte inadäquat anspringen (*Affektlabilität*), der Patient ist nicht mehr in der Lage, Affektäußerungen zu begrenzen. Er fühlt sich ihnen ausgeliefert (*Affektinkontinenz*).

Mit den bisher beschriebenen Einzelsymptomen ist aber das klinische Bild und damit zusammenhängend das Problemfeld der Betreuung der an Alzheimerscher Demenz Leidenden sicher noch nicht hinreichend abgesteckt. Schon die Patientin, die Alzheimer (1907) auf die Spur der bis dahin nicht erkannten Erkrankung geführt hatte, zeigte neben Gedächtnis- und Orientierungsstörungen sowie allgemeiner «Verblödung» auch Eifersuchtsideen gegen den Mann und äußerte die Überzeugung, man wolle sie umbringen. Darüberhinaus fiel sie durch lautes «Schreien mit gräßlicher Stimme» auf. Alzheimer betonte in seiner Beschreibung auch, daß sie besonders aus Unfähigkeit, die Situation zu begreifen, jedesmal in lautes Schreien gerate, sobald man eine Untersuchung an ihr vornehmen will. Sie zeigte also bereits eine Vielzahl derjenigen Verhaltensweisen jenseits der Kernsymptomatik einer Demenz, die den Umgang mit Demenzkranken oft so schwierig machen. Alzheimers Anmerkung, daß die Patientin wohl schreie, weil sie die aktuelle Situation nicht übersehen und verstehen könne, sich also überlastet fühlt, wirkt noch heute sehr modern. Sie weist Arzt, Angehörigen und Betreuer gleichermaßen darauf hin, daß das im Einzelfall problematische Verhalten des dementen Patienten nicht von vorneherein als unverständlich angesehen werden darf; sie macht vielmehr exemplarisch deutlich, daß sich im Versuch des Verstehens gleichzeitig auch ein Weg zur Lösung der Konfliktsituation andeuten mag (vgl. Haupt und Kurz 1990). Jeder Versuch einer vollständigen Auflistung solcher auffälliger Verhaltensweisen, zu denen auch ein übersteigertes Mißtrauen bis hin zum ausgeprägten paranoiden Wahn, verbunden mit aggressiven Durchbrüchen, zählen kann, muß mißlingen. Festzuhalten ist, daß sich die meisten nur bedingt unmittelbar auf die Schwere der Demenz beziehen lassen. Andere Faktoren, die eher der primären Persönlichkeit, der jeweiligen Situation oder der aktuellen Befindlichkeit zuzurechnen sind, können dabei von weit größerer Bedeutung sein.

Exkurs I:
Depressive Störungen bei Dementen als Beispiel eines lange vernachlässigten Problembereichs

Demenz und Depressionen sind die beiden häufigsten psychiatrischen Erkrankungen des alten Menschen. Im Prinzip handelt es sich bei ihnen um sehr wohl voneinander differenzierbare Krankheitsbilder. Nicht selten sind aber auch Überlappungen und Mischzustände zu beobachten, die erhebliche diagnostische und therapeutische Probleme aufwerfen können. Auf der Demenz liegt der diagnostische Akzent, wenn die Depressionen als Vorläufer einer dementiellen Erkrankung auftreten, bei depressiven Reaktionen auf das Erleben einer Demenz und beim Krankheitsbild der Demenz mit Depression. Das Erkennen einer solchen sekundären Depression ist besonders deshalb wichtig, weil durch eine medikamentöse oder nichtmedikamentöse Behandlung Befindlichkeitsbesserungen erzielt werden können, die hinsichtlich des hirnorganischen Kernsyndroms, der kognitiven Einbuße, bisher noch nicht möglich sind. Auf der anderen Seite gibt es eine Zahl von Patienten, die in einer schweren Depression zusätzlich hirnorganische Symptome entwickeln (sogenannte depressive Pseudodemenz). Die kognitiven Störungen dieser Patienten sind, anders als die bei Dementen, einer Therapie zugänglich. Allerdings muß diese Therapie auf die Depression zielen, mit deren Abklingen dann auch die hirnorganische Symptomatik schwindet.

Depressive Verstimmungen werden meist zu den Frühsymptomen einer dementiellen Erkrankung gerechnet. Sie sollen vorwiegend Patienten betreffen, die bei sonst noch gut erhaltenen intellektuellen Grundfunktionen mit dem Erlebnis progredienter mnestischer Ausfälle konfrontiert werden. So berichteten über 80% einer Gruppe von Patienten mit leichten Demenzen über depressive Verstimmungen (Burns et al. 1990). Zu denken gibt allerdings, daß in dieser Studie nur die von den Patienten selbst berichtete Depressivität einen inversen Zusammenhang mit der Schwere des dementiellen Geschehens zeigte. Die von ihren Verwandten berichteten oder vom Untersucher festgestellten depressiven Symptome waren dagegen völlig unabhängig vom Schweregrad der Erkrankung und traten gleich häufig bei leichten wie bei schweren Demenzen auf.

Es entspricht auch der klinischen Erfahrung, daß Patienten in späteren Phasen der Demenz kaum weniger oder seltener depressiv verstimmt sind als zu Beginn der Erkrankung.

Dies erstaunt nicht, wenn man sich die Situation des Patienten, so gut es einem Gesunden gelingen kann, vor Augen führt: Er erlebt sich im Fortschreiten der Erkrankung zunehmend als Fremder in einer ihm eigentlich vertrauten Umgebung, in der Gewohntes neu und oft auch bedrohlich erscheint, in der Vertrautes den Charakter der Verläßlichkeit verliert, unvorhersehbar wird. Die oft ängstlich gefärbte Depressivität wird um so einfühlbarer, wenn man zusätzlich berücksichtigt, daß für den Patienten auch der eigene Körper vielleicht nicht mehr der vertraute Hort der Geborgenheit ist, daß sich auch Bagatellbeschwerden zu existentiellen Bedrohungen auswachsen, wenn sie nicht mehr erklärt und verstanden werden können. Die möglichen Gründe für depressive Symptome bei diesen Patienten sind also außerordentlich vielfältig. Neben einer möglichen biologischen Begründung reichen sie von der Irritation durch die schmerzlich erlebte kognitive Einbuße bis hin zum Gefühl unmittelbaren Bedrohtseins infolge krankheitsbedingter Fehlbeurteilungen der Realsituation. Ein besonderes Problem dieser Patienten besteht darin, daß die Erkrankung, die die depressiven Symptome auslöst, gleichzeitig auch die Fähigkeit herabsetzt, mit ihnen fertig zu werden. Einerseits gründet die depressive Verstimmung meist in den kognitiven Abbauerscheinungen, andererseits trägt sie ihrerseits wiederum zur Verschlechterung dieser Leistungen bei. Durch diese gegenseitige Abhängigkeit kognitiver und affektiver Störungen wird ein Circulus Vitiosus angestoßen und unterhalten, der es dem Patienten zunehmend erschwert, noch vorhandene Reserven zu mobilisieren. Eine erfolgreiche Therapie der Affektstörung mag also nicht nur unmittelbar sein Befinden verbessern, sondern könnte ihn auch in die Lage versetzen, diese Reservekapazität wieder besser zu nutzen und trüge so indirekt auch zu einer kognitiven Stabilisierung bei.

Somatische Symptome

Anders als in früheren Jahren ist in der letzten Zeit das Gebiet der körperlichen Begleitsymptome der Alzheimerschen Erkrankung deutlich weniger vernachlässigt worden (Übersichten z. B. Gutzmann 1988, Galasko et al. 1990). Im Vordergrund dieser Befunde stehen neurologische Störungen unterschiedlichster Lokalisierung, Spezifität und praktischer Bedeutung. Für alle diese Befunde scheint es eine, je nach betrachteter Funktion allerdings differierende, Abhängigkeit vom Schweregrad und von der Dauer der dementiellen Erkrankung zu geben. Die mögliche Bedeutung dieser neurologischen Auffälligkeiten für Diagnose- und auch Prognosestellung wird allerdings durch den Umstand gemindert, daß die meisten von ihnen auch bei normalen alten Menschen auftreten können und deshalb nicht ohne weiteres als Krankheitszeichen gewertet werden dürfen.

Zu den hier angesprochenen neurologischen Symptomen zählen neben den Primitivreflexen (z. B. Schnauz-, Saug- und Greifreflexe, Palmo-Mental-Reflex) vor allem sogenannte extrapyramidalmotorische Störungen, die in ausgeprägter Form vom Parkinson-Syndrom her bekannt sind. Auch der Alzheimer-Patient kann unter einer vermehrten Muskelspannung (Rigor), Zähigkeit und Verlangsamung (Bradykinesie) oder Verminderung (Hypokinesie) des Bewegungsablaufes, Muskelzittern (Tremor), Verminderungen der Mitbewegungen beim Gehen oder Verlust des Mienenspiels bis hin zur maskenhaften Starre leiden (Morris et al. 1989).

Die Identifizierung von in die Hand gelegten Gegenständen ohne Sichtkontrolle fällt vielen Patienten oft ebenso schwer, wie das Lesen von auf die Haut geschriebenen Buchstaben oder Zahlen. Geruchs- und Geschmacksstörungen sind relativ häufig, in einer eigenen Untersuchung ambulanter Patienten traten sie bei mehr als einem Drittel der Untersuchten in Erscheinung (Gutzmann 1988), und können schon relativ früh im Verlauf der Erkrankung auftreten. Man kann sich gut vorstellen, daß bei der Zubereitung und dem Verzehr von Mahlzeiten eine Einbuße in diesen Bereichen eine erhebliche Störung darstellt, und daß darüberhinaus daraus im Einzelfall sogar eine aktuelle Gefährdung erwachsen kann (z. B. nicht bemerkter Gasgeruch bei versehentlich offen gelassenem Ventil).

Ebenfalls von praktischer Bedeutung können Blickstörungen nach oben und besonders Gesichtsfeldausfälle sein, die von einigen Autoren (Steffes & Thralow 1987) als spezifisch für die Alzheimersche Erkrankung angesehen werden.

Von vitaler Relevanz sind die meist späten Stadien der Erkrankung zuzuordnenden Probleme bei der Blasen- und Mastdarmkontrolle (Inkontinenz). Oft besteht hierin der limitierende Faktor bei der Frage, ob der Patient noch zu Hause gepflegt werden kann. Andere späte neurologische Auffälligkeiten wie epileptische Anfälle oder, noch häufiger, unwillkürliche Muskelzuckungen (Myoklonien) spielen kaum je bei pflegerelevanten Entscheidungen eine Rolle. In den letzten Stadien der Erkrankung, gelegentlich auch schon früher, entwickelt sich trotz ausreichender oder gar vermehrter Nahrungsaufnahme ein Zustand der Unterernährung (Kachexie, Bucht & Sandman 1990). Etwa zur gleichen Zeit entwickeln sich beim meist bettlägerigen Patienten Beugekontrakturen an Armen und Beinen, die den pflegerischen Umgang erheblich erschweren.

Die Einschätzung des Schweregrades und der Verlauf der Erkrankung

In der Vergangenheit gab es verschiedene Vorschläge zur funktionellen Stadieneinteilung der Alzheimerschen Demenz. Am bekanntesten dürfte das von Sjögren und Mitarbeitern (1952) vorgeschlagene Dreistufenmodell sein, bei dem für jede Krankheitsphase etwa 2–3 Jahre angesetzt werden:

Stufe I: Schleichender Beginn und kontinuierliche Verschlechterung von Gedächtnisstörungen (vorwiegend Neugedächtnis), Störungen von zeitlicher und örtlicher Orientierung, Abstraktions- und Urteilsfähigkeit. Affektverflachung und Interessenabnahme. Konstruktive Apraxie und Rechenstörungen. Wortfindungsprobleme.

Stufe II: Motorische Unruhe und Irritabilität überwiegen, eindeutige aphasische Sprachstörungen. Alle Gedächtnisanteile sind gestört. Generelle Verschlechterung der schon in Stufe I als auffällig charakterisierten Leistungen. Auch einfache Alltagsanforderungen werden zu unlösbaren Problemen. Einzelne Primitivreflexe.

Stufe III: Abnahme der motorischen Unruhe und erneute Tendenz zur Apathie bis zur Immobilität. Massivste intellektuelle Ausfälle. Eß- und Schluckstörungen, Inkontinenz. Neurologisch finden sich Gangstörungen, zunehmende Rigidität, vielfältige Primitivreflexe.

In den letzten Jahren ist versucht worden, diese relativ grobe klinische Einteilung zu differenzieren und darüber hinaus eine Systematik des dementiellen Abbaus im Sinne einer Hierarchie von Funktionsausfällen zu entwerfen.

De Ajuriaguerra et al. (1965) gaben Hinweise darauf, daß der funktionelle Abbau bei dementen Patienten sich spiegelbildlich zur von Piaget beschriebenen Hierarchie des kindlichen Funktionserwerbs verhält. Dieses entwicklungspsychologische Modell wurde zur Grundlage von Demenzskalen gemacht. Cole und Mitarbeiter (1983) entwickelten die Hierarchic Dementia Scale mit der Vorstellung, so schnell und unaufwendig wie möglich das höchste Funktionsniveau in den verschiedenen kognitiven Bereichen festlegen zu können. Bekannter ist die von der Gruppe um Reisberg (z. B. Reisberg et al.1985) vorgeschlagene Global Deterioration Scale (GDS), ein ebenfalls unter Bezugnahme auf

Tabelle 1: Stadieneinteilung der SDAT nach Reisberg et al. (1985)

GDS-Stufe	FAST-Charakteristik
1. keine kognitiven Störungen	weder subjektiv noch objektiv funktionelle Einschränkungen
2. sehr milde kognitive Störungen	P. vergißt, wo er Dinge hingelegt hat; Wortfindungsstörungen
3. milde kognitive Untersuchung	Versagen bei beruflichen Anforderungen, das Mitarbeitern deutlich wird; Schwierigkeiten bei der Reise zu neuen Zielen
4. mäßige kognitive Störungen	verminderte Fähigkeiten, komplexe Aufgaben zu vollziehen (z. B. Umgang mit Finanzen, Einkaufen)
5. mäßig schwere kognitive Störungen	P. braucht Hilfe bei der Auswahl passender Kleidung, muß vielleicht zur Körperpflege überredet werden
6. schwere kognitive Einbuße	a) Schwierigkeiten beim Anziehen b) braucht Hilfe beim Baden, entwickelt vielleicht Angst c) verminderte Fähigkeit, die einzelnen Schritte beim Aufsuchen und Benutzen der Toilette korrekt zu vollziehen d) Blaseninkontinenz e) Stuhlinkontinenz
7. sehr schwere kognitive Einbuße	a) aktiver Wortschatz auf ca. 6 Worte vermindert b) verständlicher Wortschatz auf 1 Wort vermindert c) Verlust der Gehfähigkeit d) Verlust der Fähigkeit, zu sitzen e) Verlust der Fähigkeit, zu lächeln f) Stupor und Koma

GDS: Global Deterioration Scale
FAST: Functional Assessment Staging

de Ajuriaguerra entwickeltes Instrument. Die Autoren gingen dabei von drei Grundannahmen aus: 1. Die Alzheimersche Erkrankung ist ein dementieller Prozeß, der in seiner Entwicklung gesetzmäßig verschiedene Stadien durchläuft 2. dementielle Prozesse anderer Ätiologie sind davon durch ihre jeweiligen Verlaufscharakteristiken eindeutig zu differenzieren und 3. in allen modernen Gesellschaften finden sich viele gemeinsame Funktionen, die das Individuum lernen und später beherrschen muß, so daß Funktionsausfälle in universalen und nicht nur in spezifischen Termini beschrieben werden können.

Dieses interindividuelle Spektrum möglicher Funktionsausfälle beschrieben und gliederten die Autoren im Functional Assessment Staging (FAST). In Tabelle 1 werden die Stadien der hirnorganischen Beeinträchtigung, wie sie durch die Global Deterioration Scale (GDS) erfaßt werden können, den FAST-Charakteristika gegenübergestellt. Die Autoren versahen die einzelnen Skalenstufen mit einer differenzierten Beschreibung, deren komplette Auflistung den hier gegebenen Rahmen allerdings sprengen würde. Sie sahen zwar geringe Abweichungen von der Originalskalierung im Laufe des Fortschreitens einer Alzheimerschen Demenz als möglich an, betonten jedoch energisch, daß einschneidendere Abweichungen vom hierarchischen Ablauf eindeutig auf das Zugrundeliegen einer andersgearteten Erkrankung hindeuten würden. Weiterhin sahen sie sich in der Lage, jeder einzelnen Skalenstufe jeweils eine geschätzte weitere Lebenserwartung zuzuordnen. Auch unternahmen sie den Versuch, den normalen kindlichen Funktionserwerb dem Funktionsverlust im Rahmen der Alzheimerschen Demenz Punkt für Punkt gegenüberzustellen.

Die tägliche klinische Erfahrung legt zwar einen mehr oder weniger regelhaften Ablauf der Demenz vom Alzheimer-Typ nahe, immer wieder beobachtete Verlaufsbesonderheiten lassen aber einige Vorsicht bei der Annahme eines zu starren Verlaufsmodells geraten erscheinen. Allein die Tatsache, daß in verläßlich untersuchten Einzelfällen Krankheitsdauern von mehr als 20 Jahren beschrieben werden, während die sich aus vielen Studien ergebende mittlere Krankheitsdauer nur 8–9 Jahre beträgt, sollte Zurückhaltung lehren. Immerhin können die hier skizzierten Ansätze zur Systematisierung geeignet sein, den klinischen Blick zu schärfen und die wissenschaftliche Beschäftigung mit diesem Thema zu stimulieren. Es muß darüberhinaus unterstrichen werden, daß allein die Möglichkeit, den natürlichen Verlauf einer Krankheit einigermaßen verläßlich einzuschätzen, Forschern und Klinikern erlaubt, Therapieeffekte von Verlaufszufälligkeiten abzugrenzen.

Exkurs II:
Die Reaktion des Patienten auf die Krankheit als Richtschnur
therapeutischen/mitmenschlichen Handelns

Der von der beginnenden Krankheit betroffene Mensch – noch lange
kein Patient – reagiert auf die anfangs nur vage gespürten, später ge-
ahnten und noch viel später dem Arzt vorgetragenen Einbußen spontan und auf vielfältige Weise. Ebenso wie die Krankheit in einzelne
Abschnitte zu unterteilen ist, kann auch die Reaktionsweise des Betroffenen in verschiedene Phasen gegliedert werden. Das Erkennen der für
die jeweiligen Phasen typischen Bewältigungsstrategien kann bei der
individuellen Therapieplanung wertvoll sein. Die Aufgabe der professionellen Helfer liegt darin, die sich verändernde Bewältigungskompe-
tenz des Patienten ebenso zu beobachten wie seine sich wandelnden
Bedürfnisse. Beide müssen immer aufs neue eingeschätzt und daraus
situationsangepaßte Ziele für den Patienten und seine Angehörigen
abgeleitet werden. Keinesfalls darf man dabei vernachlässigen, daß die
Persönlichkeitsstruktur und die persönliche Lebenserfahrung des Patienten das Krankheitserleben und die Bewältigungsstrategien ebenso
stark beeinflussen können, wie die aktuelle Umgebung und die zur
Verfügung stehenden Hilfsmöglichkeiten.

Cohen und Mitarbeiter (1984) schlugen in Anlehnung an Elisabeth
Kübler-Ross eine Unterteilung vor, die versucht, die Reaktionen des
Patienten auf das Erleben der Erkrankung in sechs aufeinanderfol-
gende Stufen zu gliedern:
    Vor der Diagnosestellung beherrschen danach eine zunehmende
Wahrnehmung der Einbußen und die daran sich knüpfende Sorge um
die geistige Gesundheit das Bild (1); während des ärztlichen diagnostischen Prozesses dominiert die Verleugnung (2) und nach dessen Abschluß zunächst Zorn, dann Schuldgefühl und Trauer (3). Im weiteren
Verlauf versucht der Patient aber, Bewältigungsstrategien (4) zu entwickeln, zeigt eine als Reifung aufgefaßte Akzeptanz der Erkrankung
(5) und erreicht schließlich ein ausschließlich passiv-reaktives Stadium, das die Autoren Abschied vom Ich (6) nennen.

Nicht jeder Patient wird diese Phasen in der genannten Reihenfolge
erleben. Im Einzelfall mag auch der eine oder andere Aspekt akzentu-
ierter hervortreten, ein anderer kann fehlen. Aber selbst wenn man
die einzelnen Stufen dieses Einteilungsvorschlages nur als Skizzen ei-

niger typischer Reaktionsweisen auffaßt, lohnt es, die jeweiligen Probleme und Lösungsmöglichkeiten ein wenig näher zu beleuchten.

(1) In der ersten Phase – lange bevor professionelle Beratung oder gar Hilfe in Anspruch genommen wurde – sind sowohl der Patient als auch nahe Freunde und Verwandte davon überzeugt, daß sich etwas geändert hat. Ängstliche Ratlosigkeit und Verunsicherung werden schmerzlich erlebt. Dieses Stadium kann sehr unterschiedlich lange dauern, unter anderem auch abhängig vom Tempo, mit dem der Krankheitsprozeß fortschreitet. Schließlich kommt es aber doch, oft auf sehr verschlungenen Wegen, zum Kontakt mit dem Arzt. Alle Beteiligten sind sich zu diesem Zeitpunkt einig in ihrem Bemühen, eine diagnostische Klärung herbeizuführen, wobei die Intensität allerdings sehr unterschiedlich ausgeprägt sein kann.

(2) Wenn schließlich die Diagnose gestellt (d. h. natürlich «wahrscheinlich gemacht») worden ist, ändert sich häufig das Bild. Manche Patienten äußern Erleichterung über die schließlich gewonnene Klarheit nach langen Zeiträumen als quälend erlebter Unsicherheit. Andere dagegen, wohl die Mehrheit, reagieren mit abrupter und bisweilen aus den Erfahrungen von Krisenbewältigungen im bisherigen Leben nicht ableitbarer Verleugnung.

Cohen und Mitarbeiter unterstreichen, daß es nach ihrer Ansicht zum ehrlichen Umgang mit Patient und Angehörigen gehört, über die Diagnose und damit zusammenhängend auch die Prognose so umfassend wie möglich zu informieren, gleichzeitig aber auch deutlich zu machen, daß jede mögliche Hilfe gewährt wird. Sie sehen in der Konfrontation des Patienten – und mit ihm – einen Weg, ihm die Akzeptierung des unausweichlichen Geschehens zu ermöglichen. Je früher dieser Schritt erfolgen kann, desto eher ist es dem Patienten möglich, noch selbst aktiv in die Planung der weiteren Betreuung einzugreifen. Häufig wird aber auch die entgegengesetzte Position vertreten, daß nur die Angehörigen, nicht aber die Patienten selbst, in aller Gründlichkeit über die Erkrankung aufgeklärt werden sollen. Ein starrer Schematismus muß sich nach meiner Auffassung in dieser Situation verbieten. Anders als andere Krankheiten schränkt die Demenz die Fähigkeit ein, das Geschehen verstehend zu bewältigen. Allein auf der Einschätzung dieser Fähigkeit, die sich nicht allein – wohl noch nicht einmal schwergewichtig – aus den Ergebnissen der testpsychologischen Untersuchungen erschließt, darf die Entscheidung, ob und in welchem Umfang aufgeklärt wird, fußen.

(3) In dieser Phase kommt es darauf an, die Krankheit in das Leben von Patient und Angehörigen einzupassen. Gefühl und Verstand, die beide auf spezifische Weise durch die Erkrankung beeinträchtigt sind, müssen dennoch gemeinsam das Schicksal anzunehmen lernen. Auf dem Weg dorthin sind Momente heftigster Gefühlsäußerungen zu bewältigen, von denen Schockiertheit und Panik, hilflose Wut und Verzweiflung, Angst und tiefe Traurigkeit, Scham und Schuldgefühle nur die häufigsten sind. Besondere Probleme stellen sich, wenn der Patient das Gefühl äußert, für die Erkrankung in irgendeiner weise verantwortlich zu sein. Diese Einstellung versperrt oft den Zugang zu einem in aller Regel noch vorhandenen rehabilitativen und adaptativen Potential und muß deshalb wahrgenommen und soweit möglich modifiziert werden.

Die Situation verlangt vom professionellen Helfer eine minutiöse Bestandsaufnahme der bisher wesentlichen materiellen und immateriellen Elemente des Lebens, um sie den veränderten Bedingungen und Notwendigkeiten anzupassen. Patient und Angehörige bedürfen gleichermaßen der Beratung und Unterstützung. Bei beiden muß auch Rücksicht genommen werden auf die kognitive und emotionale Belastbarkeit, wenn es um Fragen der Aufklärung über die Krankheit geht. Zu diesem Zeitpunkt könnte sich auch ein Kontakt zu Selbsthilfe- oder Angehörigengruppen anbieten. Das Gefühl, mit den Problemen nicht allein zu sein, auf die Erfahrungen und Hilfen anderer zurückgreifen zu können, läßt manches leichter ertragen, erleichtert auch gelegentlich eine schwere Entscheidung.

(4) Jetzt geht es darum, praktische Bewältigungsstrategien auf der Basis der in der vorigen Phase gewonnenen Einsichten zu entwickeln und auszuprobieren. Besonders wichtig ist es nun, die richtige Balance zwischen Ruhe und Aktivität, Rückzug und sozialem Kontakt, Selbständigkeit und Betreuung, Eigenverantwortung und Kontrolle zu finden und sie immer wieder den sich ständig ändernden Bedingungen anzupassen. Das Gefühl, noch Verantwortung zu haben, auch wenn sich deren Bereich immer mehr einengen mag, ist für den Patienten lebenswichtig und unmittelbar mit Begriffen wie Würde und Lebensqualität verknüpft.

(5) Patienten dieses Stadiums haben schon lange Jahre Erfahrung mit ihrem Leiden und bereits viele Schwierigkeiten meistern müssen. Dieses Moment der Erfahrenheit mit der Krankheit, auch wenn die progre-

diente Gedächtnisstörung sie vielleicht nicht mehr erlebnispräsent sein läßt, hat zur vielleicht paradoxen Bezeichnung Reifestadium geführt. Der Zeithorizont der Patienten hat sich krankheitsbedingt drastisch eingeengt. Sie existieren im Heute, manche nur noch im Jetzt, sind sich aber eben dieser Existenz noch sehr wohl bewußt. Sie können ebenso genießen wie leiden, angenehm von unangenehm unterscheiden, zustimmen und ablehnen. Sie können also noch Entscheidungen fällen und sollten so oft wie möglich Gelegenheit dazu haben.

(6) In dieser letzten Phase der Auseinandersetzung mit der Krankheit hat der verbale Kontakt mit dem Patienten seine informative Qualität eingebüßt, ist spärlicher geworden, vielleicht sogar versiegt. Dem jetzt wirklich Außenstehenden erschließt sich das Befinden des Patienten nur noch aus der Verhaltensbeobachtung. Einem für die Patienten gefährlichen Irrtum unterliegen aber diejenigen, die glauben, diesen Menschen ihre Personalität absprechen zu können, sie nur noch als leere Hüllen, die für jeglichen Reiz, auch für jede Zuwendung unempfänglich sind, ansehen zu können. Gelitten und genossen wird auch jetzt noch, nur sind die Bedürfnisse wohl sehr einfach und basal und lassen sich vielleicht am ehesten mit dem Begriff Geborgenheit charakterisieren.

Wenn der Beginn der Alzheimerschen Krankheit den Wendepunkt der Entwicklung des Individuums darstellt und den Beginn eines progredienten involutiven Geschehens markiert, so steht diese letzte Phase, der Abschied vom Ich, für das Stadium des Säuglings, für den mütterliche Umgebung und Selbst noch keine Trennung erfahren haben. Diese weitestgehende Abhängigkeit stellt hohe Anforderungen an das Einfühlungsvermögen des Betreuers, an seine Fähigkeit, auch kleinste Signale wahrzunehmen und richtig zu deuten; besonders aber an seine Fähigkeit, in diesem Schwerstdementen den Menschen mit seinem ungebrochenen Anspruch auf würdige Behandlung zu erkennen und zu akzeptieren.

Die Diagnose einer Demenz vom Alzheimer Typ (DAT) ist eine Ausschlußdiagnose. Folgende Kriterien sind von Bedeutung:

1. Vorliegen eines Demenzsyndroms (fortschreitende Störungen des Kurz- und Langzeitgedächtnisses, der (räumlichen!) Orientierung, des abstrakten Denkens, der Urteilsfähigkeit, häufig begleitet von Hirnwerkzeugstörungen und Veränderungen der Persönlichkeit).
2. Langsamer Beginn und fortschreitender Verlauf.
3. Befunde und Vorgeschichte weisen nicht auf eine positiv diagnostizierbare Demenzursache.

Depressive Störungen sind häufig und müssen ernst genommen werden. Sie sind zudem einer Therapie eher zugänglich als das hirnorganische Kernsyndrom.

Im Vordergrund der körperlichen Befunde bei der DAT stehen unterschiedlichste neurologische Störungen. Die größte praktische Bedeutung kommt dabei der Inkontinenz zu.

Das Gefühl, noch Verantwortung zu haben, auch wenn sich der Bereich immer mehr einengen mag, ist für den Patienten lebenswichtig und unmittelbar mit Begriffen wie Würde und Lebensqualität verknüpft.

Weiterführende Literatur

Jorm, A. F. (1987) Understanding senile dementia. Croom Helm, London-Sidney.
Krämer, G. (1989) Alzheimer Krankheit. Trias/Thieme Hippokrates Enke, Stuttgart.

2 | Epidemiologie

Horst Bickel

Wie häufig sind dementielle Erkrankungen in der Bevölkerung?

Welche Personengruppen haben ein erhöhtes Krankheitsrisiko?

Wie lange dauern Demenzerkrankungen an?

Welche Risikofaktoren für die Entstehung von Demenzen sind bekannt?

Epidemiologische Forschung geht von der Überlegung aus, daß eine Erkrankung nicht rein zufällig in der Bevölkerung auftritt, sondern einem Muster folgt, das durch die Krankheitsursachen und -auslöser bestimmt wird. Die deskriptive Epidemiologie bemüht sich darum, dieses Muster sichtbar zu machen, indem sie die räumliche und zeitliche Verteilung der Krankheit und ihren Zusammenhang mit Personenmerkmalen untersucht. Aus den Resultaten lassen sich Hypothesen gewinnen, welche Faktoren am ehesten für die vorgefundene Verteilung verantwortlich sein könnten und welche mit großer Wahrscheinlichkeit bedeutungslos sind. Es ist dann die Aufgabe der analytischen Epidemiologie, gezielt den Einfluß dieser mutmaßlichen Risikofaktoren zu ermitteln, um die Krankheitsursachen und die Entstehungsbedingungen einzugrenzen.

In der Demenzforschung sind deskriptive und analytische Epidemiologie bislang jedoch nicht sehr eng miteinander verzahnt. Ein Hauptgrund dafür besteht in der Schwierigkeit, die verschiedenen Demenzformen mit der erforderlichen Genauigkeit differentialdiagnostisch einordnen zu können. Resultate aus den deskriptiven Studien sind deshalb eher geeignet, die große volksgesundheitliche Bedeutung des Demenzsyndroms zu veranschaulichen und der Versorgungsplanung eine Orientierungshilfe zu bieten, als daß sie der Ursachenforschung eine klare Richtung weisen könnten. Analytische Studien wiederum werden erst seit wenigen Jahren durchgeführt und erlauben nur vorläufige Aussagen, da sie sich selbst noch in einer sehr frühen Phase befinden.

Deskriptive Epidemiologie

Aus routinemäßig erhobenen oder mit geringem Aufwand zu gewinnenden Gesundheitsstatistiken lassen sich leider keine zuverlässigen Angaben über die Häufigkeit und Verteilung von Demenzen entnehmen. Die nationalen Statistiken der Todesursachen verzeichnen in der Regel nur jene Krankheiten, die unmittelbar zum Tode führen. Demenzen hingegen werden, obgleich sie, wie vielfach belegt werden konnte, zu den wichtigsten mittelbaren Todesursachen zählen, lediglich in einem Bruchteil der Fälle registriert (Martyn & Pippard 1988). Diese völlig unzureichende und unsystematische Erfassung macht die Sterbefallstatistik für epidemiologische Zwecke wertlos.

Behandlungsstatistiken von stationären psychiatrischen Einrichtungen und von niedergelassenen Fachärzten sind gleichfalls unergiebig, da sie nicht die tatsächlich in der Bevölkerung vorhandene Morbidität widerspiegeln können, sondern nur die Morbidität in der Gruppe derer, die medizinische Betreuung in Anspruch nehmen. Gerade aber von den Demenzen, für die noch keine erfolgversprechenden Therapieverfahren zur Verfügung stehen und die oft als unbeeinflußbare Folge des Alterungsprozesses angesehen werden, weiß man, daß ihretwegen noch überaus selten um fachärztliche Hilfe nachgesucht wird.

Die Epidemiologie ist deshalb auf die Untersuchung von repräsentativen Bevölkerungsstichproben im Rahmen sogenannter Feldstudien angewiesen. Wegen des beträchtlichen Aufwandes, den sie mit sich bringen, beschränken sich Feldstudien zumeist auf eng umschriebene geographische Räume und auf Stichproben von einigen hundert bis zu wenigen tausend Personen. Die Ergebnisse einzelner Studien stellen infolgedessen Schätzwerte dar, die nicht ohne weiteres zu verallgemeinern sind, da sie von Zufallseinflüssen, von lokalen Besonderheiten und nicht zuletzt von den verschiedenartigen Untersuchungsmethoden geprägt sein können. Mittlerweile liegen jedoch Daten aus nahezu einhundert Studien vor, die weltweit durchgeführt wurden, so daß sich mit hinreichender Verläßlichkeit die Verbreitung des Demenzsyndroms beziffern läßt.

Prävalenz von Demenzen

Fast alle Untersuchungen beziehen sich, da Demenzen im mittleren Lebensalter überaus selten sind, auf die Altenbevölkerung. Unter den über 65jährigen fand man dabei Prävalenzraten, die zwischen etwas weniger als 4 und geringfügig mehr als 7% schwankten. Niedrigere Prävalenzen ergaben sich vor allem dann, wenn die Stichproben ausschließlich aus Älteren bestanden, die in einem Privathaushalt lebten, höhere, wenn die Stichproben auch Personen einschlossen, die in einem Alten- oder Pflegeheim untergebracht waren oder sich in psychiatrischer Langzeitversorgung befanden.

Im Durchschnitt beläuft sich die Prävalenz von Demenzen in der über 65jährigen Bevölkerung auf rund 6%. Dieser Prozentsatz, nach dem in der Bundesrepublik mehr als 700 000 ältere Menschen unter einer Demenz leiden würden, kann freilich nur einen groben Anhaltspunkt bieten, weil die Prävalenzrate entscheidend vom Anteil der Hochbetagten unter den über 65jährigen bestimmt wird. Diese Altersabhängigkeit haben Jorm et al. (1987) geschätzt, indem sie alle Feldstudien aus den Jahren 1945–85, in denen altersbezogene Prävalenzraten errechnet worden waren, analysiert haben. Die Ergebnisse sind in Tabelle 1 dargestellt.

Tabelle 1: Altersspezifische Prävalenz (%) von Demenzerkrankungen: Resultate einer Meta-Analyse von 22 Feldstudien durch Jorm et al. (1987)

Altersgruppe	Prävalenzrate
60–64	0,7
65–69	1,4
70–74	2,8
75–79	5,6
80–84	10,5
85–89	20,8
90–95	38,6

Dabei fanden sie, daß innerhalb der Studien dieselben Relationen zwischen den Altersgruppen bestanden. Demnach verdoppelte sich der Anteil der Dementen an der Bevölkerung nach jeweils 5,1 Altersjahren und stieg im Mittel von 0,7% unter den 60–64jährigen über 10,5% unter den 80–84jährigen auf fast 40% unter den über 90jährigen an. Diese Resultate stimmen mit den Ergebnissen aus neueren, großangelegten europäischen Studien überein und decken sich weitgehend mit den Befunden, die aus den wenigen bisher in der Bundesrepublik durchgeführten Untersuchungen mitgeteilt wurden (Weyerer 1983, Cooper & Bickel 1989, Welz et al. 1989), so daß von ähnlichen Erkrankungsziffern hierzulande ausgegangen werden kann.

Die Prävalenz im Alter von unter 60 Jahren ist weniger gut bekannt. Aus einigen Feldstudien, die das mittlere Lebensalter berücksichtigten, werden Raten zwischen 0,45 und 2 Krankheitsfällen pro 1000 Personen berichtet. Den Behandlungsstatistiken, die in dieser Altersgruppe vermutlich nur geringen Verfälschungen unterliegen, da ein früher Krankheitsbeginn ungewöhnlich ist und im allgemeinen zur Inanspruchnahme ärztlicher Versorgung führen dürfte, lassen sich Raten zwischen 0,2 und 0,8 pro 1000 entnehmen (Kokmen et al. 1989, Mölsä et al. 1982). Insgesamt darf man daraus auf eine Prävalenz von unter 0,1% bis max. 0,2% in der Altersgruppe der 40–60jährigen schließen.

Die differentialdiagnostische Einordnung der Demenzen kann in epidemiologischen Studien nur vorläufig erfolgen, da in der Regel erst nach dem Tode der Betreffenden durch eine autoptische Untersuchung eine definitive Diagnose möglich ist. Verbesserte klinische Kriterien haben aber in den letzten Jahren die zu Lebzeiten gestellte Diagnose zuverlässiger werden lassen, so daß auch aus Feldstudien Hinweise auf die Anteile der bedeutsamsten Demenzformen gewonnen werden konnten. Den Untersuchungen im europäischen Raum ist zu entnehmen, daß rund 60% der Demenzen dem Alzheimer-Typ zuzurechnen sind, etwa 30% auf vaskuläre Formen einschließlich vaskulär-degenerativer Mischformen entfallen und sich die restlichen 10% aus sekundären oder nicht näher spezifizierten Formen, die auf eine Vielzahl von Ursachen zurückgehen, zusammensetzen. Diese Verteilung entspricht im wesentlichen auch den Resultaten aus sorgfältigen klinischen und neuropathologischen Untersuchungen.

Alle bisher genannten Zahlen beziehen sich auf schwerere Demenzerkrankungen, die eine selbständige Lebensführung im allgemeinen nicht mehr erlauben, sondern bereits zu umfassender Versorgungs- und Beaufsichtigungsbedürftigkeit geführt haben. Wichtig für das Verständnis des Krankheitsprozesses und für die Entwicklung von Therapie- und Präventionsmaßnahmen wäre es aber, herauszufinden, wie hoch die Rate von früheren oder leichten Erkrankungsstadien ist und von welchen Bedingungen der weitere Verlauf beeinflußt wird. Darüber sind gegenwärtig jedoch keine genaueren Angaben zu machen, denn die Übergänge zwischen kranken und gesunden Personen sind nicht durch natürliche Einschnitte in der Symptomatik gekennzeichnet, sondern fließend. Bevor die Demenzen ein fortgeschrittenes Stadium erreicht haben, bleibt deshalb die Beurteilung, wer von der Krankheit betroffen ist und wer nicht, unsicher. Dementsprechend weisen die Prävalenzraten eine große Streuung auf, die von nur 2–3% bis zu 15% und mehr in der Altenbevölkerung reicht. Wie Verlaufsbeobachtungen gezeigt haben, entwickelte sich aus diesen leichten Demenzen nur in bis zur Hälfte eine schwere Erkrankung; bei den übrigen blieben die Störungen unverändert bestehen oder bildeten sich zurück. Derzeit fällt es noch schwer, die voranschreitenden Formen frühzeitig von gutartigen, altersnormalen Funktionsminderungen und von vorübergehenden Störungen aufgrund anderer Ursachen abzugrenzen.

Inzidenz von Demenzen

Die Prävalenzrate ist das am einfachsten zu ermittelnde Häufigkeitsmaß. Sie gibt einen Eindruck von der Verbreitung der Demenzen und vom daraus entstehenden Versorgungsbedarf. Um ätiologisch relevante Verteilungsmuster erkennen zu lassen, ist sie allerdings weniger geeignet, da sie nicht nur eine Funktion des Erkrankungsrisikos ist, sondern auch der Krankheitsdauer. Ließe sich beispielsweise eine höhere Prävalenz unter Frauen als unter Männern nachweisen, so müßte dies nicht bedeuten, daß Frauen stärker gefährdet sind; es könnte ebenso gut heißen, daß Frauen länger mit einer Demenz überleben als Männer. Für die Identifikation von Risikofaktoren ist deshalb die Inzidenz, die Anzahl der Neuerkrankungen in einer Bevölkerung, von größerer Bedeutung.

Feldstudien, die der Bestimmung von Inzidenzraten dienen, sind aber sehr aufwendig, weil man große Stichproben über lange Zeit-

Tabelle 2: Altersspezifische Inzidenz von Demenzerkrankungen: Resultate aus Feldstudien

Altersgruppe	Anzahl Neuerkrankungen unter 1000 Personen pro Jahr	
	Spanne	Mittlerer Wert
60–69	2,8– 4,0	3,0
70–79	12,2–22,7	15,0
80 und älter	33,2–39,6	34,0
60 und älter	10,7–15,4	12,0

räume im Längsschnitt begleiten muß, um die Neuerkrankungen erfassen zu können. Dies hatte zur Folge, daß bis jetzt nur eine Handvoll solcher Untersuchungen durchgeführt wurden (Nielsen et al. 1981, Hagnell et al. 1983, Nilsson 1984, Cooper & Bickel 1989, Magnusson 1989). In Tabelle 2 sind die dabei errechneten altersbezogenen Inzidenzraten dargestellt.

Die Ergebnisse, die ausnahmslos in europäischen Ländern ermittelt wurden, stimmen numerisch bemerkenswert überein. Zwischen 60 und 69 Jahren beträgt das jährliche Risiko, an einer Demenz zu erkranken, im Mittel 0,3%. Im Alter von 70–79 Jahren ist die Abweichung der Befunde mit einer Spanne von 1,2–2,3% am größten; durchschnittlich erkranken in dieser Altersgruppe pro Jahr 1,5% der zuvor Unbeeinträchtigten. Unter den über 80jährigen schließlich stellt sich Jahr für Jahr bei mehr als 3% eine schwere Demenzerkrankung ein.

Für das mittlere Lebensalter liegen keine verallgemeinerbaren Feldstudiendaten vor. Die Inzidenzraten, die auf behandelten bzw. den medizinischen und sozialen Einrichtungen bekanntgewordenen Neuerkrankungen beruhen, sind sehr niedrig und unterstreichen den engen Zusammenhang zwischen Krankheitsrisiko und Lebensalter. In den USA fand man für die 30–59jährigen eine Inzidenzrate von 1,3–2,4 pro 100 000 Einwohner (Kokmen et al. 1988), in Israel eine Rate von 2,4 pro 100 000 Erwachsene zwischen 40 und 60 Jahren (Treves et al. 1986) und in Finnland eine Rate von rund 10 pro 100 000 für die 45–54jährigen (Mölsä et al. 1982).

Der altersbezogene Anstieg der Inzidenz zeigt, daß die mit dem Alter stark anwachsende Prävalenz von Demenzen nicht einfach auf eine Ansammlung chronisch Kranker zurückzuführen ist, sondern auf einen tatsächlichen Anstieg des Erkrankungsrisikos im höheren Lebensalter. Das kumulative Risiko für eine Demenz schätzt man bis zu einem Lebensalter von 80 Jahren auf nahezu 20% ein; bis zu einem Alter von 90 Jahren müssen 40% der Bevölkerung mit der Entstehung einer Demenz rechnen. Welche mathematische Form die Altersabhängigkeit der Inzidenzrate hat, ob sie also z. B. linear oder exponentiell ansteigt oder ob es Wendepunkte gibt, an denen das Risiko stark zunimmt oder sich abflacht, konnte anhand der vorliegenden Daten noch nicht bestimmt werden. Einige Forscher haben jedoch die Vermutung geäußert, unter den Höchstbetagten – den über 85- oder über 90jährigen – verringere sich das Neuerkrankungsrisiko für eine Demenz vom Alzheimer-Typ oder es bestehe sogar nicht mehr. Da nur wenige Menschen ein solches Alter erreichen, ist diese Frage derzeit noch nicht von allzu großer praktischer, wohl aber von enormer theoretischer Relevanz. Es würde nämlich bedeuten, daß keineswegs jeder, wenn er nur lange genug lebt, an einer Alzheimer-Demenz erkrankt, sondern daß nur ein Teil der Bevölkerung die Disposition für diese Erkrankung mitbringt und ein Teil vor ihr geschützt ist. Gesicherte Kenntnisse über diesen Sachverhalt könnten somit ein Schlüssel zur Ätiologie sein. Leider reichen aber die vorliegenden Befunde bei weitem nicht aus, um zu einem Urteil zu gelangen, da bisher nur wenige Höchstaltrige im Rahmen von Feldstudien untersucht wurden.

Verteilung von Demenzen

Die Verteilung einer Erkrankung über Raum, Zeit und personenbezogene Merkmale soll Anhaltspunkte geben, welche Faktoren die Krankheit verursachen, zu ihrer Entstehung beitragen oder sie auslösen. Die Voraussetzungen zu Schlußfolgerungen dieser Art sind für die Demenzen nur schwer zu erfüllen, denn man muß dazu über differentialdiagnostisch verläßliche Inzidenzdaten verfügen. Die Epidemiologie hat solche Daten erst ansatzweise erarbeitet, weshalb zur Zeit lediglich grobe Verteilungsmuster – überwiegend der prävalenten Erkrankungen – beschrieben werden können.

Geographische Unterschiede sind schwierig zu bewerten. Zwar wurden – mit Ausnahme Afrikas – in allen Kontinenten Feldstudien durchgeführt, die zeigten, daß Demenzerkrankungen überall auf der Welt vorkommen. Die Vergleichbarkeit der Resultate ist allerdings aus vielen Gründen eingeschränkt und es bleibt fraglich, ob sie selbst durch Studien, in denen vereinheitlichte Tests und Diagnosekriterien verwendet werden, angesichts der demographischen, kulturellen und sozioökonomischen Unterschiede zwischen Industrie- und Entwicklungsländern jemals herbeigeführt werden kann.

Für den eher vergleichbaren europäischen Raum, für den sowohl Prävalenz- als auch Inzidenzdaten vorliegen, gibt es derzeit keine Hinweise darauf, daß in einzelnen Ländern ein erhöhtes oder erniedrigtes Krankheitsrisiko herrscht. Da aber die Lebens- und Umweltbedingungen in diesen Ländern sehr ähnlich sein dürften, wären Vergleiche zwischen stärker kontrastierenden Nationen aufschlußreicher. So ist es in diesem Zusammenhang, wenngleich die Krankheitshäufigkeiten selbst nicht direkt aneinander bemessen werden können, interessant, daß in nahezu allen Studien aus Europa und aus Ländern, deren Bevölkerung überwiegend europäischer Herkunft ist, die Mehrzahl der Demenzen dem Alzheimer-Typ angehörten, während in asiatischen Ländern der größte Teil dem vaskulären Formenkreis zugeschrieben wurde. Dieser Befund verdient nähere Beachtung, ebenso wie ein Resultat aus Israel, wonach die Inzidenz präseniler Alzheimer-Demenzen unter Einwohnern mit europäischer Herkunft größer war als unter Einwohnern mit afrikanischer Herkunft (Treves et al. 1986).

Zeitliche Veränderungen des Erkrankungsrisikos sind womöglich noch weniger nachweisbar als geographische Abweichungen, denn die Diagnosekriterien unterlagen bisher einem ständigen Wandel. Die einzige Studie, die über einen längeren Zeitraum im selben Gebiet und mit großer personeller Kontinuität Neuerkrankungen ermittelte, ist die in Südschweden zwischen 1947 und 1972 durchgeführte Lundby-Studie (Hagnell et al. 1983). Hier fand man für die Jahre 1957–1972 einen deutlichen Rückgang der Inzidenzraten im Vergleich mit den Jahren 1947–1957 und schrieb ihn den allgemein in neuerer Zeit verbesserten Lebensbedingungen zu. Dies ist ein Einzelergebnis, das durch eine amerikanische Untersuchung, die allerdings einen kürzeren Zeitraum von nur 15 Jahren umfaßte, nicht bestätigt werden konnte (Kokmen et al. 1988). Sollte ein solcher Trend tatsächlich bestanden haben und kein Untersuchungsartefakt sein, so scheint er sich zumindest in den Folgejahren nicht fortgesetzt zu haben, denn die in jüngerer Zeit ermittelten Inzidenzraten weichen von den letzten Lundby-Daten nicht nach unten hin ab, sondern liegen in derselben Höhe oder übertreffen sie sogar. Auch für die Vermutung, bessere Lebensbedingungen reduzierten das Erkrankungsrisiko, ließen sich bisher keine überzeugenden Beweise erbringen. Nicht unplausibel ist hingegen die Annahme, daß die Inzidenz von vaskulären Demenzen abgenommen haben könnte. Zwar fehlt es dafür ebenfalls an stichhaltigen Belegen, doch ist es denkbar, daß, analog zum weltweiten Rückgang der Schlaganfallmortalität, auch das Risiko für vaskuläre Demenzen gesunken ist, nachdem die Risikofaktoren, die für diese Erkrankungen vermutlich weitgehend dieselben sind, medizinisch besser kontrolliert werden können.

In welchem Umfang dadurch die Inzidenzraten für Demenzen insgesamt zu senken sind, bleibt ungewiß. Hingegen ist es unzweifelhaft, daß die absolute Zahl der Demenzkranken im Zuge der gestiegenen Lebenserwartung kontinuierlich angewachsen ist und weiterhin zunehmen wird. Nach demographischen Modellrechnungen ist im Verlauf der nächsten vier Jahrzehnte in der Bundesrepublik ein Zuwachs der

Altenbevölkerung in Höhe von mehr als 30% zu erwarten. Dieser Zuwachs wird sich jedoch nicht gleichmäßig über die Altersgruppen jenseits von 65 Jahren verteilen. Vielmehr wird die Zahl der jüngeren Alten nur geringfügig zunehmen, während sich die Zahl der Höchstbetagten verdoppeln wird. Aufgrund der engen Koppelung von Lebensalter und Erkrankungsrisiko wird diese Entwicklung zu einem überproportionalen Anstieg der Krankenzahlen führen.

Eine altersbedingte Zunahme der Prävalenzrate ist zugleich die einzige Vorhersage, die man treffen kann, denn außer dem Lebensalter konnte in Feldstudien bislang kein anderes personenbezogenes Merkmal nachgewiesen werden, das die Demenzhäufigkeit bedeutsam beeinflußt. Ein Zusammenhang zwischen Alter und Erkrankungsrisiko ist jedoch kein demenzspezifisches Resultat, vielmehr findet er sich auch für eine Vielzahl von Erkrankungen anderer Organsysteme. Insbesondere die Demenzen setzte man aber oft mit dem Alterungsprozeß gleich und betrachtete sie nicht als eine Krankheit, die im Alter wahrscheinlicher wird, sondern als ein unausweichliches Altersschicksal. Träfe dies zu, so könnte nur die Verzögerung des Alterungsprozesses zu einer Vorbeugung beitragen. Ein generalisiertes vorzeitiges oder beschleunigtes Altern konnte indessen bei den Betroffenen nicht belegt werden. Alterungszeichen wie Eintritt der Menopause, Glatzenbildung oder Ergrauen der Haare sowie die Entstehung von sog. Altersflecken durch Lipofuscineinlagerungen in die Haut sind bei Dementen nicht früher feststellbar als bei gesunden Älteren.

Trotz zahlreicher Untersuchungen ist noch unklar, ob es Geschlechtsunterschiede im Erkrankungsrisiko gibt. Wegen ihrer höheren Lebenserwartung haben zwar Frauen einen ungleich höheren Anteil an der Gesamtheit der Kranken als Männer, die alterskorrigierten Raten zeigen hingegen keine eindeutigen Unterschiede. Nach differentialdiagnostischer Unterteilung läßt sich ein leichter Trend feststellen, wonach Männer etwas häufiger an vaskulären Demenzen erkranken und Frauen an der Alzheimerschen Demenz. Während ersteres durch eine ungleiche Verteilung von Risiken – z. B. erhöhter Zigarettenkonsum von Männern – erklärlich wäre, mangelt es letzterem noch, sofern es sich überhaupt um einen realen Unterschied handelt, an einer plausiblen Begründung.

Sonstige sozio-demographische und gesundheitliche Merkmale sowie Lebens- und Umweltbedingungen sind unzureichend in deskriptiven Studien untersucht worden. Verstreute Hinweise auf ihren Einfluß sollen aber kurz in Verbindung mit der Schwellenhypothese, die ein übergreifendes Erklärungsmodell bietet, geschildert werden. Nach dieser Hypothese führen altersbezogene degenerative Veränderungen erst dann zu einer manifesten Demenz, wenn eine kritische Schwelle überschritten wird. Diese Schwelle kann früher erreicht sein, wenn zusätzliche Schädigungen wie Schädel-Hirn-Traumen, Störungen der zerebralen Durchblutung aufgrund von Gefäßprozessen oder andere dekompensatorisch wirkende Faktoren hinzukommen. Sie kann aber auch erst später überschritten werden, und damit die Entstehung einer Demenz verzögern, wenn der betreffende alte Mensch über eine größere Reservekapazität verfügt, die beispielsweise in einer durch aktive Lebensführung und geistige Anregung erworbenen dichteren neuronalen Vernetzung bestehen könnte. In der Tat gibt es einige Indizien, daß vaskulär-degenerative Mischformen von Demenz häufiger vorkommen, als per Zufall zu erwarten wäre, und daß mehr Demenzkranke als gesunde Kontrollpersonen im Lauf ihres Lebens ein Schädeltrauma erlitten haben. Wichtig ist aber in diesem Modell der Pathogenese vor allem die Frage, was die Reservekapazität beeinflußt, d. h. die Frage nach der präventiven Wirkung einer größeren geistigen Aktivität. Wissenschaftlich überzeugende Belege hierfür stehen noch aus. In einigen Längsschnittstudien fanden sich jedoch tendenzielle Zusammenhänge, die zwar nicht auf einen sehr starken Effekt hindeuten, die aber im Sinne der Modellvorstellung interpretiert werden können.

So stellten z. B. La Rue & Jarvik (1987) fest, daß in einer Stichprobe von Zwillingspaaren jene häufiger erkrankten, die bereits zwanzig Jahre zuvor in psychometrischen Leistungstests schlechtere Ergebnisse erzielt hatten. In derselben Studie fanden sie ein höheres Risiko unter denen, die in ihrer Freizeit passive Beschäftigungen wie Radiohören und Fernsehen bevorzugt hatten. Broe et al. (1990) kamen in einer retrospektiven Untersuchung gleichfalls zu dem Ergebnis, daß Demenzkranke während des gesamten Erwachsenenalters häufiger als Kontrollpersonen zu einem inaktiven Lebensstil geneigt haben. Aus Feldstudien gibt es nur schwache Hinweise. Der Einfluß von Bildungsstand und Sozialschichtzugehörigkeit, die als ein grober Indikator für die intellektuelle Kapazität angesehen werden können, ist strittig. In zwei Längsschnittstudien (Cooper & Bickel 1989, Magnusson 1989) ließ sich aber ein Trend zu höheren Inzidenzraten in den unteren Sozialschichten feststellen. Im Vergleich der oberen mit den unteren Schichten fand sich ein rund um die Hälfte erhöhtes Risiko für letztere. Des weiteren wurden in der Mannheimer Untersuchung (Cooper & Bickel 1989) tendenziell höhere Neuerkrankungsziffern bei Älteren mit geringem Einkommen, mit niedriger Schulbildung, mit untergeordneter Berufsposition und mit schlechteren Wohnbedingungen festgestellt. Betrachtet man Sinnesdefekte, ein Leben im Einpersonenhaushalt sowie das Fehlen eines Ehepartners als Faktoren, die zu einer geringeren geistigen Stimulation beitragen können, so weisen die Zusammenhänge in dieselbe Richtung. Hör- oder Sehbehinderte hatten geringfügig höhere Inzidenzraten, ebenso wie die Alleinlebenden, die Verwitweten, die Ledigen und die Geschiedenen.

In Alten- und Pflegeheimen, in denen es oftmals ebenfalls an ausreichender Anregung mangelt, trifft man einen hohen Prozentsatz von Dementen an. Durchschnittlich, das zeigen mehrere große Studien, beträgt ihr Anteil in der geschlossenen Altenversorgung 30–40%; in Pflegeheimen übersteigt er nicht selten 60%. Selbstverständlich ist die große Zahl von Dementen nicht die Folge des Heimaufenthaltes; vielmehr war in den meisten Fällen die Demenz die Ursache des Heimeintritts.

Zwei Longitudinalstudien in Mannheim und London (Cooper & Bickel 1989, Ames et al. 1988) haben aber gezeigt, daß die jährliche Inzidenzrate bei zuvor nicht dementen Heimbewohnern 8 bzw. 12% betrug, also deutlich höher als in der gesamten Altenbevölkerung war. Ob in diesem erhöhten Risiko auch der Einfluß der Lebensbedingungen zum Ausdruck kommt oder ob es ausschließlich auf einen höheren Anteil bereits in den Frühstadien der Erkrankung befindlicher Heimbewohner zurückgeführt werden muß, ist noch ungeklärt. Diese Frage verdient aber sicherlich weitere Beachtung.

Insgesamt vermögen es die Ergebnisse aus deskriptiven Studien bislang noch nicht, Risikogruppen für eine Demenzerkrankung zu definieren, geschweige denn eine Erkrankung im Einzelfall vorherzusagen. Recht eindeutige Belege gibt es jedoch dafür, daß sich ein Großteil der Demenzen durch leichtere Störungen der höheren Hirnfunktionen ankündigten. Sowohl in Mannheim (Cooper & Bickel 1989) als auch in New York (Katzman et al. 1989) erkrankten jene Älteren, die bei einfachen Wissens- und Gedächtnisaufgaben einige Fehler machten, in der Folgezeit mit mehrfach höherer Wahrscheinlichkeit an einer Demenz als diejenigen, denen keine oder sehr wenige Fehler unterliefen. Das Risiko war für erstere in Mannheim rund viermal so groß wie für letztere, auch wenn das Alter rechnerisch kontrolliert wurde. Wer hingegen keine leichten kognitiven Störungen aufwies, der hatte im Verlauf der nächsten zwei bis drei Jahre nur ein minimales Risiko, dement zu werden, gleichgültig welches Lebensalter er bereits erreicht hatte.

In der New Yorker Studie verhielt es sich ähnlich. Von den 80jährigen, die bei 33 einfachen Aufgaben 0–2 Fehler machten, erkrankten jährlich nur 1,3% an einer Demenz, während die Inzidenzrate bei 3–4 Fehlern auf 4,2% stieg, bei 5–6 Fehlern 9% erreichte und bei 7 oder 8 Fehlern sogar 20% betrug. Diese objektiven Leistungsdefizite – nicht die Klagen über ein schlechtes Gedächtnis, die oft nur Ausdruck einer depressiven Verstimmung sind – scheinen gegenwärtig das einzige Merkmal zu sein, mit dem sich der gefährdete Personenkreis eingrenzen läßt und wodurch folglich Möglichkeiten für eine Vorbeugung und Behandlung bereits in frühen Krankheitsstadien eröffnet werden.

Krankheitsdauer und Mortalität

Die Krankheitsdauer ist eine wichtige Größe sowohl für den Angehörigen, der beabsichtigt, einen Demenzkranken zuhause zu betreuen, als auch für die öffentliche Versorgungsplanung, weil sie den Bedarf an ambulanten und stationären Einrichtungen entscheidend beeinflußt. Der einschleichende Beginn der Demenzen bringt aber die Schwierigkeit mit sich, daß der Entstehungszeitpunkt nur ungenau datiert werden kann. In mehreren Studien an stationären Patienten hat man versucht, den Krankheitsbeginn rückblickend festzulegen, indem man Angehörige fragte, wann sie die ersten Zeichen eines geistigen Abbaus wahrgenommen hätten. Auf diese Weise fand man für Demenzen eine durchschnittliche Dauer von etwa 6 Jahren. Die Überlebenszeit belief sich bei der Alzheimerschen Demenz im Mittel auf 6,6 Jahre, bei vaskulärer Demenz auf 5,5 Jahre. Waren die ersten Symptome im Alter von weniger als 65 Jahren aufgetreten, so betrug die Durchschnittsdauer nahezu 10 Jahre, während sie bei einem Beginn zwischen 65 und 80 Jahren auf rund 8 Jahre und bei einem Beginn jenseits von 80 Jahren auf 4–5 Jahre zurückging. Die Streuung in den Überlebenszeiten war außerordentlich groß; als längste Dauer einer Demenz wurden 25 Jahre berichtet (Heston 1985).

Die retrospektive Datierung dürfte allerdings die Demenzdauer überschätzen. Zum einen schließt man damit auch die leichten Stadien ein, in denen nur geringe Auffälligkeiten bestehen und kein hoher Versorgungsbedarf vorliegt. Zum anderen ging man immer von stationären Patienten aus, was vermutlich dazu führte, daß vor allem die länger Überlebenden berücksichtigt wurden, während diejenigen, die gerade wegen ihrer kurzen Überlebenszeit noch nicht stationär aufgenommen wurden, ausgeschlossen blieben. Es sind deshalb auch andere Anfangszeitpunkte, die für Versorgungzwecke größere Relevanz besitzen, gewählt worden, insbesondere der Zeitpunkt der Diagnosestellung und der Zeitpunkt einer stationären Aufnahme. Bemessen an diesen Kriterien, reduziert sich die Überlebensdauer erheblich und beträgt für die Alzheimersche Demenz im Mittel nurmehr 3 Jahre und für vaskuläre Demenzen 2,5 Jahre. Aus einer Vielzahl von Untersuchungen, die sich mit der Sterblichkeit nach einer stationären Aufnahme beschäftigt haben, kann man ersehen, daß rund 25–30% der Dementen innerhalb des ersten Jahres versterben, 40–50% bis zum Ende des zweiten Jahres und 60–70% bis zum Ablauf des vierten Jahres. Einen Zeitraum von fünf Jahren überleben nur zwischen 10 und 15% der Patienten.

Aus Feldstudienresultaten, die sich auf die Gesamtheit der Demenzkranken in der Altenbevölkerung beziehen, kann man die Überlebenszeit grob schätzen, indem man die Prävalenzrate durch die Inzidenzrate dividiert. Daraus errechnet sich eine mittlere Krankheitsdauer von vier Jahren oder geringfügig mehr. Verglichen mit den altersüblichen Erwartungswerten, ergibt sich eine zwei- bis vierfach erhöhte Sterbewahrscheinlichkeit der Dementen. Bei intramural versorgten Patienten liegt die Sterberate durchschnittlich sogar um das Fünffache höher (Bickel 1987).

Demenzen müssen demnach zu den Erkrankungen gezählt werden, die maßgeblich die Mortalität im Alter bestimmen. Sie reduzieren die verbleibende statistische Lebenserwartung um 30–70%. Trotz der insgesamt längeren Krankheitsdauer ist die Reduktion bei früh einsetzenden Demenzen besonders groß, während unter Höchstbetagten auftretende Erkrankungen die in diesem Alter ohnehin geringe Lebenserwartung nur noch unwesentlich schmälern. In der amtlichen Statistik der Todesursachen spielen die Demenzen hingegen eine untergeordnete Rolle; in fortgeschrittenen Krankheitsstadien wird statt dessen häufig eine Pneumonie, bei vaskulären Demenzen erwartungsgemäß ein Schlaganfall als die unmittelbar zum Tode führende Ursache verzeichnet.

Im Einzelfall bleibt eine Vorhersage der Krankheitsdauer trotz zahlreicher Untersuchungen sehr unsicher. Generell kann man von einer etwas kürzeren Überlebenszeit bei Männern, bei einem weniger guten körperlichen Allgemeinzustand, bei höherem Erkrankungsalter und bei Vorliegen einer vaskulären Demenz ausgehen. Ein sehr enger Zusammenhang besteht schließlich, zumindest bei der Alzheimerschen Demenz, zwischen dem Schweregrad der Erkrankung und der verbleibenden Lebenserwartung. Dieser Zusammenhang beschränkt sich jedoch im wesentlichen auf die Verhaltenskomponente, d. h. je stärker die kognitiven Beeinträchtigungen sind, je mehr psychotische Symptome im Sinne von Halluzinationen und Wahnideen auftreten und je häufiger Harn- und Stuhlinkontinenz hinzukommen, desto geringer ist die Überlebenszeit. Demgegenüber zeigt das Ausmaß morphologischer Veränderungen, wie es im Computertomogramm sichtbar wird, einen weitaus schwächeren Bezug zur weiteren Krankheitsdauer. Ebenso bemerkenswert ist, daß die bereits verstrichene Krankheitsdauer ohne prognostische Bedeutung zu sein scheint. Daraus wird ersichtlich, daß das Progressionstempo der dementiellen Störungen interindividuell stark variiert (Ortof & Crystal 1989).

Die Unterschiede im weiteren Verlauf sind bislang nicht vorhersagbar. Befunde, wonach aus spezifischen Symptommustern, z. B. einem frühen Auftreten von Sprachstörungen, auf ein rasches Voranschreiten der Demenz zu schließen sei, blieben widersprüchlich.

Die Frage, ob die Krankheitsdauer in den letzten Jahrzehnten allgemein angestiegen ist und sich die Prävalenzraten dadurch zusätzlich erhöht haben könnten, ist nicht eindeutig zu beantworten. Es gibt zwar einige Resultate, die darauf hindeuten, daß Demente heutzutage länger leben als früher. Indessen läßt sich nicht nachweisen, daß ihre Lebenserwartung stärker als in der Gesamtbevölkerung angewachsen wäre, daß sie also in besonderem Maße von Verbesserungen der Lebensbedingungen und von medizinischen Fortschritten profitiert hätten und aufgrund dessen eine überproportionale Zunahme der Krankheitsrate zu erwarten wäre.

Analytische Epidemiologie

Für den vaskulären Formenkreis konnte man einige Risikofaktoren identifizieren, die präventiven Maßnahmen zugänglich sind (Meyer et al. 1986). Die analytische Epidemiologie hat sich jedoch vor allem auf die Demenzen vom Alzheimer-Typ konzentriert, auf die sich auch die folgende Darstellung beschränkt. Die Ergebnisse wurden vorwiegend durch Fall-Kontroll-Studien gewonnen. Dabei werden klinisch diagnostizierte oder autoptisch bestätigte Fälle von Alzheimerscher Erkrankung mit einer nicht dementen Kontrollgruppe hinsichtlich retrospektiv ermittelter, potentieller Risikofaktoren verglichen. Diese Methode hat den Vorteil, ökonomischer als Feldstudien zu sein und eine höhere diagnostische Genauigkeit zu gewährleisten. Sie kann aber aufgrund einer Reihe möglicher Fehlerquellen nur grobe Hinweise bieten und vermag prospektive Studien nicht zu ersetzen.

Genetische Faktoren

Die Epidemiologie hat zur Frage der genetischen Determination von Demenzen des Alzheimer-Typs vor allem Daten über die familiäre Häufung, d. h. über weitere Krankheitsfälle unter Angehörigen ersten Grades beigetragen (vgl. den Beitrag von Zimmer). Da die Kinder der Erkrankten (Fälle) und der zu Vergleichszwecken herangezogenen Gesunden (Kontrollen) in der Regel noch nicht das Alter erreicht hatten, in dem Demenzen auftreten, beschränken sich die Ergebnisse im wesentlichen auf Eltern und Geschwister. In mehr als einem Dutzend Untersuchungen fand man dabei in den Familien von Fällen im Durchschnitt drei- bis viermal häufiger eine weitere Demenzerkrankung als in den Familien von Kontrollen. Die Einzelresultate variierten beträchtlich und reichten von einem gleich hohen Risiko in den Familien der Fälle bis zu einem zehnfach höheren. Der Anteil von Familien, in denen Angehörige unter einer Demenz gelitten hatten, lag für die Fälle im Mittel bei 31% und schwankte zwischen 20 und 55%. Die Familien der Kontrollen waren durchschnittlich zu 11% von Demenzen betroffen, die Spanne reichte von 6–25%.

Diese Zahlen, die einerseits für eine Beteiligung genetischer Faktoren an der Entstehung der Alzheimerschen Demenz sprechen, die aber andererseits auch zeigen, daß in 45–80% der Familien von Fällen keine weiteren Erkrankungen aufgetreten waren, lassen keine Rückschlüsse auf den Erbgang zu. In einigen Familienstammbäumen konnte zwar über mehrere Generationen eine Krankheitsverteilung nachgewiesen werden, die auf eine autosomal-dominante Vererbung hindeutete. Der Anteil dieser dominant vererbten Krankheitsform an der Gesamtheit der Demenzen muß aber sehr gering veranschlagt werden. Zudem zeigten Zwillingsuntersuchungen, nach denen die Konkordanzrate unter eineiigen Zwillingen nicht höher als unter zweieiigen war (Nee et al. 1987), daß genetische Faktoren alleine zur Erklärung der Krankheitsverteilung nicht ausreichen können.

Auch liefert die familiäre Häufung einer Erkrankung keinen zwingenden Beweis für genetische Ursachen. Sie könnte ebensogut auf Umwelteinflüsse zurückführbar sein, denen Familienangehörige gemeinsam ausgesetzt waren. Geschwächt wird diese Vermutung jedoch dadurch, daß die Ehepartner von Dementen nicht häufiger erkranken als die Gesamtbevölkerung und ihr Krankheitsrisiko weitaus niedriger als das von Blutsverwandten ist. Wären ähnliche Umweltfaktoren für die familiäre Häufung ausschlaggebend, müßten sie folglich bereits vor der Eheschließung, also in Kindheit und Jugend wirksam gewesen sein.

Obwohl bei dieser Sachlage der Einfluß von Erbfaktoren nicht mehr in Zweifel gezogen wird, ist noch völlig offen, welcher Anteil der Alzheimerschen Demenzen genetisch vermittelt wird und woran diese Krankheitsform zu erkennen ist. Bislang ließen sich familiär gehäuft auftretende Fälle weder nach der Symptomatik noch nach der Art der zugrundeliegenden Hirnveränderungen von isoliert auftretenden (sporadischen) Fällen unterscheiden. Es gibt jedoch Hinweise darauf, daß sich eine genetische Belastung im früheren Krankheitsbeginn manifestiert. Heston (1985), der den Zusammenhang mit dem Erkrankungsalter besonders sorgfältig untersucht hat, kam zu dem Ergebnis, daß Geschwister von früh Erkrankten ein doppelt so hohes Risiko hatten, selbst dement zu werden, wie Geschwister von spät, d. h. im Alter von über 70 Jahren Erkrankten. Kam zu einem frühen Erkrankungsbeginn hinzu, daß auch ein Elternteil dement gewesen war, so verdoppelte sich die Erkrankungswahrscheinlichkeit nochmals.

Eine amerikanische Forschungsgruppe vertrat hingegen die Ansicht, daß nicht nur die präsenilen, sondern auch die senilen Demenzen mehrheitlich genetische Ursachen hätten. Sie postulierten einen dominanten Erbgang mit einem altersabhängigen Erkrankungsrisiko, das mit Erreichen von 90 Jahren für Angehörige ersten Grades 50% betrage, das aber wegen der vorzeitigen Mortalität nur in einem Manifestationsrisiko von 17% zum Ausdruck komme (Breitner et al. 1988). Kennzeichen dieser Krankheitsform sei die Symptomtrias Aphasie, Agraphie und Apraxie. Andere Untersuchungen konnten allerdings den Zusammenhang zwischen familiärer Häufung und diesen spezifischen Leistungsstörugen nicht bestätigen.

Schließlich ist noch die Trisomie 21, eine Chromosomenanomalie, die das Down-Syndrom bewirkt, zu erwähnen. Von Down-Patienten ist nämlich seit längerem bekannt, daß sie frühzeitig die neuropathologischen Veränderungen, die für die Alzheimersche Demenz typisch sind, entwickeln. Wegen der Seltenheit des Down-Syndroms läßt sich die familiäre Assoziation der beiden Erkrankungen nur ungenau bestimmen. Auf einen Zusammenhang deutet aber hin, daß in bis zu

3% der Familien von Dementen Fälle von Trisomie 21 nachweisbar waren, während sich im erweiterten Familienkreis von Gesunden kein Down-Syndrom finden ließ. Umgekehrt stellte man unter Angehörigen von Down-Patienten eine Häufung präseniler Demenzen fest. Der Hauptrisikofaktor für das Down-Syndrom hingegen, das hohe Gebäralter der Mütter, konnte für Demenzen nicht bestätigt werden.

Umweltfaktoren

Ob Demente in stärkerem Maße toxischen Substanzen ausgesetzt waren, wurde im allgemeinen noch nicht gezielt untersucht, sondern eher exploratorisch in Fall-Kontroll-Studien überprüft (vgl. den Beitrag von Zimmer). Dabei stellte man bisher keine bedeutsamen Unterschiede in bezug auf eine Vielzahl von chemischen und pharmazeutischen Produkten fest. Ebenso wenig konnte eine Verbindung mit Ernährungsgewohnheiten, Alkoholkonsum und Zigarettenrauchen nachgewiesen werden.

Eine Sonderrolle nimmt jedoch das Aluminium ein, dessen neurotoxische Wirkung bekannt ist und das im Gehirn von Alzheimer-Kranken in erhöhter Konzentration vorkommt. Derzeit ist aber unbekannt, ob diese höhere Konzentration von ursächlicher Bedeutung oder lediglich eine Folge des Krankheitsprozesses ist. Epidemiologische Untersuchungen bieten kein klares Bild. Erste Ergebnisse, wonach ein Zusammenhang zwischen der Aluminiumbelastung des Trinkwassers und den Erkrankungsraten bestand, schienen auf eine Beteiligung hinzuweisen. Wegen methodischer Schwächen ist die Aussagekraft der Befunde allerdings gering. Ferner sind Zweifel angebracht, ob das Trinkwasser eine der Hauptquellen für die Aluminiumaufnahme ist bzw. ob die Bioverfügbarkeit des wassergelösten Aluminiums soviel höher ist, daß sich daraus die erheblichen Unterschiede in den Erkrankungsraten erklären lassen. Gegen einen direkten Einfluß sprechen auch die in Feldstudien ermittelten geringen räumlichen und zeitlichen Unterschiede in den Krankheitsziffern, die in Anbetracht der stark voneinander abweichenden Aluminium-Konzentrationen des Trinkwassers und der durch den sauren Regen zunehmenden Wasserlöslichkeit von Aluminium deutlicher ausfallen müßten. Wie zudem Shore & Wyatt (1983) betonen, ist die Menge des durch die Nahrung aufgenommenen Aluminiums im Vergleich mit der Menge, die bei regelmäßiger Einnahme von aluminiumhaltigen Antacida aufgenommen wird, verschwindend gering. Längerfristiger Gebrauch von Antacida erwies sich hingegen nicht als ein Risikofaktor für die Entstehung von Demenzen.

Eine zweite Gruppe von Umweltfaktoren, mit der man sich in Fall-Kontroll-Studien beschäftigt hat, bezieht sich auf mögliche infektiöse Ursachen. Viruserkrankungen wie Enzephalitis, Meningitis oder Herpes zoster, die das Zentralnervensystem in Mitleidenschaft ziehen, scheinen an der Entstehung der Alzheimerschen Demenz keinen Anteil zu haben, denn sie fanden sich unter Fällen nicht häufiger als unter Kontrollen. Von Interesse bleibt jedoch, ob nicht unkonventionelle Viren – ähnlich denen, die für Kuru und Creutzfeld-Jakobsche Erkrankung sowie für Enzephalopathien bei einigen Säugetieren verantwortlich sind – beteiligt sein könnten. Bislang allerdings ist weder die Übertragbarkeit der Alzheimerschen Krankheit nachgewiesen, noch lassen sich indirekte Hinweise durch epidemiologische Studien erbringen. Zu den Infektionsrisiken, die man berücksichtigte, zählten der Kontakt mit Haustieren, mit Nutzvieh und mit freilebenden Tieren, medizinische Maßnahmen wie Bluttransfusionen, Hautübertragungen und Operationen sowie der Verzehr von rohem Fleisch und von tierischen Gehirnen. Keine dieser potentiellen Infektionsquellen überwog indessen bei den Alzheimer-Patienten.

Medizinische Vorgeschichte

Aufgrund von Einzelfallbeschreibungen, wonach sich dementielle Zustände im direkten Anschluß an Kopfverletzungen einstellten, und aufgrund der bei früheren Berufsboxern beobachteten, oft viele Jahre nach dem Rückzug aus dem Sport auftretenden Dementia pugilistica hat man nach Schädel-Hirn-Traumen in der Vorgeschichte geforscht (Graves et al. 1990) (vgl. den Beitrag von Zimmer). In einem Dutzend Studien fand man unter den Fällen durchschnittlich 9%, die nach Angaben von Verwandten zumindest einmal in ihrem Leben eine Kopfverletzung mit nachfolgender Bewußtlosigkeit erlitten hatten, während der Anteil unter den Kontrollen 3,5% betrug. Die Ergebnisse sind jedoch uneinheitlich. Statistische signifikante Unterschiede ließen sich nur in drei Untersuchungen nachweisen und konnten durch Feldstudien bisher nicht bestätigt werden. Daß von einer einmaligen Kopfverletzung ein nennenswertes Risiko für die Entstehung einer Alzheimer-Demenz ausgeht, bleibt deshalb zweifelhaft. Schlußfolgerungen sind jedoch verfrüht, solange aussagekräftige, im Längsschnitt gewonnene Resultate noch nicht vorliegen.

Erste Befunde aus Fall-Kontroll-Studien schienen auf eine Beziehung zwischen der Alzheimerschen Erkrankung und Auto-Immun-Störungen hinzudeuten. Spätere Untersuchungen erbrachten hingegen durchgängig negative Ergebnisse. Weder Asthma und Allergien noch Schilddrüsenstörungen und rheumatische Erkrankungen waren unter Dementen häufiger gewesen als unter unbeeinträchtigten Kontrollpersonen.

Ebensowenig gibt es Anhaltspunkte dafür, daß Demente zeit ihres Lebens vermehrt unter psychischen Auffälligkeiten gelitten oder wegen einer psychischen Erkrankung fachärztlicher Behandlung bedurft hätten. Lediglich in bezug auf depressive Störungen sind die Resultate widersprüchlich. Es ist aber möglich, daß die bisweilen berichtete höhere Depressionsrate zur Frühsymptomatik zählt und auf das Erleben nachlassender Fähigkeiten in den Anfangsstadien des Demenzprozesses zurückzuführen ist.

Bisher deutet nichts darauf hin, daß die medizinische Vorgeschichte Hinweise geben könnte, wer im fortgeschrittenen Alter mit größerer Wahrscheinlichkeit an der Alzheimerschen Demenz erkranken wird. Epidemiologische Studien konnten insgesamt noch keine Risikofaktoren identifizieren, die modifizierbar wären und deren Beeinflussung zur Prävention beitragen würde. Die Frage bleibt offen, ob es sich bei der Alzheimerschen Demenz um eine Krankheitseinheit handelt oder um das Resultat verschiedenartiger Krankheitsprozesse, die folglich auch von verschiedenartigen Risikofaktoren gesteuert werden.

Rund 6% der Altenbevölkerung leiden an einer Demenz.

Das Erkrankungsrisiko steigt steil mit dem Alter an.

In den europäischen Ländern ist die Demenz vom Alzheimertyp die häufigste Demenzform.

Die Dauer der schwereren Erkrankungsstadien beträgt etwa vier Jahre.

Es gibt keine klaren Hinweise auf die Ätiologie der Demenz vom Alzheimertyp; die bisher bekannten Risikofaktoren sind das Lebensalter und das familiär gehäufte Vorkommen der Erkrankung.

Weiterführende Literatur

A. F. Jorm (1990). The epidemiology of Alzheimer's disease and related disorders. Chapman and Hall: London.

3 | Ätiologie und Pathogenese der Alzheimerschen Krankheit

Reinhilde Zimmer

Welche ursächlichen (ätiologischen) Faktoren werden derzeit diskutiert?

Sind Risikofaktoren bekannt?

Was beeinflußt Entstehung und Entwicklung der AK?

Die Ätiologie der Alzheimerschen Erkrankung (AK) ist nicht bekannt. Als Krankheitsursachen werden vor allem genetische, toxische und infektiöse Risikofaktoren sowie verschiedene andere Einflüsse wie z. B. Alter, Geschlecht oder Hirntraumen diskutiert (Abb. 1). Unter diesen hypothetischen Ursachen sind Alter und genetische Faktoren am besten gesichert und haben somit die größte Bedeutung als Risikofaktoren der AK.

In der Erforschung der Pathogenese war ein erster Meilenstein die Entdeckung des cholinergen Neurotransmitterdefizits, der Mangel an dem Enzym Cholinacetyltransferase (CAT), das bei der Bildung des für Gedächtnisfunktionen wichtigen Überträgerstoffs Acetylcholin von zentraler Bedeutung ist. Inzwischen sind zahlreiche Transmitterdefizite bekannt. Ihre Rolle in der Pathogenese ist eher umstritten, d. h. die Neurotransmitterveränderungen werden von manchen Autoren als Nebenbefunde angesehen. Fortschritte wurden in den letzten Jahren vor allem bei der Aufklärung der Entstehung der neuropathologischen Veränderungen der AK, insbesondere der Amyloidablagerungen im den Gehirnen Erkrankter erzielt. Von der weiteren Aufklärung dieser Amyloidablagerungen erwartet man sich heute auch Hinweise für den Einfluß von Risikofaktoren und für mögliche therapeutische Maßnahmen.

Tabelle 1: Die wichtigsten hypothetischen ätiologischen Faktoren der Alzheimerschen Krankheit

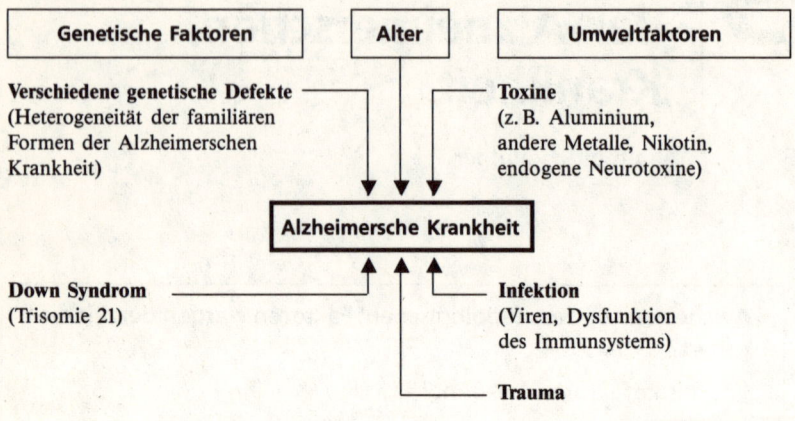

Ätiologische Hypothesen

Genetische Hypothese

Eine genetische Komponente der Alzheimerschen Krankheit gilt als weitgehend gesichert (vgl. den Beitrag von Bickel). Hierfür sprechen zahlreiche *Familien-, Zwillings- und Fallstudien.* So wurde bisher ein dominanter Erbgang in 88 Familien beschrieben. 48,6%, also fast 50% der Mitglieder dieser Familien wiesen die Erkrankung auf (St. George-Hyslop et al. 1989). Jedoch nur ein Drittel dieser Familien erfüllt die notwendigen Kriterien, nämlich eine ausreichende Anzahl von Erkrankungsfällen über mehrere Generationen, um einen autosomal dominanten Erbgang zu bestätigen (bei einem autosomal dominanten Erbgang liegt die Erbanlage nicht auf einem Geschlechtschromosom; das Erkrankungsrisiko für die Nachkommen liegt bei 50%). Im Vergleich zu diesen selten vorkommenden Familien ist die genetische Komponente bei *unausgelesenen Probanden* deutlich geringer ausgeprägt. Das über mehrere Studien gemittelte Erkrankungsrisiko eines Angehörigen ersten Grades eines solchen Probanden beträgt bis zum 90. Lebensjahr 25%, während das Erkrankungsrisiko in der normalen Bevölkerung bei 14–16% liegt, also etwa 10% niedriger ist (Davies 1986). Es scheinen aber genetische Faktoren bei einem frühen Erkrankungsbeginn eine sehr viel größere Rolle zu spielen als bei einem späten (Heston et al. 1981). Bei Ausgangsfällen mit einem späten Manifestationsalter über 70 Jahre beträgt z. B. die Erkrankungswahrscheinlichkeit für Geschwister bei Erreichen des 85. Lebensjahres rund 10% und ist somit nicht wesentlich höher als in der Bevölkerung. Bei einem frühen Erkrankungsalter des Ausgangsfalls ist die Krankheitserwartung für Geschwister bei Erreichen des 85. Lebensjahres rund doppelt so hoch. Wenn auch bei einem Elternteil des Ausgangsfalls die Krankheit vorgelegen hat, so erreicht die Erkrankungswahrscheinlichkeit für Geschwister im 85. Lebensjahr die Größenordnung einer dominanten Vererbung (Heston et al. 1981).

Auch Studien an eineiigen und zweieiigen *(mono- und dizygoten) Zwillingen* lassen den Schluß zu, daß die AK entweder oft eine nicht-genetische Ursache hat oder daß möglicherweise Umwelteinflüsse die Manifestationswahrscheinlichkeit (Penetranz) des Gens für die AK modifizieren.

Bisher wurden 32 monozygote und 7 dizygote Zwillingspaare untersucht (St. George-Hyslop et al. 1989). 44% der monozygoten Paare und 40% der dizygoten Paare waren für AK konkordant, das heißt, bei beiden Zwillingen trat in diesen Fällen die Krankheit auf. Dabei wurden Diskrepanzen im Manifestationsalter bis zu zehn Jahren bei den monozygoten Paaren beobachtet (Nee et al. 1987). Bei einer durchgehend autosomal dominanten Erkrankung wie der Chorea Huntington sind dagegen alle monozygoten Zwillingspaare konkordant, auch was das Manifestationsalter anbelangt.

Die *Ergebnisse molekulargenetischer Studien* in den letzten Jahren haben deutlich gemacht, daß bei AK kein einheitlicher genetischer Defekt wie z. B. bei Chorea Huntington vorliegt. Wahrscheinlich ist mehr als ein Gen daran beteiligt. Hinweise deuten auf das Chromosom 21, besonders bei den Patienten, die vor dem 50. Lebensjahr erkranken. Familien mit spätem Beginn der Erkrankung zeigen so gut wie nie eine Kopplung mit dem Chromosom 21. Es wird heute allgemein angenommen, daß entweder verschiedene Gene für familiäre AK existieren oder ein multifaktorieller Vererbungsmodus (genetische Disposition und Umweltfaktoren) vorliegt.

Down-Syndrom: Der provokanteste Hinweis für eine genetische Hypothese der AK ist das Auftreten der für AK typischen Veränderungen bei fast allen Patienten über 40 Jahre mit Trisomie (Verdreifachung statt der normalen Verdoppelung) des Chromosoms 21 bzw. Down-Syndrom (Mongolismus). Daneben gibt es auch Hinweise für eine erhöhte Inzidenz von Down-Syndrom in Familien mit AK, vor allem mit frühem Krankheitsbeginn. Es ist vermutet worden, daß bei Individuen, die eine charakteristische DNA-Sequenz auf Chromosom 21 haben, die Wahrscheinlichkeit für die Geburt eines Kindes mit Trisomie 21 erhöht ist und daß diese Sequenz möglicherweise auch bei AK vorkommt (Antonarakis et al. 1985).

Bekannterweise spielt bei dem Down-Syndrom das *Alter der Eltern* eine Rolle. In Analogie zu dieser Beobachtung wurde das Alter der Eltern von an AK erkrankten Personen in 9 Studien untersucht. Nur in zwei dieser Studien fand sich eine statistisch signifikante Korrelation (siehe Henderson 1988). Allerdings wurde nicht zwischen sporadischen und familiären Fällen unterschieden, was möglicherweise von Bedeutung sein könnte.

Toxische Faktoren

Aluminium

Im Jahre 1965 wurde erstmals von mehreren Autoren berichtet, daß Aluminium die Bildung von Neurofibrillenveränderungen induzieren kann. Danach schien es logisch, dieses Metall auch für die Alzheimersche Krankheit verantwortlich zu machen. Weitere elektronenmikroskopische und biochemische Studien an erkrankten Nervenzellen von Patienten mit AK und an Tieren, die mit Aluminium behandelt worden waren, haben jedoch gezeigt, daß strukturelle und biochemische Unterschiede zwischen Neurofibrillenveränderungen, die durch Aluminium induziert werden, und jenen bei Demenz vom Alzheimer-Typ, bestehen.

Neu entfacht wurde die Diskussion durch den Nachweis von erhöhten Aluminiumkonzentrationen in Gehirnen von Patienten mit Down-Syndrom, Amyotropher Lateralsklerose und Parkinson-Demenz-Komplex auf Guam, Dialyseencephalopathie und AK (Crapper et al. 1973, 1976).

Bei Patienten mit einer Dialyseencephalopathie, einem schweren Hirnschaden, der bei mehrjähriger Nutzung eines aluminiumhaltigen Dialysats («Spülflüssigkeit» der künstlichen Niere) eintreten kann, ist allerdings der Aluminiumgehalt im Gehirn um ein Vielfaches höher als bei der Alzheimerschen Krankheit. Es fehlen bei dieser Erkrankung jedoch die für AK charakteristischen senilen Plaques. Die in einigen Fällen gefundenen Neurofibrillenveränderungen weisen andere Strukturen auf als bei AK. Darüberhinaus weicht das klinische Bild dieser Erkrankung deutlich von dem der AK ab.

Das Vorkommen von erhöhten Aluminiumkonzentrationen in Gehirnen von Patienten mit AK und ihre mögliche funktionelle Bedeutung sind noch umstritten.

An Bedeutung haben in jüngerer Zeit ökologische Studien zur Untersuchung einer möglichen toxischen Wirkung von Aluminium gewonnen. Ein Zusammenhang zwischen neurodegenerativen Erkrankungen und erhöhter Aluminiumexposition durch die Umwelt wurde zum ersten Mal für die Amyotrophe Lateralsklerose und den Parkinson-Demenz-Komplex auf Guam vermutet. Heute wird jedoch eher angenommen, daß der Verzehr einer neurotoxischen Erbsenart (siehe unten) für die Entstehung dieser Erkrankung verantwortlich sein könnte (Kurland 1988).

In mehreren epidemiologischen Studien fanden sich bisher Hinweise für einen Zusammenhang zwischen Häufigkeit der Demenz und Aluminiumkonzentrationen im Trinkwasser. In zwei norwegischen Untersuchungen wiesen die Morbiditätsraten eine positive Korrelation mit dem Säuregehalt und der Aluminiumkonzentration des Trinkwassers auf (Flaten et al. 1989, Vogt 1986). Ein großer Mangel dieser Studien war jedoch die Einbeziehung aller Demenzformen. Dieser Einwand trifft für die Untersuchungen von Martyn et al. (1989) nur bedingt zu. Die Autoren benutzten zwar vage, jedoch für die AK zutreffende Diagnosekriterien. Unklar ist bisher geblieben, wieso die im Vergleich zur Aufnahme von Aluminium mit der Nahrung weitaus geringere Bioverfügbarkeit von Aluminium im Trinkwasser neurotoxisch sein soll (vgl. den Beitrag von Bickel).

Diskutiert wird auch ein toxischer Einfluß der erhöhten Aluminiumzufuhr durch längere Einnahme von Antacida. Die Ergebnisse der hierzu veröffentlichten Studien waren bisher überwiegend negativ (siehe Henderson et al. 1988). Untersucht wird z. Z. der Einfluß von Aluminium in Zahnpaste und Desodorantien auf die Häufigkeit von Demenzsyndromen.

Ein eindeutiger Zusammenhang zwischen der bekannten Neurotoxizität von Aluminium und dem neurodegenerativen Prozeß bei AK konnte bisher also nicht nachgewiesen werden. Es bleibt aber abzuwarten, ob zukünftige Studien zur weiteren Klärung der vorliegenden Befunde beitragen können.

Andere Metalle und Spurenelemente

Während in der Literatur vereinzelt Fälle von akuter oder chronischer Bleiintoxikation mit späterer Demenzentwicklung vom Alzheimertyp und entsprechenden neuropathologischen Veränderungen beschrieben wurden, fehlen für Zinn, Mangan und Quecksilber derartige Hinweise.

Organische Lösungsmittel

Einige industriell benutzte Lösungsmittel haben neurotoxische Eigenschaften und wurden daher als Risikofaktoren der Demenz untersucht. Bei über 30jährigem Kontakt mit Lösungsmitteln konnte in zwei Studien ein erhöhtes Risiko für präsenile Demenz nachgewiesen werden. Zu diesen Studien ist kritisch anzumerken, daß für die an Demenz erkrankten Personen keine eindeutigen Diagnosekriterien für die Art der Demenz vorlagen; darüberhinaus konnten diese Ergebnisse in mehren Folgestudien nicht bestätigt werden (siehe Henderson 1988).

Nikotin

1981 stellte Apple die Hypothese auf, daß Rauchen das Risiko eines Menschen, an AK zu erkranken, vermindern könnte. Diese Hypothese wurde bisher von einigen Untersuchern bestätigt, von etwa gleich vielen Arbeitsgruppen jedoch abgelehnt (siehe Henderson 1988, Grossberg et al. 1989). Es wurde erörtert, ob zum Teil das Überwiegen von Frauen unter den Erkrankten im Vergleich zu Kontrollen für die positiven Befunde verantwortlich gemacht werden kann, zumal die Generation dieser Frauen weniger rauchte als Männer.

Analgetica

1971 berichteten Murray und Mitarbeiter über eine hohe Rate an AK bei Personen, die große Mengen an Phenacetin zu sich genommen hatten. Bei der Autopsie dieser Personen fanden sich die für die AK typischen neuropathologischen Veränderungen. Allerdings konnten diese Befunde in Fallkontrollstudien nicht bestätigt werden (Heyman et al.

1984, Amaducci et al. 1986, Chandra et al. 1987). Weitere Kohortenuntersuchungen von Personen, die Phenacetinabusus betrieben haben, liegen jedoch nicht vor.

Neurotoxine biologischen Ursprungs

Das wichtigste bisher bekannte natürlich vorkommende Neurotoxin ist eine in Afrika und Asien in einer Erbsenart enthaltene Aminosäure (Beta-N-oxalamino-L-alanin). Sie wird ursächlich für den sog. Lathyrismus verantwortlich gemacht. In Affen ruft diese Substanz ein Syndrom hervor, das dem der Amyotrophen Lateralsklerose und dem Parkinson-Demenz-Komplex ähnlich ist. Der reichliche Verzehr dieser Pflanze von den Chamorros auf Guam und Rota könnte für die Manifestation der genannten Erkrankungen, deren Häufigkeit sich mit der geänderten Eßgewohnheit nach dem zweiten Weltkrieg verringert hat, mitauslösend sein (Kurland 1988). Eine entsprechende Noxe für die AK ist bisher nicht bekannt.

Infektionshypothese

Amyloid wird häufig bei Störungen des Immunsystems, wie z. B. bei chronischen Infektionen und entzündlichen Erkrankungen, beobachtet. Dieser Befund führte zu der Hypothese, daß ein infektiöses Agens und/oder immunologische Faktoren bei der Ätiologie und Pathogenese der AK beteiligt sein könnten.

Unkonventionelle Viren

Die Vermutung einer infektiösen Ursache der AK stützt sich auf neuropathologische und teilweise auch klinische Ähnlichkeiten mit anderen, früher als degenerativ angesehenen Erkrankungen des Gehirns, wie Kuru, Creutzfeldt-Jakobsche Erkrankung, einzelne Fälle von Gerstmann-Sträußler-Syndrom und Scrapie, die sich als übertragbare Erkrankungen herausgestellt haben. Sie werden durch unkonventionelle Viren hervorgerufen. Ihre Besonderheiten bestehen in einer langen Inkubationszeit, deshalb auch die Bezeichnung slow virus, und im Fehlen einer Immunantwort des Organismus. Histopathologisch weisen diese Erkrankungen, die als spongiöse Encephalopathien (d. h. schwammartige, nichtentzündliche Hirnveränderungen) bezeichnet werden, eine neuronale Degeneration, eine begleitende Wucherung der Astroglia und einen spongiösen Umbau der grauen Substanz auf.

Die Scrapie-Krankheit der Schafe wird durch ein infektiöses, mit konventionellen Viren nicht vergleichbares Protein verursacht (Prusiner 1984). Man nimmt an, daß dieses Agens für die Umwandlung eines normalen Proteins verantwortlich ist. Das Produkt dieser Transformation soll sich analog zu den Verhältnissen bei der AK als Amyloid im Gehirn ablagern. Die Struktur dieses Amyloids unterscheidet sich allerdings von der bei AK.

Die Jakob-Creutzfeldtsche Krankheit des Menschen ist eine seltene übertragbare und rasch progrediente Erkrankung, die gekennzeichnet ist durch eine Fülle neurologischer Symptome, begleitet von einem Demenzsyndrom, das sich klinisch von der AK oft nur schwer unterscheiden läßt. Der neuropathologische Befund zeigt neben der charakteristischen spongiösen Encephalopathie in rund 10% der Fälle amyloidhaltige neuritische Plaques und vereinzelt Neurofibrillenveränderungen. Die Aminosäurensequenz des Amyloids dieser Erkrankung unterscheidet sich auch deutlich von der bei AK. Bemerkenswerterweise kommt die Jakob-Creutzfeldtsche Krankheit in einem kleinen Teil der Fälle familiär gehäuft vor, wobei ein direkter Infektionsweg ausgeschlossen werden kann. Die Krankheit setzt bei den familiären Fällen deutlich früher ein als bei sporadischen (Masters et al. 1981). Da auch bei der AK spongiöse Veränderungen der Hirnrinde und Myoklonien vorkommen, und in einigen Familien ein Zusammentreffen von AK und Jakob-Creutzfeldtscher Krankheit beobachtet wurde (Masters et al. 1981), wird auch für die AK eine infektiöse Genese diskutiert. Übertragungsexperimente vom Menschen auf andere Primaten haben jedoch bisher keinen Hinweis dafür erbracht, daß die AK unter Menschen übertragbar ist. Übertragungen auf nicht-menschliche Primaten waren mit Ausnahme von zwei Fällen, die nicht durch Wiederholung bestätigt werden konnten, ebenfalls negativ (Goudsmit et al. 1980).

Auch wenn damit noch keine konkreten Anhaltspunkte für eine Virusätiologie gegeben sind, könnten Slow-Virus-Infektionen ein pathogenetisches Modell für die Alzheimersche Krankheit darstellen.

Konventionelle Viren

Studien hinsichtlich der Infizierung mit üblichen Viren bei AK haben bisher keine positiven Hinweise erbracht. Sie wurden allerdings nicht an diagnostisch eindeutigen Fällen durchgeführt. Die Ergebnisse der

Untersuchungen an Hirngewebe, die sich vor allem auf das Herpes simplex- und Masernvirus beziehen, sind bisher widersprüchlich (Esiri 1988).

Störungen des Immunsystems

Fallkontrollstudien zur Prüfung des Zusammenhanges zwischen AK und Erkrankungen des Immunsystems haben keine eindeutigen Ergebnisse gezeigt. Das von Heston und Mitarbeiter (1981) beschriebene erhöhte Vorkommen von Lymphomen bei Verwandten ersten Grades von an AK erkrankten Patienten wurde in mehreren späteren Studien nicht bestätigt. Auch für eine erhöhte Prävalenz anderer Erkrankungen des Immunsystems ergab sich kein Anhalt.

Die Ergebnisse *immunchemischer* Untersuchungen bezüglich des TₑG (einem an der körpereigenen Abwehr beteiligten Eiweiß) im Liquor sind sehr widersprüchlich (siehe Blennow et al. 1990). Dagegen wurde IgG in senilen Plaques bei AK mehrfach nachgewiesen. Die immumhistochemische Anfärbung von IgG in senilen Plaques ist aber weder konsistent noch spezifisch und könnte Folge einer gestörten Blutliquorschranke (dem z. B. im Kapillarbereich der Hirnhäute lokalisierten Schutzeffekt gegenüber den mit dem Blut anflutenden Gefahrenstoffen) sein (EikelenBoom und Stam 1980). Als spezifischere Hinweise für immunologische Prozesse gelten der Nachweis einer erhöhten Anzahl von Mikrophagen und einer Infiltration des Gewebes durch T-Lymphocyten, beides Träger der zellulären Immunabwehr (McGeer et al. 1989).

Ebenso fanden sich neuerdings Hinweise für humorale Auto-Antikörper gegen Gehirngewebe in Seren von Patienten mit AK. Das Immunsystem dieser Patienten steht also in Verdacht, eigenes Gewebe wie fremdes zu behandeln. Die Art der Substanz, die zur Antikörperbildung führt (Antigen), ist bisher noch unbekannt (siehe Foley et al. 1988).

Immunologische Störungen können demnach bei AK nicht völlig ausgeschlossen werden. Die wenigen positiven Anhaltspunkte bedürfen aber weiterer Abklärung.

Andere Risikofaktoren

Alter

Der Hauptrisikofaktor für die Manifestation der AK ist das Alter (vgl. den Beitrag von Bickel). Die Gründe für die enge Korrelation zwischen Demenz und Alter sind bisher unklar.

Die Prävalenz von nosologisch nicht differenzierten Demenzen verdoppelt sich bis zum Alter von 90 Jahren in Altersdekaden von 5 Jahren. Bei Alzheimerscher Krankheit mit spätem Beginn wird sogar eine Verdopplung in Altersdekaden von 4,5 Jahren beobachtet (Jorm et al. 1987). Die Inzidenzraten steigen etwa in 10 Jahren auf das Doppelte an (Häfner 1991). Die alte Diskussion über eine mögliche Kontinuität zwischen normalem Alter und AK wurde durch die Untersuchungen von Brayne und Calloway (1989) kürzlich wieder neu entfacht. Die Autoren fanden unter Verwendung von Demenzscreeningskalen bei 365 weiblichen Personen im Alter zwischen 70 und 79 Jahren eine eingipflige (unimodale) Verteilung der kognitiven Defizite. Eine zweigipflige Verteilung hätte eher für eine Trennung der Gruppe der Dementen von den Gesunden gesprochen. Ein Beweis gegen die häufig postulierte Kontinuität zwischen normalem Altern und AK könnte durch den Nachweis einer Abnahme der Inzidenz für AK in der 9. und 10. Lebensdekade erbracht werden. Die wenigen vorliegenden Daten über die altersspezifische Inzidenzrate in sehr hohem Alter sind jedoch sehr widersprüchlich.

Geschlecht

Nach den bisher vorliegenden Studien scheinen Frauen häufiger von der Alzheimerschen Krankheit betroffen zu werden als Männer. Das scheint sich auch noch dann anzudeuten, wenn die untersuchten Populationen alterskorrigiert sind (siehe Jorm et al. 1987) (vgl. den Beitrag von Bickel).

Begleiterkrankungen (Ko-Morbidität)

In einer frühen Studie mit fast 400 Fällen kamen Larsson und Mitarbeiter (1963) zu dem Schluß, daß Patienten mit seniler Demenz vom Alzheimer-Typ weder ein erhöhtes Risiko für Psychosen noch daß somatische Erkrankungen eine Bedeutung für die Manifestation der Erkrankung haben.

In neueren Studien wurden diese Befunde bezogen auf die meisten *somatischen Erkrankungen* bestätigt. Das erhöhte Vorkommen von Diabetes mellitus, Inaktivität und Herzversagen in der Vorgeschichte von Patienten mit SDAT in der Framinghamstudie (siehe Henderson 1988) könnte auf Schwierigkeiten bei der diagnostischen Abgrenzung von hypoxisch und metabolisch bzw. primär degenerativ bedingten kognitiven Störungen beruhen. Ein gehäuftes Vorkommen von Schilddrüsenerkrankungen in der Vorgeschichte bei Frauen wurde zuerst von Heyman et al. (1983) beobachtet. Dieser Befund konnte in weiteren Studien nicht bestätigt werden.

Was die *psychiatrischen Erkrankungen* betrifft, so wurde am häufigsten auf eine erhöhte Rate an depressiven Syndromen bei AK hingewiesen.

Das überzufällig häufige Zusammentreffen von *M. Parkinson* und Demenz ist bisher nicht geklärt. Bei einer Zusammenfassung von über 17 Studien (Brown und Marsden 1984) ergab sich in 20% der Fälle eine Demenzbeteiligung bei Parkinsonscher Erkrankung.

Auffallend hoch ist das Zusammentreffen von *vaskulär bedingten Demenzen* und AK. In den Autopsiestudien von Tomlinson (1970) wurde das Zusammentreffen von vaskulär bedingter Demenz und degenerativer Demenz auf 18% geschätzt. Für die hypothetische Annahme, daß beide Erkrankungen unabhängig voneinander vorkommen, ist statistisch mit einem Zusammentreffen der beiden Erkrankungen in 8% der Fälle zu rechnen. Es muß also angenommen werden, daß entweder ein additiver Effekt vorliegt oder daß Ischämien die Entstehung der AK beschleunigen.

Schädelhirntraumen: Die Entstehung der dementia pugilistica nach wiederholten Kopfverletzungen (z. B. beim Boxen) ist bekannt. Bei der Erkrankung wurden Alzheimersche Fibrillenveränderungen nachgewiesen, so daß gemeinsame Faktoren bei der Entstehung der AK und dieser Demenz vermutet werden. Aufgrund von Fallkontrollstudien besteht der Verdacht, daß Schädeltraumen einen beachtlichen Risikofakor für die Entstehung der Alzheimerschen Krankheit darstellen. Es überwiegt die Anzahl von Studien, die über statistisch signifikante bzw. positive Trends berichten (Gedeye et al. 1989). Es muß allerdings kritisch hinterfragt werden, ob sich Angehörige von betroffenen Patienten im Rahmen der Ursachenforschung eher an ein solches Trauma erinnern als Angehörige von nicht betroffenen Personen. Zudem fehlen Vergleichsuntersuchungen bei anderen chronischen Hirnerkrankungen. Bis zur Abklärung dieser Fragen sind Schädelhirntraumen als mögliche, aber nicht als bestätigte Risikofaktoren einzustufen.

Soziokulturelle Einflüsse: Ihre Bedeutung ist nicht völlig geklärt. Nicht ausreichende Verläßlichkeit (Validität) der angewandten Instrumente erschwert die Interpretation der vorliegenden Daten. Vor allem ist unklar, inwieweit Minderbegabungen oder geringerer Ausbildungsgrad die Diagnose von Demenzerkrankungen verfälschen.

Geographische Einflüsse auf das Vorkommen der Demenz: Es ist bisher allgemein anerkannt, daß Unterschiede zwischen Japan und den westlichen Ländern hinsichtlich des Vorkommens von vaskulär und degenerativ bedingten Demenzen bestehen (WHO 1985). In einer Übersicht über 16 Studien (Jorm 1987) ergab sich ein Überwiegen der vaskulär bedingten Demenzen in Japan und in der UdSSR, in Finnland und USA war das Verhältnis gleich, und in Skandinavien und England überwogen die degenerativen Fälle gegenüber den vaskulären. Über die Gründe hierfür kann bisher nur spekuliert werden.

Pathogenese

Neurotransmitter

Einen ersten Einblick in die Pathogenese der AK glaubte man Anfang der siebziger Jahre durch die Entdeckung des cholinergen Defizits gefunden zu haben. Die zahlreichen, inzwischen bekannten Transmitterveränderungen werden heute eher als Nebenbefunde denn als primäre Veränderungen bei der Entstehung der Erkrankung interpretiert. Der Wert ihrer genauen Kenntnis liegt vor allem darin, daß sie z. Z. die einzige rationale Basis für die Entwicklung pharmakologischer Therapien darstellen. In Zukunft könnten die Transmitterveränderungen, wenn sie im Rahmen bildgebender Verfahren durch radioaktive Markierung der betroffenen Rezeptoren sichtbar gemacht werden können, auch zur Diagnose der AK beitragen (vgl. den Beitrag von Reischies und Barzen).

Die Veränderungen im *cholinergen* System sind durch den ausgeprägten Mangel an cholinerger Aktivität in der Hirnrinde (Cortex) und im limbischen System (z. B. Hippocampus und Amygdalum) charakterisiert (Bowen et al. 1976; Perry et al. 1977). Die cholinergen Veränderungen weisen zahlreiche Zusammenhänge mit der Erkrankung auf. So entspricht die Verteilung des cholinergen Defizits im Gehirn den morphologischen Veränderungen. Es besteht eine positive Korrelation zwischen dem Demenzgrad und dem Verlust der Cholinacetyltransferase (CAT) im Gehirn. Darüberhinaus ist eine Beteiligung cholinerger Neurone an Gedächtnisfunktionen bekannt. Die zentralen cholinergen Neurone sind nach neueren Untersuchungen in ihrer Funktion vom Nervenwachstumsfaktor (Nerve Growth Factor; NGF) abhängig. Es wurde daher kürzlich eine primäre Störung des NGF bei AK postuliert. Es hat sich jedoch herausgestellt, daß bei AK bereits eine maximale Stimulierung des NGF vorliegt (Uchida und Tomonaga 1989), so daß die Bedeutung des Nervenwachstumsfaktors z. Z. für die AK wieder weitgehend unklar ist.

Bei der AK ist aber nicht nur die cholinerge Übertragung gestört, vergleichbar dem Neuronenverlust im N. basalis Meynert findet sich auch ein Verlust der *noradrenergen* Neurone im L. coeruleus, dessen Neurone ebenfalls zum Cortex projizieren (Tomlinson et al 1981). Vor allem im temporalen Cortex (Schläfenlappen) ist sowohl eine Abnahme der Noradrenalinkonzentration als auch der Aktivität des spezifischen biosynthetischen Enzyms Dopamin-ß-Hydroxylase nachweisbar (Cross et al. 1981). Diese Veränderungen sind geringer ausgeprägt als die im cholinergen System und zeigen keine Korrelation zum Schweregrad der Demenz oder eine Beziehung zu den neuropathologischen Befunden. Die Beteiligung des *serotonergen Systems* zeigt sich in einem Neuronenverlust im N. der Raphe und in einer Konzentrationsabnahme von 5-Hydroxytryptamin und den Serotoninrezeptoren, vor allem im Hippocampus und im temporalen Cortex (Bowen et al. 1983).

Es wird heute ebenfalls ein Verlust der *excitatorischen (erregenden) Aminosäurentransmitter*, L-Glutamat und L-Aspartat bei AK diskutiert (Maragos et al. 1987). Für diese Transmitter ist wie für das cholinerge System eine Beteiligung an den Lern- und Gedächtnisvorgängen gezeigt worden (Gustafson und Wigstrom 1988). Anatomisch weisen vor allem die großen Pyramidenzellneurone im Hippocampus und Assoziationscortex, die die höchste Ballung an Alzheimerschen Neurofibrillenveränderungen zeigen, eine hohe Dichte an excitatorischen Aminosäuren-Rezeptoren auf. Es wurde auch erwogen, ob die Degeneration der großen Pyramidenzellneurone des Cortex durch eine erhöhte Aktivität dieser excitatorischen Aminosäurenrezeptoren verursacht sein könnte, ein Vorgang der als excitotoxicity (Zerstörung durch übermäßige Erregung) bezeichnet wird.

Unter den *Neuropeptiden* zeigen Somatostatin und Corticotropin Releasing Factor im Hippocampus und Cortex die ausgeprägtesten Verminderungen, die Rezeptorendichte für diese Peptide ist bei der AK ebenfalls herabgesetzt (Husarin und Nemeroff 1990). Zusammenhänge zwischen kognitiven Leistungen oder Verhalten und diesen Neuropeptiden sind allerdings nicht bekannt. Der Verlust dieser Peptide hängt möglicherweise mit dem Untergang intrinsischer Neurone des Cortex, welche diese Neurotransmitter enthalten, zusammen.

Pathogenetische Hypothesen auf der Basis molekularbiologischer Befunde

Die heute diskutierten molekularbiologischen Hypothesen über die Pathogenese der AK beziehen sich in erster Linie auf die bekannten Amyloidablagerungen bei AK. Diese scheinen spezifisch für AK, Down-Syndrom und in begrenztem Ausmaß auch für den normalen Alterungsprozeß zu sein. Die entscheidende Frage, ob Amyloidbildungen das Endstadium eines langen neuropathologischen Prozesses des Gehirns darstellen oder den Beginn der neuronalen Dysfunktionen markieren, ist noch unklar (vgl. den Beitrag von Gertz).

Neuere Längsschnittuntersuchungen sämtlicher Altersstufen bei Down-Syndrom mit einem hochsensitiven Antiserum gegen Amyloid haben gezeigt, daß die frühesten pathologischen Veränderungen vor dem 30. Lebensjahr der Patienten diffuse Amyloidablagerungen sind, sog. Präplaques (Mann und Esiri 1989). Erst danach bilden sich Plaques mit dystrophischen Neuriten und reiferem Amyloid und vereinzelten Alzheimerschen Fibrillenveränderungen sowie gelegentlichen Amyloidablagerungen in den Gefäßen. Das Vollbild der pathologischen Veränderungen der AK mit ausgereiften senilen Plaques und zahlreichen Alzheimerschen Fibrillenveränderungen und ausgedehnter vasculärer Amyloidose soll erst nach dem 50. Lebensjahr der Patienten beobachtbar sein. Auch bei Patienten mit AK ließen sich diese Präplaques nachweisen, so daß angenommen wird, daß Amyloidablagerungen zu den frühesten Veränderungen bei AK gehören und Alzheimersche Fibrillenveränderungen eher sekundäre Phänomene darstellen.

Wichtige pathogenetische Hinweise ergeben sich auch aus der primären Lokalisation und der Selektivität der pathologischen Veränderungen. Zu den vulnerablen Regionen des Gehirns zählt in erster Linie der Cortex. Die ersten Veränderungen finden sich im Amygdalum und Hippocampus, es folgen dann die temporalen, parietalen und frontalen Assoziationszentren (Bereiche, denen keine motorische Bedeutung zukommt, die vielmehr wahrscheinlich höheren geistigen Funktionen dienen). Der stärkste Befall mit senilen Plaques und Alzheimerschen Fibrillenveränderungen findet sich in den zuerst betroffenen Regionen wie Hippocampus, olfaktorische Region des Amygdalum und Cortex. Selbst im Riechepithel wurden mit spezifischen Antikörpern noch abnorme Neuriten und Alzheimersche Fibrillenveränderungen nachgewiesen (Talamo et al. 1989). Dies hat Anlaß zu Spekulationen über die Riechschleimhaut als Eingangspforte für ein toxisches Agens (z. B. Erreger, Umweltgift) gegeben (Mann 1989). Von den subcorticalen Neuronen weisen nur diejenigen pathologische Veränderungen auf, die zum Cortex projizieren. Es gibt also neben der bevorzugten Ablagerung von Amyloid in den Gefäßen ein speziell befallenes Neuronensystem.

Das Amyloid, das vor einigen Jahren in cerebralen Gefäßen (Glenner et al. 1984) und in senilen Plaques (Masters et al. 1985) nachgewiesen wurde und das möglicherweise auch eines der Bestandteile der Alzheimerfibrillenveränderungen ist, stellt ein Beta-Amyloid mit 24 bzw. 26 Aminosäuren dar. Es ist ein Spaltprodukt eines physiologischerweise in vielen Geweben vorkommenden Beta-Amyloid-Vorläuferproteins. Der Genort für dieses Protein liegt direkt in der Nähe der obligaten Down-Syndrom-Region, des Teils des Chromosoms, das beim Down-Syndrom dreifach vorhanden sein muß, und des Genlocus für familiäre AK im proximalen Teil des langen Arms von Chromosom 21 (Goldgaber 1987). Wegen der Nachbarschaft dieser Gene wurde zunächst an eine gemeinsame Vererbung der beiden Gene gedacht. Diese Annahme hat sich jedoch nicht bestätigt. Als möglicher pathogenetischer Mechanismus der Amyloidentstehung kann also nicht wie bei Down-Syndrom ein erhöhter Gendosiseffekt (d. h. mehr Gen-Material führt zu mehr klinischem Effekt) angenommen werden. Der Mechanismus der Amyloidbildung bei AK ist also nicht geklärt.

Zusammenfassung und Ausblick

Die Ätiologie der AK ist wahrscheinlich multifaktoriell bedingt. Wichtige Faktoren bei der Entstehung der Erkrankung sind genetische, Alters- und möglicherweise auch Umweltdeterminanten. Das Zusammenspiel dieser Faktoren ist bisher unbekannt.

Am besten gesichert ist die Bedeutung genetischer Faktoren für die Ätiologie der AK. Das Vererbungsmuster bei familiärer AK scheint mit einem autosomal dominanten Modus mit inkompletter Penetranz übereinzustimmen. Das kranke Erbmaterial könnte direkt zu der Erkrankung führen. Es ist aber auch denkbar, daß die genetische Disposition eine erhöhte Empfänglichkeit (Vulnerabilität) für den Einfluß anderer Risikofaktoren einschließlich Alter, neurotroper Viren und verschiedener neurotoxischer Substanzen verursacht. Die enge Korrelation der AK zum Alter könnte in der Weise interpretiert werden, daß sich im Laufe des Lebens bei entsprechender genetischer Disposition bestimmte toxische oder infektiöse Noxen summieren bzw. erst nach langer Latenzzeit ihre Wirkung entfalten und zu einer Beschleunigung des normalen Alterungsprozesses im Gehirn führen.

Falls die Aufklärung der Amyloidentstehung in nächster Zeit gelingen und es sich bestätigen sollte, daß die Amyloidablagerung im Gehirn einen frühen pathogenetischen Mechanismus bei AK darstellt, so müßte die zukünftige Forschung darin bestehen, Faktoren zu identifizieren, die die Amyloidbildung hemmen können. Dies könnte uns sowohl der Ursache als auch der dringend benötigten Therapie der AK näher bringen.

Eine genetische Komponente der AK gilt als gesichert. Ihr Einfluß scheint bei frühem Erkrankungsbeginn größer als bei spätem. Es wird angenommen, daß entweder verschiedene Gene für die familiäre AK existieren oder ein multifaktorieller Vererbungsmodus (genetische Disposition plus Umweltfaktoren) vorliegt.

Ein eindeutiger Zusammenhang zwischen der bekannten Neurotoxizität von Aluminium und den Prozessen bei der AK konnte bisher ebensowenig nachgewiesen werden, wie langsame Viren oder spezifische Immunstörungen als Krankheitsursache.

Der Hauptrisikofaktor für das Auftreten der AK ist das Alter.

Es besteht der Verdacht, daß auch Schädel-Hirn-Verletzungen einen Risikofaktor bei der Entstehung der AK darstellen.

Ein cholinerges Neurotransmitterdefizit ist nachgewiesen. Auch andere Überträgerstoffe scheinen – wenn auch in geringerem Ausmaß – vermindert. Ihre Rolle in der Krankheitsentstehung ist offen.

Amyloidablagerungen scheinen schon früh in der Entwicklung der AK aufzutreten, ihre Bedeutung ist strittig.

Weiterführende Literatur

Henderson, A. S. & Henderson, J. A. (eds.) (1989) Etiology of dementia of Alzheimer's type. John Wiley & sons, Chichester, New York, Brisbane, Toronto.

4 | Neuropathologie der Demenz vom Alzheimer-Typ

Hermann-Josef Gertz

> Dieses Kapitel soll einen Überblick über die Hirnveränderungen geben, die bei der Alzheimer-Krankheit angetroffen werden.

Die Diagnose DAT kann klinisch nur wahrscheinlich gemacht, aber nicht bewiesen werden. Sie ist klinisch von anderen primär degenerativen Demenzen, wie M. Pick, Lewykörper-Demenz u. ä., nicht zuverlässig abzugrenzen. Die Sicherung der Diagnose setzt eine feingewebliche Hirnuntersuchung voraus, die in der Regel autoptisch erfolgt. Eine von verschiedenen amerikanischen Fachverbänden und Instituten herausgegebene Empfehlung Diagnosis of Alzheimer's Disease (Khachaturian 1985) nennt entsprechende Kriterien: verschiedene, im einzelnen festgelegte Regionen aus Großhirn und Kleinhirn sowie aus Hirnstamm und Rückenmark sollen histologisch mit unterschiedlichen Färbungen untersucht werden. Die Diagnose Alzheimer-Krankheit erfordert in irgendeinem Gesichtsfeld einer definierten Größe den Nachweis von senilen Plaques (SP) und Alzheimer-Fibrillen (AF) in einer festgelegten Mindestzahl. Dabei steigen die für die Diagnose geforderten SP- und AF-Werte mit zunehmendem Alter an: werden bei unter 50jährigen 2–5 SP und AF pro Gesichtsfeld gefordert, muß bei über 75jährigen die SP-Zahl 15 pro mm² betragen, während der Nachweis von AF als fakultativ angesehen wird.

Die Festlegung von quantitativen Kriterien wird für notwendig gehalten, da SP und AF nicht spezifisch für die DAT sind, sondern zugleich gut bekannte Phänomene der normalen Hirnalterung sind. Ihr bloßes Vorhandensein differenziert daher nicht zwischen normalem Alterungsprozeß und DAT. Die quantitativen Kriterien sind als Schwellen-

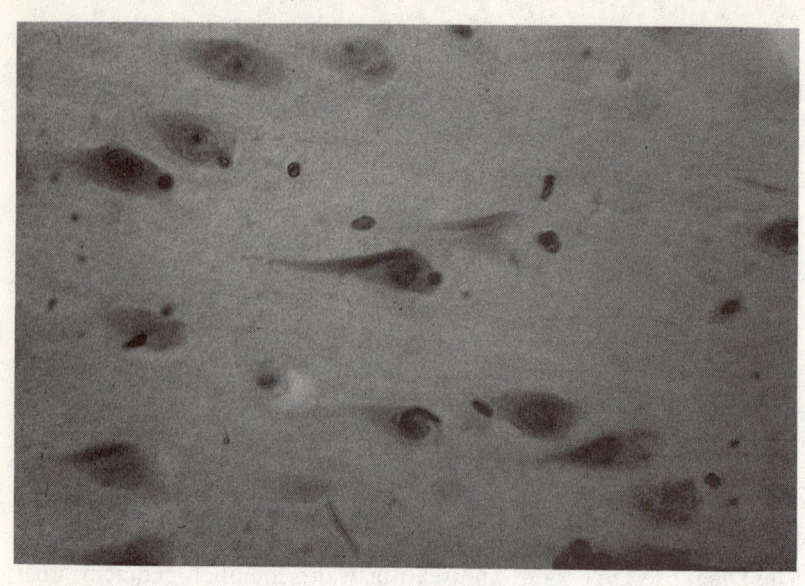

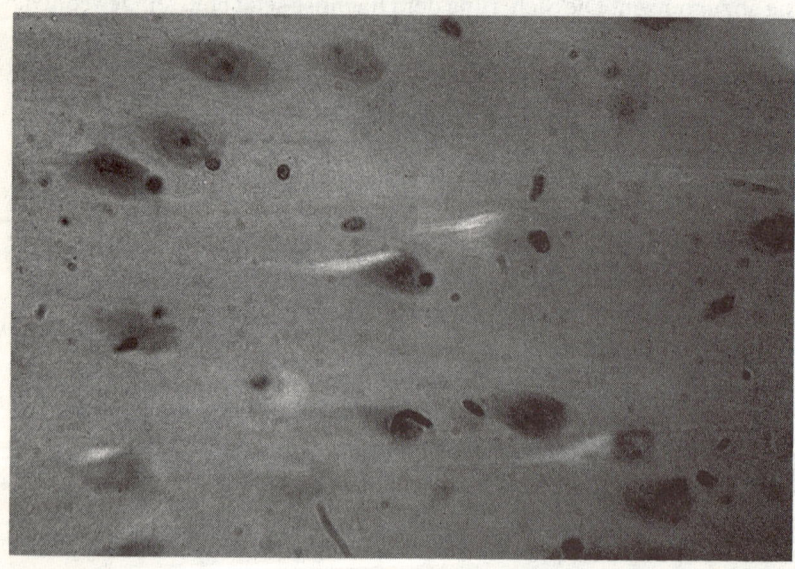

Abbildung 1: Intra- und extrazelluläre Alzheimer-Fibrillen in der Area CA1 des Hippocampus. Kongorot-Färbung, A im normalen, B im polarisierten Licht. Vergrößerung 400fach.

werte anzusehen. Werden sie überschritten, soll sich klinisch mit hoher Wahrscheinlichkeit eine Demenz manifestieren. Der Verzicht auf den Nachweis von AF in der Altersgruppe der über 75jährigen deckt sich mit der Tatsache, daß in höherem Alter ein Drittel aller DAT-Patienten keine neocortikalen Alzheimer-Fibrillen aufweisen (Terry et al. 1987).

Alzheimer-Fibrillen (AF) sind strang-, schlingen- oder flammenförmige Gebilde maximal von der Größe einer Pyramidenzelle (vgl. Abb. 1). Sie kommen innerhalb von Nervenzellen und auch extrazellulär vor. Es wird in der Regel davon ausgegangen, daß AF innerhalb von Nervenzellen entstehen und daß nach Absterben der befallenen Nervenzellen freie AF im Neuropil zurückbleiben (Alzheimer 1907).

AF kommen bei DAT überwiegend in der Hirnrinde vor, schwerpunktmäßig im Temporallappen, bzw. im Hippocampus und benachbarten Regionen. Auch in subcortikalen Kerngebieten lassen sich AF darstellen.

AF sind im elektronenmikroskopischen Bild überwiegend aus Bündeln von in Form einer Doppelhelix gewundenen Filamentenpaaren (paired helical filaments, PHF) zusammengesetzt. Jedes Filament hat einen Durchmesser von 10–13 nm. Die Windungen haben eine Länge von 80 nm. Daneben kommen auch nichtgewundene, etwa 15 nm breite Filamente vor (straight filaments), z. T. in Koexistenz mit PHF in ein und derselben Zelle.
    AF kommen bei einer Vielzahl von Hirnerkrankungen unterschiedlicher Ätiologie vor. Hierzu zählen infektiöse und postinfektiöse Erkrankungen, sowie posttraumatische Hirnerkrankungen und das Down-Syndrom.

Senile Plaques sind im Anschnitt rundliche Neurofilveränderungen mit einem Durchmesser zwischen 20 und 200 μm (vgl. Abb. 2). Auch SP werden bevorzugt in der Hirnrinde gefunden. Prädilektionsstellen sind Allocortex und der frontale und temporale Assoziationscortex. Das lichtmikroskopische Erscheinungsbild der Plaques weist eine erhebliche Variationsbreite auf: 1. senile Plaques im eigentlichen Sinne des Wortes, auch klassische Plaques genannt, 2. Primitivplaques, 3. Filzwerk.
    Klassische Plaques sind um einen Kern zentriert. Dieser ist umgeben von degenerierten Nervenzellfortsätzen, die als schollige oder fädige

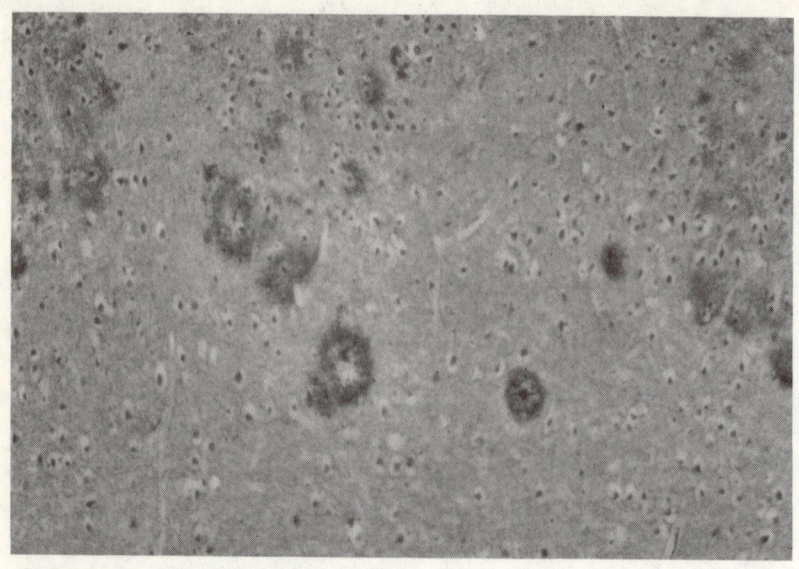

Abbildung 2: Senile Plaques in der Temporalregion des Neocortex. Färbung nach Campbell et al. (1987). Vergrößerung 200fach.

Strukturen der Peripherie der Plaques ihr charakteristisches Erscheinungsbild geben.

Elektronenmikroskopisch bestehen die Kerne der klassischen SP aus strahlenförmig von einem Mittelpunkt ausgehenden Fibrillen, die jeweils 60–90 nm dick sind. Die einzelnen Fibrillen weisen ein optisch leeres Zentrum auf, das etwa das mittlere Drittel einnimmt. Die Fibrillen gleichen hohlen Stäben, die wiederum aus helikal gewundenen Filamenten bestehen. Jede Windung der Helix besteht aus 5 globulären Untereinheiten. Die Peripherie der Plaques enthält Nervenzellfortsätze, bei denen es sich sowohl um Axone als auch um Dendriten handelt.

Die Kerne der SP, die Alzheimer-Fibrillen und die in der Plaqueperipherie nachweisbaren PHF bestehen aus Amyloid. Amyloide sind Eiweißmoleküle, die sich in einer charakteristischen, als Beta-Faltblattstruktur bekannten Formation zusammenlagern. Amyloide sind somit formal definiert durch ihre *Proteinstruktur*, nicht aber durch spezifische Proteine. Bruchstücke von Eiweißmolekülen ganz unterschiedlicher Herkunft und Funktion konnten als Amyloidbausteine identifiziert werden.

Wegen des amyloiden Charakters ihrer histologischen Merkmale wurde die DAT als Amyloidose des Gehirns bezeichnet und den Amyloiden eine entscheidende Rolle in der Pathogenese des Demenzsyndroms zugesprochen. Zudem sah man in den amyloiden Proteinen einen Schlüssel zur Aufklärung der Ursache der Erkrankung (Masters et al. 1988).

Es war daher naheliegend, die amyloiden Proteine der AF und SP zu identifizieren und zu analysieren. Dies wurde mit immuncytochemischen, biochemischen und molekulargenetischen Techniken versucht.

Die inzwischen verfügbaren Ergebnisse sind methodisch und inhaltlich vielschichtig. Sie können hier nur kurz skizziert werden.

Hauptbestandteil der SP soll ein aus 43 Aminosäuren bestehendes Protein sein, welches als Beta-Protein oder als A4 bezeichnet wird. Dieses Protein wird auch als konstituierendes Element der kongophilen Angiopathie (siehe unten) angesehen, einer gleichfalls bei DAT regelmäßig zu beobachtenden Amyloidablagerung, die auf die Wände kleiner cortikaler und arachnoidaler Gefäße beschränkt ist. Das A4-Protein soll Teil eines ursprünglich 695 Aminosäuren langen Eiweißmoleküls sein. Das Gen für dieses Vorläuferprotein wurde im proximalen Teil des langen Armes des Chromosoms 21 lokalisiert. Demgegenüber wird davon ausgegangen, daß die Alzheimer-Fibrillen TAU enthalten.

Neben den für die histologische Diagnose der DAT relevanten Befunden SP und AF lassen sich bei DAT eine Reihe von weiteren histologischen Auffälligkeiten beschreiben. Hier ist an erster Stelle die *granulovakuoläre Degeneration* zu nennen. Es handelt sich dabei um in Nervenzellen gelegene Vakuolen von 3–5 µm Durchmesser dar, in deren Zentrum sich ein Granulum befindet.

Die granulo-vakuoläre Degeneration kommt fast ausschließlich im Hippocampus vor.

Von allergrößtem Interesse ist, daß in der klassischen Arbeit von Tomlinson und Mitarbeitern (1970) drei Demente als einzigen Alzheimerbefund granulo-vakuoläre Degenerationen im Hippocampus aufwiesen, bei nur diskretem Nachweis von SP und seltenen bzw. völlig fehlenden AF. Dies kann als Argument für eine gewisse Eigenständigkeit der granulo-vakuolären Degeneration in der Verursachung der Demenz gelten. Ob es sich hierbei auch um klinisch abgrenzbare Fälle handelt, ist nicht bekannt.

Auch die granulo-vakuoläre Degeneration ist nicht spezifisch für die DAT. Sie kommt bei verschiedenen anderen, z. T. seltenen Hirnerkrankungen vor.

Die *kongophile Angiopathie* ist eine Erkrankung der kleinen leptomeningealen und oberflächlichen intracortikalen Arteriolen und kleinen Arterien. Vereinzelt sind auch Kapillaren und Venolen kongophil. Ihre Entstehung hängt aufgrund morphologischer und biochemischer Befunde möglicherweise eng mit der der SP zusammen.

Bei klinisch und neuropathologisch diagnostizierten DAT-Fällen findet sich bei sorgfältiger Untersuchung eine kongophile Angiopathie in 100% der Fälle.

In Einzelfällen kann auch die kongophile Angiopathie einziger histologischer Befund bei einer klinisch manifesten Demenz sein, eine Tatsache, die eine (Mit)verursachung der Demenz durch die kongophile Angiopathie immerhin denkbar erscheinen läßt.

Zu erwähnen sind schließlich die *Lewy-Körper*, welche einziger histopathologischer Befund bei dementiellen Syndromen sein können oder in Koinzidenz mit AF – z. T. in ein und derselben Zelle – mit dementiellen Erkrankungen einhergehen.

Eine Sonderstellung unter den histologischen Befunden bei DAT nimmt der Nervenzellverlust ein. Die Nervenzellzahl ist im Gegensatz zu den zuvor aufgeführten histologischen Befunden qualitativer Betrachtung nur in Extremfällen zugänglich. Ihre genaue Erfassung setzt aufwendige Zählmethoden voraus, die die z. T. komplizierten anatomischen Verhältnisse der Hirnrinde zu berücksichtigen haben. Betroffen ist in erster Linie die Hirnrinde, hier besonders der Hippocampus und angrenzende Gebiete. Zu einem dramatischen Nervenzellverlust kommt es in einigen subcortikalen Kerngebieten, wie im Nucleus basalis Meynert. Hier werden Nervenzellverluste von bis zu 90% gefunden.

Die pathogenetische Bedeutung aller dieser Veränderungen für die Entstehung des dementiellen Syndroms ist nicht völlig geklärt. Es besteht derzeit eine weitgehende Übereinstimmung, daß die Demenz vom Alzheimer-Typ durch eine generalisierte Nervenzellerkrankung verursacht wird, welche den Zelltod impliziert (Gertz et al. 1989). Die Beziehung zwischen Nervenzellerkrankung und Amyloidablagerung bzw. anderen histologischen Veränderungen ist weitgehend unklar. Entgegen der klassischen Hypothese, daß Alzheimer-Fibrillen Ausdruck und Ursache zellulärer Degenerationsphänomene sind (Alzheimer 1907), sprechen neuere Befunde dafür, daß AF durch eine gesteigerte neurotrophe Aktivität der Zelle hervorgerufen werden (Gertz et al. 1991).

Demgegenüber scheinen senile Plaques tatsächlich Kumulationspunkte zellulärer Degeneration zu sein. Ob sie die zelluläre Degeneration verursachen oder nur repräsentieren, ist jedoch noch offen.

Für die übrigen dargestellten histologischen Befunde ist die Beziehung zur Nervenzellerkrankung nicht einmal in ein Hypothesestadium gelangt.

Die neuropathologische Diagnose der Alzheimer-Krankheit ist eine Schwellendiagnose, da alle darstellbaren histologischen Veränderungen auch bei normalen, nicht-dementen alten Menschen vorkommen.

Für die Diagnosestellung ist insbesondere der Nachweis von senilen Plaques und Alzheimer-Fibrillenveränderungen in der Großhirnrinde von Bedeutung.

Andere histologische Veränderungen, wie die granulo-vakuoläre Degeneration, die kongophile Angiopathie und ähnliche kommen bei der Alzheimer-Krankheit regelmäßig vor, sind jedoch in ihrer Bedeutung für das Krankheitsgeschehen bislang kaum zu bewerten.

5 | Bildgebende Verfahren bei der Alzheimer-Demenz

Friedel M. Reischies und Georg Barzen

Was vermögen bildgebende Untersuchungsverfahren des Gehirns darzustellen?

Welche Befunde kann man bei der Alzheimer-Demenz erwarten?

Wie ist die Beziehung nachweisbarer Struktur- oder Funktionsstörungen zu der klinischen Symptomatik des Patienten?

Die bildgebenden Untersuchungsverfahren sind in den letzten Jahren zu einem unverzichtbaren Bestandteil der Demenz-Diagnostik geworden. Mit ihrer Hilfe konnte erstmals beim lebenden Menschen das Gehirn in Schnittebenen betrachtet werden. Das Auflösungsvermögen der Methoden führt zu Bildern, die als ein mehr oder weniger grob gerastertes Äquivalent eines anatomischen Präparates angesehen werden können, wie es das nicht durch ein Mikroskop unterstützte menschliche Auge sehen würde.

Die durch die bildgebenden Verfahren bewirkten diagnostischen Fortschritte beruhen bei der klinischen Untersuchung von Patienten mit einer Alzheimerschen Erkrankung bisher allerdings nicht auf der Identifizierung eines nur für dieses Krankheitsbild typischen Musters, sondern vielmehr auf der Möglichkeit des Ausschlusses anderer Demenzursachen. Eine endgültige Diagnose der Demenz vom Alzheimer-Typ bleibt der Neuropathologie vorbehalten. Alle bisherigen bildgebenden Verfahren haben sich bei der Diagnostik der Alzheimer-Demenz einzureihen in die übrigen Untersuchungsverfahren wie Psychopathologie, Testpsychologie, Angehörigenbefragung usw.

Die cranielle Computertomographie (CCT) ist ein morphologisches, also ausschließlich Gestalt und Aufbau eines Gewebes abbildendes Verfahren. Sie liefert Schnittbilder des Gehirns in verschiedenen

Ebenen. Mit der Positronen-Emissions-Computertomographie (PET) und Single-Photon-Emissions-Computertomographie (SPECT), die ebenfalls Schnittbilder des Gehirns liefern, stehen nun auch funktionssensible Meßinstrumente zur Verfügung, die zum Beispiel den Glucoseverbrauch pro Bildelement abbilden können. Es besteht die Hoffnung, mit einem derartigen Verfahren lokalisierte Funktionsstörungen, vielleicht sogar spezifische Ausfallsmuster, des Gehirns von Alzheimer-Patienten zu erfassen.

Die Frage ist zu stellen, mit welcher Untersuchungstechnik, ob mit morphologischen oder funktionssensiblen bildgebenden Verfahren, welche klinische Frage hinsichtlich der Diagnose oder Prognose einer Demenz beantwortet werden kann.

Strukturabbildende Verfahren

Cranielle Computertomographie

Mit der Einführung der cranialen Computertomographie als bildgebendem Verfahren in die routinemäßige klinische Diagnostik konnte die früher zur Darstellung der inneren und äußeren Liquorräume nötige, wesentlich eingreifendere Untersuchung der Luftencephalographie abgelöst werden.

Die CCT liefert Querschnittsbilder des Gehirns, deren Graustufen von der Gewebsdichte (Röntgendichte) eines Rasterpunkts (Pixel) abhängen. Flüssigkeiten (z. B. Liquor) und flüssigkeitsreiche Gewebe heben sich dabei deutlich von dichteren Geweben oder gar Knochen ab.

Bei Patienten mit einer schweren Demenz werden regelmäßig Zeichen einer kortikalen (Vergröberung der Hirnfurchen) oder subkortikalen Atrophie (Aufweitung der inneren Liquorräume) beobachtet, allerdings steht in diesen Stadien die Demenz als Syndromdiagnose klinisch nicht mehr in Zweifel. Es rücken dann differentialdiagnostische Aspekte in den Vordergrund (siehe unten).

Patienten mit leichteren dementiellen Störungen, bei denen noch am ehesten ein Beitrag zur Diagnose notwendig ist, zeigen in ihren CCT-Befunden eine große Überlappung mit Gesunden, wie zum Beispiel Creasey et al. (1986) zeigten. In ihrer Studie war nur der dritte Ventrikel im Gruppenmittel signifikant verschieden vom Mittel der gesunden Kontrollpersonen gleichen Alters.

Wegen der hohen interindividuellen Streuung in der Ausprägung von morphologischen Maßen, die mit bildgebenden Verfahren zu erfassen sind, wäre es wünschenswert, Veränderung über die Zeit zur Diagnose heranzuziehen. Erst dann wäre eine progressive Hirnschrumpfung, eine Atrophie zu sichern. Auch ist zu betonten, daß zu wenig verläßliche normative Daten über das Ausmaß von Hirnveränderungen im CCT bei älteren Menschen vorliegen.

Je weiter der zur Demenz führende pathologische Prozeß fortgeschritten ist, desto deutlicher auffällig werden die CCT-Maße, wie man an der Korrelation zur Stadieneinteilung bzw. zu neuropsychologischen Testparametern erkennen kann (Roberts et al. 1976, Gutzmann et al. 1982, Eslinger et al. 1984 und Creasey 1986). Dabei betonten Bigler et al. (1985) daß die Beziehung zwischen Testleistung eher mit der kortikalen Atrophie besteht.

Neuerdings ist darauf hingewiesen worden, daß, besonders in einer geeigneten Schnittführung durch das Ammonshorn (Hippocampus), eines für das Gedächtnis wichtigen Teils des Gehirns, atrophische Veränderungen bereits bei Frühformen der Alzheimer-Demenz zu finden sind (deLeon et al. 1989).

Allerdings ist die quantitative Beziehung zwischen Atrophiemaßen und Leistungsparametern nicht sehr eng, was einerseits mit der bereits genannten hohen Varianz auf Seiten der CCT-Maße (Meese et al. 1980), andererseits auch mit der ebenfalls großen Streubreite der neuropsychologischen Maße bzw. der klinischen Einschätzung zusammenhängen kann.

Noch weniger bekannt ist, ob auch weitere klinische Symptome, wie Persönlichkeitsveränderungen bzw. emotionale Störungen mit lokalisierten Auffälligkeiten in morphologischen bildgebenden Verfahren in Zusammenhang zu bringen sind (Gutzmann et al. 1982, Reischies et al. 1988).

Differentialdiagnose mit der craniellen Computertomographie

Die zwar nachweisbaren, aber schwachen Beziehungen zwischen klinischer Symptomatik und CCT-Variablen läßt dieses Verfahren für die diagnostische Beurteilung des einzelnen Alzheimer-Demenz-Patienten als zu wenig valide erscheinen. Deshalb liegt das Hauptgewicht der CCT-Diagnostik in dem Ausschluß weiterer Demenzursachen. Naturgemäß haben dabei potentiell behandelbare Erkrankungen besondere Bedeutung.

Unter den gefäßbedingten (vaskulären) Erkrankungen, die ein Demenz-Syndrom verursachen können, ist die sogenannte Multiinfarktdemenz die häufigste. Sie ist in den meisten Fällen mit dem CCT zu sichern (Kohlmeyer 1982, Erkinjuntti et al. 1987). Dabei finden sich immer wieder auch bei klinisch vermuteten reinen Alzheimer-Demenzen Zeichen einer vaskulären Mitverursachung (14,6% bei Kohlmeyer 1982).

Umgekehrt lassen sich klinisch vermutete vaskuläre Läsionen nicht immer im CCT nachweisen, was damit zusammenhängen kann, daß Zellschädigungen und Gewebsuntergang zu klein sind und deshalb unterhalb des Auflösungsvermögens der Methode liegen.

Weiterhin werden diffuse hypodense Areale (White matter low attenuation) im Marklager beobachtet, die als Zeichen subkortikaler vaskulärer Schädigungen, meist vom Typ der Binswanger-Encephalopathie, gelten (Kohlmeyer 1982, Erkinjuntti et al. 1987).

Es ist sicher unbestreitbar, daß der Vorteil des CCT vor allem darin liegt, eine Ausschlußdiagnostik für eine Reihe wichtiger Erkrankungen, die ebenfalls zu dementiellen Störungen führen können, zu liefern. Zu ihnen zählen Raumforderungen bei Hirntumoren, Blutungen (z. B. subdurale Hämatome) und Liquorzirkulationsstörungen (z. B. Niedrigdruckhydrocephalus) – aber auch entzündliche Hirnerkrankungen.

Kernspintomographie

Beim Kernspintomogramm (Magnetresonanztomogramm, MRT) erfolgt die Untersuchung der Gewebedichte statt mit Röntgenstrahlen mit Hilfe eines starken Magnetfeldes. Das MRT hat deshalb gegenüber der CCT den Vorteil der fehlenden Strahlenbelastung. Für Verlaufsuntersuchungen wird dies in Zukunft besonders ins Gewicht fallen. Daneben zeigt das Kernspintomogramm eine wesentlich bessere Trennung von weißer und grauer Substanz (McGeer et al. 1986). Prinzipiell ermöglicht die Kernspin-Spektroskopie auch, Stoffwechselvorgänge in umschriebenen Hirnregionen zu messen, wenn auch diese Anwendung noch nicht als hinreichend ausgereift betrachtet werden kann.

Signalanreicherungen in dem die Ventrikel umgebenden Gewebe werden nicht nur bei Multipler Sklerose, sondern auch bei vaskulären Demenzen und auch bei offenbar klinisch unauffälligen alten Personen gefunden (Leukoaraiosis, Coffman et al. 1990). Inwieweit diese

Befunde Vorpostensymptome für eine später sich entwickelnde Ventri-
kelerweiterung sind, ist unklar (siehe z. B. Hershey et al. 1987).
Obwohl die Mehrzahl der Demenzstudien mit dem CCT durchgeführt wurden und damit also auch die umfangreicheren Erfahrungen
vorliegen, darf vorausgesagt werden, daß in der mittelfristigen Entwicklung das Kernspintomogramm die führende Rolle auch bei der
bildgebenden Demenzdiagnostik übernehmen wird.

Funktionssensible Verfahren

Während der diagnostische Nutzen der strukturabbildenden, morphologischen Verfahren, wie des CCTs zumindest für die Ausschlußdiagnostik von Nicht-Alzheimer-Demenzen unbestritten ist, liegt der
Wert der funktionssensiblen bildgebenden Verfahren für die Alzhei-
mer-Diagnose noch nicht auf der Hand. Dies ist zu konstatieren, obwohl bereits interessante und für die Pathophysiologie der Erkrankung
wichtige Befunde erhoben worden sind.

Positronen-Emissions-Computertomographie

Die Positronen-Emissions-Computertomographie (PET) kann sehr
geringe Aktivitäten von verschiedenen radioaktiv markierten Substanzen im Gehirn lokalisieren und so eine Metabolismuskarte des Gehirns
liefern. Mit der PET ist eine Minderung des Stoffwechsels bei
Alzheimer-Demenz im parietalen und temporalen kortikalen Bereich
gezeigt worden (Frackowiak 1981, Duara et al. 1986, Übersicht bei
Riege et al. 1988). Diese Lokalisation stimmt mit einem der Schwerpunkte neuropathologischer Veränderungen bei Alzheimer-Demenz
überein, während die ebenfalls wichtige mediotemporale pathologische Veränderung bei Alzheimer Demenz offenbar technisch schwerer darstellbar ist (Duara et al. 1986). Mediotemporale, hippocampale
Veränderungen konnten unter Aktivierung mit einem olfaktorischen
Gedächtnistest nun nachgewiesen werden (Buchsbaum et al. 1990). Es
bleibt jedoch zu klären, warum in dieser Region nicht ausgeprägtere
Störungen auch in Ruhe nachweisbar sind. Es konnte gezeigt werden,
daß die Schwerpunkte gestörter Hirnaktivität nicht Artefakte gleichzeitig auftretender kortikaler oder subkortikaler Atrophie (McGeer et
al. 1986) sind.

Occipitale und zentrale Hirnareale bleiben auch in späteren Stadien weitgehend von der Metabolismusveränderung verschont (siehe z. B. Duara et al. 1986). Der Befund eines derartigen Musters pathologischer Veränderungen verdeutlicht, daß die Alzheimer-Demenz nicht etwa mit diffusen degenerativen Störungen einhergeht, sondern eine Degenerationserkrankung mit eindeutigen Schwerpunkten ist.

Die erhöhte Variabilität des Metabolismus der kritischen Regionen im Seitenvergleich bei Alzheimer-Demenz hat man als Hinweis für eine asymmetrische Degeneration gedeutet (Duara et al. 1986, Riege et al. 1988). Darüberhinaus gibt es Hinweise auf statistisch abgesicherte Zusammenhänge zwischen der lokalisierten Metabolismusstörung und Hirnleistungsdefiziten, die theoretisch für eben diese Lokalisation zu erwarten wären (Übersicht Riege et al. 1988).

An diese letztgenannten Befunde knüpft sich schließlich auch die Frage, ob die bildgebenden Verfahren eine Unterteilung der Demenz vom Alzheimer-Typ in einzelne Subtypen, wie sie gelegentlich von der klinischen Forschung vorgeschlagen wurden, unterstützen. Alternativ wäre von einem ätiologisch einheitlichen degenerativen Prozeß auszugehen, bei dem entkoppelte Abbaustadien in verschiedenen Hirnregionen bzw. Funktionssystemen zu finden sind; das heißt, der Prozeß ist einmal zuerst auf die eine, ein anderes Mal zuerst auf eine andere Hirnregion konzentriert, mit den entsprechenden funktionellen Auswirkungen und Befunden in funktionssensiblen bildgebenden Verfahren.

Abschließend sei noch angemerkt, daß mit der PET neben den Untersuchungen des Glucosemetabolismus auch Studien des Rezeptormetabolismus bzw. Bindungsstudien interessierender Transmitter oder Pharmaka möglich sind, mittels derer etwa zentral wirksame Medikamente am Ort ihrer Wirkung direkt beobachtet und gemessen werden können (Übersicht siehe Riege et al. 1988).

Single-Photon-Emissions-Computer-Tomographie

Auch vor der Einführung der PET waren bereits Messungen der regionalen Hirndurchblutung möglich, wobei die lokale Auswaschkurve zum Beispiel von radioaktiv markiertem $Xenon_{133}$ mit einzelnen statischen Detektoren bestimmt wurde. Mit dieser Methodik wurde bereits eine parietale und temporale Minderdurchblutung des Cortex bei vermuteter Alzheimer-Demenz nachgewiesen (Ingvar et al. 1975). Heute ist die Single-Photon-Emissions-Computer-Tomographie (SPECT) mit Xenon$_{133}$ oder 99^{mTc}-HMPAO weitgehend an die Stelle der Untersuchung mit statischen Detektoren getreten (Hedde et al. 1986). Diese Untersuchungsmethoden sind wesentlich kostengünstiger als die PET und an den meisten Orten verfügbar. Mit Xenon$_{133}$-SPECT konnten wir die Reduktion der globalen Hirnperfusion und parietotemporale Minderperfusion bei vermuteten Alzheimer-Demenz-Patienten zeigen (Reischies et al. 1988) (vgl. Abb. 1 und 2).

Zusammenfassend muß betont werden, daß ein normaler Befund in den bildgebenden Verfahren, wie wir eingangs betont haben, keinesfalls eine Demenzerkrankung ausschließt. Das Demenzsyndrom bleibt eine klinische Diagnose und die abschließende Diagnose der Demenz vom Alzheimer Typ bleibt dem Neuropathologen vorbehalten.

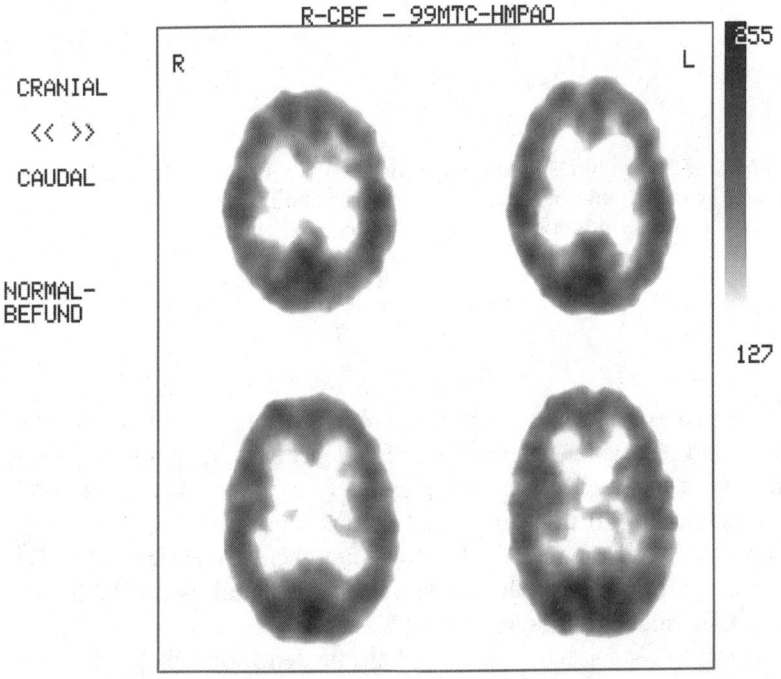

Abbildung 1: Hirndurchblutungsmessung (HMPAO-SPECT) bei einer gesunden Kontrollperson.

83

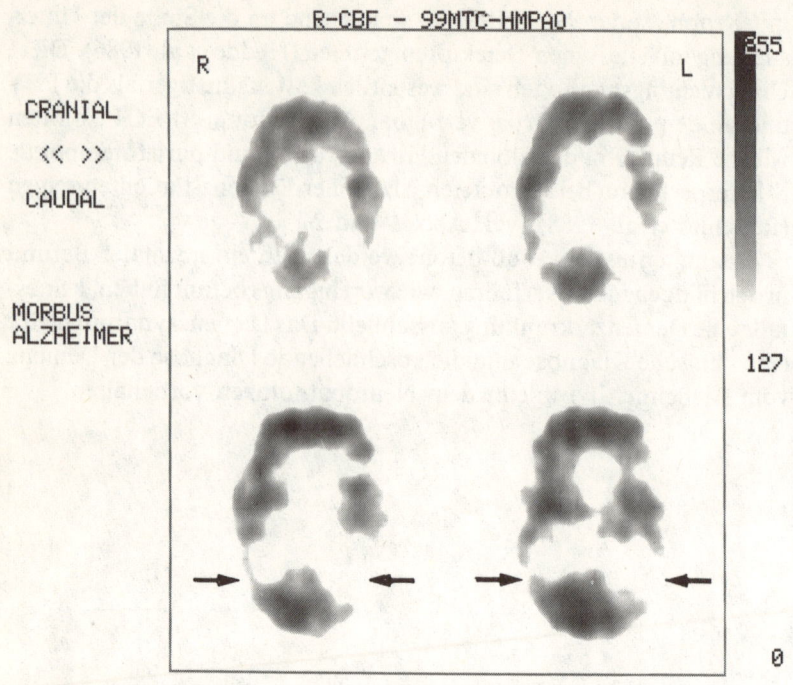

Abbildung 2: Hirndurchblutungsmessung (HMPAO-SPECT) bei einem Patienten mit Alzheimer-Krankheit. Gegenüber der Aufnahme der gesunden Kontrollperson ist eine bilaterale posteriore Minderperfusion zu erkennen.

Wenn die bildgebenden Verfahren ohne pathologischen Befund bleiben, und der Patient gleichzeitig eine depressive Verstimmung zeigt, könnte es sich auch um eine depressive Pseudodemenz handeln (Reischies et al. 1990) Allerdings muß berücksichtigt werden, daß ein depressives Syndrom auch die Leistungsfähigkeit von Patienten mit Demenzerkrankungen zusätzlich verschlechtern kann (vgl. den Beitrag von Gutzmann in diesem Band).

Abschließend ist zu betonen, daß mit den morphologischen und funktionssensiblen bildgebenden Verfahren nun eine weitere Möglichkeit zu exakterer Forschung im Bereich der Alzheimer-Demenz gegeben ist.

Folgen der Alzheimer-Demenz als Gehirnkrankheit lassen sich in einigen Befunden bildgebender Verfahren darstellen.

Zwischen bildgebenden Verfahren, die die anatomischen Strukturen darstellen und funktionssensiblen Verfahren, die die Veränderungen von Stoffwechselparametern darstellen, ist zu unterscheiden.

Die bisherigen Befunde mit bildgebenden Verfahren lassen den Schluß zu, daß bei der Alzheimer-Demenz nicht eine diffuse Degeneration eintritt, sondern eine charakteristische Verteilung von besonders betroffenen Hirnregionen.

Obwohl beträchtliche Fortschritte gemacht worden sind, gibt es noch keinen befriedigenden Nachweis der Alzheimer-Demenz mit bildgebenden Verfahren, so daß die endgültige Diagnose weiter einer neuropathologischen Untersuchung bedarf.

Weiterführende Literatur

K. Kohlmeyer: Neuroradiologische Diagnostik bei organisch bedingten psychischen Störungen.
In: Kisker K. P., Lauter H., Meyer J. E., Müller C. & Strömgren E. (Hrsg.): Psychiatrie der Gegenwart Bd. 6, Organische Psychosen. Springer, Heidelberg 1989.

6 | Grundzüge der psychometrischen Demenz-Diagnostik

Klaus-Peter Kühl

Dieses Kapitel soll einen Überblick über die psychometrisch orientierte Demenz-Diagnostik geben. Ihre verschiedenen Aufgaben werden umrissen und hinsichtlich ihres Beitrages zum Gesamtprozeß der klinischen Diagnosefindung diskutiert.

Mit den kognitiven Leistungstests und klinischen Demenzskalen werden Konzept und Vorgehensweise ausgewählter psychometrischer Untersuchungs- und Testverfahren vorgestellt.

Der Überblick schließt mit einer Skizze von Meßinstrumenten, die der Forderung nach einer multimodalen, das heißt mehrere Datenquellen und Datenebenen einschließenden Vorgehensweise bei der psychometrischen Demenz-Diagnostik Rechnung tragen.

Mit diesem Beitrag soll ein kurzer Überblick über die psychometrisch orientierte Demenz-Diagnostik gegeben werden. Zur Markierung des Problemfeldes folgen zunächst einige Ausführungen über die Aufgabenbereiche der psychometrischen Demenz-Diagnostik. Daran anschließend werden ausgewählte Untersuchungsansätze der psychometrischen Demenz-Diagnostik vorgestellt und erläutert. Auf neuere Entwicklungen der psychometrischen Demenz-Diagnostik wird in einem weiteren Abschnitt eingegangen. In einem abschließenden Kapitel wird der Beitrag der Psychometrie zur Demenz-Diagnostik nochmals im Überblick dargestellt und kritisch resümiert.

Dem Charakter einer Überblicksarbeit entsprechend können die mit der psychometrischen Demenz-Diagnostik zusammenhängenden Fragen im Rahmen dieses Beitrages nicht erschöpfend behandelt sondern nur angedeutet werden. Umfassendere Darstellungen mit weiterführenden Informationen finden sich u. a. bei Kane und Kane (1983), Crook, Ferris und Bartus (1983), Zimmer, Bossert und Lauter (1986) oder bei Gutzmann und Kühl (1987). Zur ergänzenden Lektüre empfohlen seien außerdem die einschlägigen Beiträge von Denzler, Kessler und Markowitsch (1986) oder von Overall (1989) und Henderson (1989).

Aufgabenbereiche

Psychometrische Untersuchungsverfahren sind heute integraler und unverzichtbarer Bestandteil der klinischen Demenz-Diagnostik. Sie ergänzen – schlagwortartig formuliert – die medizinisch-psychiatrische Befunderhebung durch die Erarbeitung metrischer und unter standardisierten Bedingungen für umschriebene Funktionsbereiche gewonnenen Daten (Fischer & Jacobi 1978). In Anlehnung an Wolfram, Neumann und Wieczorek (1986) lassen sich die Aufgabenbereiche der psychometrischen Demenz-Diagnostik wie folgt umreißen:

1. Ermittlung und Beschreibung vorhandener Leistungen oder Kompetenzen zur Objektivierung von Funktionseinbußen. In diesem Zusammenhang wird auch von der *Meßfunktion* der psychometrischen Demenz-Diagnostik gesprochen.
2. Bereitstellung von diagnostischen Informationen für rehabilitative oder therapeutische Maßnahmen – sogenannte *Indikationsfunktion* der psychometrischen Demenz-Diagnostik – einschließlich der Evaluation oder Beurteilung von Behandlungs- oder Krankheitsverläufen.
3. Differenzierung unauffälliger, psychogen/neurotischer und dementiell bedingter Leistungen und Leistungsbeeinträchtigungen oder – anders ausgedrückt – die Abgrenzung normaler von pathologischen kognitiven Abbauprozessen einschließlich der Unterscheidung zwischen verschiedenen Demenzformen. In diesem Zusammenhang wird auch von der *Differenzierungsfunktion* der psychometrischen Demenz-Diagnostik gesprochen.

Für die skizzierten drei Aufgabenbereiche der psychometrischen Demenz-Diagnostik kommt eine Vielzahl unterschiedlichster Methoden oder Verfahren zum Einsatz. Der Forderung nach einer Intensivierung und vor allem Verbesserung der psychometrischen Demenz-

Diagnostik mag entsprechen, wenn laufend neue Verfahren entwickelt und zur Anwendung vorgeschlagen werden. Für die nachfolgenden, der Darstellung einzelner Meßinstrumente dienenden Ausführungen mußte vor diesem Hintergrund zwangsläufig eine Auswahl getroffen werden. Zwei Kriterien waren hierbei maßgeblich. So wurden zum einen nach Möglichkeit nur solche Meßinstrumente berücksichtigt, für die im deutschen Sprachraum Erfahrungswerte vorliegen. Ein zweites Auswahlkriterium war, daß die im folgenden exemplarisch zu skizzierenden Verfahren den im Rahmen der psychologischen Testtheorie formulierten wissenschaftlichen Gütekriterien (Objektivität, Reliabilität, Validität) in akzeptabler Weise genügen sollten. Dafür, daß den genannten Kriterien nicht durchgängig mit der erforderlichen Strenge gefolgt worden ist, möchte sich der Verfasser im voraus entschuldigen. Entschuldigen möchte er sich auch dafür, wenn bei der getroffenen Auswahl an Verfahren möglicherweise gleichwertige oder bessere Meßinstrumente keine Berücksichtigung gefunden haben.

Klassifikation und Beschreibung

Die zur Demenz-Diagnostik eingesetzten psychometrischen Verfahren lassen sich nach mehreren Gesichtspunkten untergliedern (vgl. Wagner 1984). Eine Möglichkeit besteht darin, die Meßinstrumente nach den jeweils erfaßten Merkmalen oder Eigenschaften (z. B. Gedächtnis, Wahrnehmung, Denken, Affektivität) zu klassifizieren. Eine anderes Einteilungsprinzip sieht eine Untergliederung nach den Datenquellen (z. B. Proband/Patient, Untersucher, Angehöriger) vor. Denkbar ist auch – wie beispielsweise bei Möller und von Zerssen (1982) – eine Klassifikation der Verfahren nach methodischen Gesichtspunkten (z. B. Selbstbeurteilungsverfahren, Fremdbeurteilungsverfahren, objektive Leistungstests). Für die Zwecke dieser Darstellung wird ein Einteilungsprinzip gewählt, bei dem die im Rahmen von allgemeiner Psychologie und Neuropsychologie entwickelten kognitiven Leistungstests den eher psychiatrischen Diagnosegewohnheiten und Konstrukten folgenden klinischen Demenzskalen gegenübergestellt werden (vgl. u. a. Zimmer et al. 1986).

Im gewählten Einteilungsprinzip spiegelt sich also in gewisser Weise auch die von manchen Autoren (vgl. Möller & von Zerssen 1982; von Zerssen 1980) getroffene Unterscheidung zwischen psychometrischen und psychopathometrischen Ansätzen wider, wobei unter letzteren üblicherweise die Quantifizierung psychopathologischer Phänomene und deren Veränderung verstanden wird. Nach diesem Verständnis sind die psychometrischen Meßinstrumente begrifflich auf die Messung normalpsychologischer Funktionen und Strukturen eingeengt. Diese Unterscheidung ist im Einzelfall jedoch problematisch und nicht ohne Willkür zu treffen, da viele Meßinstrumente sowohl im psychopathologischen als auch im normalpsychologischen Bereich eingesetzt werden (vgl. von Zerssen 1980). Im Rahmen dieses Beitrags wird der Ausdruck psychometrisch weiter gefaßt und auf alle Arten einer quantifizierenden Erfassung psychischer Phänomene angewandt, unabhängig davon, ob es sich um solche aus dem normalpsychologischen oder klinisch-psychopathologischen Bereich handelt.

Kognitive Leistungstests

Die im Rahmen von allgemeiner Psychologie und Neuropsychologie entwickelten kognitiven Leistungstests der Demenz-Diagnostik lassen sich – folgt man der Literatur – im wesentlichen zwei Ansätzen zuordnen: einem unidimensionalen und einem multidimensionalen.

Unidimensionaler Ansatz

Grundlegend bei diesem Ansatz ist einerseits die Annahme, daß Hirnsubstanzveränderungen im Zuge von Demenzprozessen ungeachtet ihrer Besonderheiten (Ätiologie, Lokalisation, Dauer des Bestehens, Erkrankungsalter) zu einem einheitlichen Muster von Leistungsstörungen führen. Zum anderen wird davon ausgegangen, daß sich diese Leistungsstörungen mit Hilfe von Einzeltests abbilden lassen. Die zur Anwendung kommenden Verfahren werden als Screening- oder Ausleseverfahren, gelegentlich auch als Hirnschädigungstests bezeichnet. Wie schon in ihrem Namen zum Ausdruck kommt, beschränken sich die Einzeltests auf die Erfassung mehr oder weniger umgrenzter Einzelleistungen oder Leistungsbereiche. Adams (1969) spricht in diesem Zusammenhang auch von einer unitaristischen Vorgehensweise.

Als besonders typische Einzeltests gelten Verfahren, die sich auf die Überprüfung einer weitgehend isolierten sensorischen oder motorischen Leistung beschränken. Bei einer Anzahl anderer Testverfahren werden sensomotorische Koordinationsleistungen geprüft. Aber auch Prüfungen von Konzentrationsfähigkeit und kognitiver Leistungsgeschwindigkeit oder höherer kognitiver Funktionen wie der Konzeptbildung, des Gedächtnisses und des abstrakten Denkens haben als Einzeltests für die Auslese hirngeschädigter Patienten Verwendung gefunden.

Zu den hierzulande bekanntesten Einzeltests zählen der Benton-Test (Benton 1958), der Trail Making Test (Reitan 1958) oder dessen deutsche Variante, der Zahlen-Verbindungs-Test G (Oswald & Fleischmann 1986) sowie das Diagnostikum für Cerebralschädigung von Weidlich und Lamberti (1980).

Beim Benton-Test werden der Testperson in der Standardversuchsanordnung zehn Abbildungen geometrischer Figuren für jeweils 10 Sekunden vorgelegt mit der Aufforderung, sich diese Figuren einzuprägen und unmittelbar nach deren jeweiliger Darbietung aus dem Gedächtnis nachzuzeichnen. In diese Version des Benton-Tests gehen somit sowohl die Fähigkeit zur visuellen Diskrimination und zur visumotorischen Koordination als auch visuelle Gedächtnisleistungen für einfache und komplexere geometrische Figuren ein.

Beim Zahlen-Verbindungs-Test G werden der Testperson insgesamt fünf Zahlenmatrizen vorgelegt: die ersten drei zum Einüben der flüssigen Verbindung der abgedruckten Zahlen und zwei weitere für die eigentliche Leistungsabnahme. Die der eigentlichen Leistungsbestimmung dienenden beiden Testbögen enthalten je 30 Zahlen, die unter Zeitnahme so schnell wie möglich miteinander in numerisch korrekter Reihenfolge zu verbinden sind. Der Zahlen-Verbindungs-Test G überprüft damit neben Wahrnehmungs- und Reaktionsgeschwindigkeit vor allem die motorische und räumliche Organisationsfähigkeit.

Beim Diagnostikum für Cerebralschädigung schließlich werden der Testperson nacheinander neun Karten mit den Abbildungen einfacher, sinnfreier Figuren vorgelegt. Aufgabe ist, sich diese Figuren und deren Darbietungsabfolge (Platzziffer) einzuprägen. Anschließend sollen die dargebotenen Figuren mit Hilfe von Holzstäbchen aus dem Gedächtnis nachgelegt und ihre Platzziffer benannt werden. Die Testinstruktion sieht bis zu zehn Durchgänge nach diesem Darbietungsmuster vor. Der Test gilt als beendet, wenn alle Figuren in der richtigen Form nachgelegt und deren Platzziffer korrekt benannt worden ist. Ist dieses Kriterium nach dem zehnten Durchgang noch nicht erfüllt, so wird der Test abgebrochen. Das Diagnostikum für Cerebralschädigung erfaßt somit in Form einer Lernaufgabe für sinnfreie Figuren Elemente der visuellen Diskrimination, des Gedächtnisses und der visumotorischen Koordination.

Multidimensionaler Ansatz

Grundlegender Gedanke des multidimensionalen Ansatzes der psychometrischen Demenz-Diagnostik ist, daß morphologisch-strukturelle Veränderungen des Gehirns im Zuge von Demenzerkrankungen zu qualitativ höchst unterschiedlichen und oft sehr spezifischen Funktionsstörungen führen können, «die sich keineswegs in jedem Screening-Test zeigen müssen» (Sturm & Hartje 1982, S. 63). Welche Funktionen in welchem Ausmaße betroffen sind, hängt danach sowohl von der Ätiologie und der Lokalisation als auch von der Dynamik und dem Verlaufsstadium der mit der Demenzerkrankung einhergehenden Hirnschädigungen ab.

Auf diesem Hintergrund wird verständlich, wenn im Rahmen des Konzepts der multidimensionalen psychometrischen Demenz-Diagnostik weitgefächerte und auf die Prüfung möglichst verschiedenartiger kognitiv-intellektueller Funktionen abgestellte Testaufgaben, Testsysteme oder Testbatterien gefordert werden. Hierbei werden die Testaufgaben oder Tests einer Testbatterie gezielt so zusammengestellt, daß deren jeweilige Bearbeitung die Intaktheit möglichst verschiedenartiger Funktionen erfordert. Psychometrische Ansätze, die auf dieser Konzeption basieren, sind z. B. die Halstead-Reitan Battery (Reitan & Davison 1974) und eine von Luria entwickelte neuropsychologische Untersuchungsserie (Christensen 1975). Das letztgenannte Verfahren liegt als Tübinger Luria-Christensen Neuropsychologische Untersuchungsreihe auch in einer auf deutsche Verhältnisse adaptierten Version vor (Hamster, Langner & Mayer 1980). Im Rahmen dieser Darstellung mag ein Blick auf das zur Zeit wohl bekannteste und mit den – gemessen an vergleichbaren Instrumenten – besten testpsychologischen Gütekriterien versehene Verfahren, die Halstead-Reitan Battery, genügen.

Die Halstead-Reitan Battery eignet sich in ihrer Standardform zur Untersuchung von Probanden vom 15. Lebensjahr an, wobei ihre Anwendung im Altersbereich von 50 Jahren und mehr mangels entsprechender Normen allerdings problematisch ist. Die Batterie besteht im Kern aus folgenden sieben Subtests: Category Test, Tactual Performance Test (Zeit, Gedächtnis, Lokalisation), Rhythm Test, Speechsounds Perception Test und Finger Oscillation Test. Angesprochen werden neben einem breiten Spektrum kognitiver vornehmlich perzeptive und motorische Leistungen. Aus diesen Testmaßen läßt sich auch ein Beeinträchtigungsindex (Impairment Index) berechnen. Zusätzlich zu den sieben Kernmaßen der Testbatterie findet in der Regel als Bestand der erweiterten Testbatterie eine Reihe anderer Testverfahren Anwendung (z. B. die Wechsler Adult Intelligence Scale und der Trail Making Test). Die Durchführung der erweiterten Testbatterie kann mehr als 10 Stunden in Anspruch nehmen.

Klinische Demenzskalen

Als besonderer Vorteil dieser Gruppe von psychometrischen Verfahren gilt, daß sie stärker als die beschriebenen kognitiven Leistungstests an klinischen Erfordernissen, psychiatrischen Diagnosegewohnheiten, Konzepten und Konstrukten ausgerichtet sind (vgl. Zimmer et al. 1986). Angesichts dieser Tatsache sprechen Kahn und Miller (1978) den klinischen Demenzskalen auch eine im Vergleich zu den kognitiven Leistungstests größere klinische Relevanz zu.

Auf drei Arten von klinischen Demenzskalen soll in Anlehnung an Overall (1989) nachfolgend eingegangen werden. Zum einen auf Meßinstrumente, die im Sinne von Grobverfahren erste Verdachtsmomente dafür liefern, ob eine Demenz vorliegt oder nicht. Zweitens sollen Verfahren angesprochen werden, die Aussagen über den Schweregrad einer Demenzerkrankung liefern sollen. Drittens werden klinische Demenzskalen skizziert, die in erster Linie für differentialdiagnostische Zwecke bzw. zur nosologischen Einordnung von Demenzsyndromen entwickelt worden sind.

Skalen zur Bestimmung des Vorhandenseins einer Demenz

Als Prototyp dieser Gruppe von klinischen Demenzskalen kann das Mental Status Questionnaire (MSQ) von Kahn, Goldfarb, Pollack und Peck (1960) gelten. Das MSQ umfaßt zehn Fragen, die sich auf die Orientierung in Raum und Zeit und zur Person beziehen. Zwei Fragen betreffen das allgemeine Wissen, wie es in Anlehnung an die Items eines gleichnamigen Untertests aus dem Wechsler-Intelligenz-Test (Wechsler 1958, 1964) in der Frage nach dem amtierenden Präsidenten und dessen Amtsvorgänger zum Ausdruck kommt. Der Umstand, daß sich dieses Verfahren unter Klinikern (Ärzten wie Psychologen) so großer Beliebtheit erfreut, dürfte nach Zimmer et al. (1986) damit zusammenhängen, daß es die differenzierte Erfassung von Orientierungsleistungen ermöglicht. Beeinträchtigungen in der Orientierung, die wesentlich mit Störungen des Gedächtnisses zusammenhängen, gelten als frühes pathognomonisches Zeichen der Demenz vom Alzheimer-Typ.

In der Folgezeit ist eine Vielzahl von MSQ-Abkömmlingen oder -Varianten vorgelegt worden, die nach Gurland (1980) sämtlich untereinander auswechselbar sind. Die wohl bekanntesten unter ihnen sind die Mental Status Check List (MSCL) von Lifschitz (1960), das Short Portable Mental Status Questionnaire (SPMSQ) von Pfeiffer (1975) sowie die Mini-Mental State Examination (MMSE) von Folstein, Folstein und McHugh (1975). Als Vorteil der MSCL gegenüber dem MSQ gilt, daß zusätzliche kognitive Funktionen wie rechnerische Fähigkeiten, Merkfähigkeit, Abstraktionsfähigkeit und Schreibvermögen differenziert geprüft werden. Das SPMQ umfaßt wie das MSQ 10 Items aus den Bereichen Orientierung, Gedächtnis, allgemeines Wissen sowie Schreib- und Lesefähigkeit. Als Vorzug dieses Verfahrens gegenüber dem MSQ kann nach Zimmer et al. (1986) gelten, «daß Validität und Relevanz der Frageninhalte vielleicht etwas höher sind» (S. 27).

Auf die Mini-Mental State Examination (MMSE) soll im folgenden etwas ausführlicher eingegangen werden, da diese klinische Demenzskala im deutschen Sprachraum immer häufiger Verwendung findet. Eine modifizierte und auf hiesige Verhältnisse zugeschnittene Version dieses in den USA entwickelten Verfahrens wurde kürzlich von Kessler, Denzler und Markowitsch (1988) vorgelegt. Die Autoren schalten die MMSE ihrer eigentlichen Demenz-Testbatterie (siehe unten) vor, um mit ihrer Hilfe die Testbarkeit der Probanden zu überprüfen. Wie ihr amerikanisches Original, so versucht auch die deutsche Fassung der MMSE den kognitiven Zustand einer Person mit Hilfe von insgesamt 30 Fragen oder Aufgaben zu erfassen. Überprüft werden im einzelnen die Orientierung zu Zeit und Person (max. 10 Punkte), die Merkfähigkeit (max. 3 Punkte), die Aufmerksamkeit und das Zahlenverständnis (max. 5 Punkte), die Erinnerungsfähigkeit (max. 3 Punkte) sowie die Sprache einschließlich der Fähigkeit zum Befolgen von Anweisungen, Schreiben und Kopieren geometrischer Figuren (max. 9 Punkte). Der höchste bei diesem Meßinstrument zu erzielende Punktwert beträgt 30. Punktwerte von 20 und weniger weisen nach Angaben der Autoren auf eine Demenz hin.

Skalen zur Beurteilung des Schweregrades einer Demenz

Nach Overall (1989) liefern die vorgenannten klinischen Demenzskalen relativ zuverlässige Kennzahlen dafür, ob eine Demenz vorliegt oder nicht. Über diese Grobdifferenzierung hinausgehende Aussagen sind mit Hilfe dieser Verfahren jedoch nur bedingt bzw. nicht möglich. Um zu einer feineren Differenzierung zwischen den verschiedenen Demenzgraden zu gelangen, sind nach Overall Meßinstrumente erforderlich, die aus methodischen Gründen mehr Fragen oder demenzsensitive Aufgabenstellungen enthalten müssen als dies beispielsweise bei der MMSE der Fall ist.

Für den englischsprachigen Raum existieren mehrere Verfahren, die auch in den unteren Leistungsbereichen einsetzbar sind und die somit nicht nur eine Differenzierung hirngesund/dement sondern auch eine Differenzierung zwischen verschiedenen Demenzgraden erlauben sollen (vgl. Denzler et al. 1986). Zwei dieser Skalen, für die – soweit bekannt – im deutschen Sprachraum bislang allerdings kaum Erfahrungswerte vorliegen, sind die Dementia Rating Scale (DRS) von Mattis (1976) und die Alzheimer's Disease Assessment Scale (ADAS) von Rosen (1983; vgl. auch Rosen, Mohs & Davis 1984).

Die DRS umfaßt insgesamt 64 Aufgaben der Bereiche Aufmerksamkeit, Begriffsbildung, Perseveration, Gedächtnis und Zeichenfähigkeit, wobei sie auch Elemente aus dem Wechsler-Intelligenz-Test (Wechsler 1958, 1964) und dem Benton-Test (Benton 1958) integriert. Die Aufgaben sind innerhalb ihrer inhaltlichen Bereiche hierarchisch angeordnet. Der maximale Punktwert liegt bei 144. Gesunde Versuchspersonen erzielen in der Regel 140 Punkte und mehr. Die Durchführung der DRS nimmt bei gesunden älteren Personen rund 20 und bei dementiell Erkrankten rund 50 Minuten in Anspruch, was die Anwendbarkeit des Verfahrens vor allem bei dementiell stärker beeinträchtigten Patienten einschränken dürfte.

Die Alzheimer's Disease Assessment Scale (ADAS) wurde eigens zur differenzierten Erfassung kognitiver und nicht-kognitiver Funktionen bei Patienten mit neuropathologisch verifizierten Demenzen vom Alzheimer-Typ konzipiert. Die Skala umfaßt elf kognitive Aufgaben der Bereiche Gedächtnis, Orientierung, Sprache und willentliche Handlungsausführung (Praxis) und zehn nicht-kognitive Merkmale zur Erfassung von Affektivität, Agitiertheit sowie psychotischen und vegetativen Symptomen. Die bislang vorliegenden Daten weisen die ADAS als sensitives Instrument zur Abgrenzung der Alzheimerschen Krankheit von normalen Alterungsprozessen auf der einen und zur Differenzierung zwischen verschiedenen Schweregraden dieser Erkrankungsform auf der anderen Seite aus, wobei allerdings relativ geringe Fallzahlen die Generalisierbarkeit dieser Befunde bisher einschränken (vgl. Denzler et al. 1986). Mit dem Argument, daß viele der Symptome oder Merkmale der ADAS keineswegs alzheimertypisch sondern auch bei anderen Demenzformen anzutreffen sind, dürfte der Skala nach Zimmer et al. (1986) jedoch kaum differentialdiagnostisches oder nosologisches Gewicht zukommen.

Skalen zur nosologischen Einordnung der Demenzen

Die in diese Gruppe fallenden klinischen Demenzskalen wurden konstruiert mit dem Ziel der nosologischen Einordnung bzw. der typologischen Unterscheidung zwischen verschiedenen Demenzformen im Sinne der Differentialdiagnose. Besonderes Interesse verdient hierbei mit der Ischämie-Skala ein Meßinstrument, das für die differentialdiagnostisch oft problematische Unterscheidung zwischen den beiden zahlenmäßig häufigsten Demenzformen, den Demenzen vom Alzheimer-Typ und den Multi-Infarkt-Demenzen, herangezogen wird. Die Skala wurde von Hachinski et al. (1975) auf der Basis der Mayer-Gross-Kriterien (Mayer-Gross, Slater & Roth 1969) entwickelt. Sie umfaßt 13 auf klinischen Beobachtungen an Patienten mit Multi-Infarkt-Demenzen fußende Merkmale. Bei dieser Skala kann im Höchstfall ein Punktwert von 18 erzielt werden. Punktwerte von 7 und mehr legen nach Angaben der Autoren eine Multi-Infarkt-Demenz nahe. Da die Skala nur die für eine Multi-Infarkt-Demenz typischen Merkmale umfaßt, weisen sehr niedrige Punktwerte, das heißt Punktwerte zwischen 0 und 4, im Sinne einer Ausschlußdiagnose auf Demenzen vom Alzheimer-Typ hin.

Rosen, Terry, Fuld, Katzman und Peck (1980) haben auf der Basis neuropathologischer Befunde eine modifizierte und auf acht Merkmale reduzierte Ischämie-Skala entwickelt, die nach Zimmer et al. (1986) derzeit in der klinischen Praxis bevorzugt eingesetzt wird (vgl. auch Denzler al. 1986). Hachinski- wie auch Rosen-Skala liefern insgesamt relativ zuverlässige Kenngrößen (Ischämie-Scores) zur Trennung von Patienten mit Multi-Infarkt-Demenzen und Alzheimer-Patienten. Die diagnostische Sicherheit soll – gemessen an neuropathologischen Befunden – bei Werten von bis zu 80% liegen (vgl. Reischies 1987).

Neben den erwähnten Ischämie-Skalen existieren weitere für differentialdiagnostische Zwecke bei dementiellen Erkrankungen entwickelte Verfahren. So haben beispielsweise Gustafson und Nilsson (1982) zwei zur diagnostischen Abgrenzung von Alzheimerscher und Pickscher Krankheit entwickelte Skalen vorgelegt: die Alzheimer's

Disease Scale und die Pick's Disease Scale. Deren Konstruktionsprinzip folgt dem der Ischämie-Skalen mit einer externen Validierung an Autopsieergebnissen. Zur validen psychometrischen Erfassung von Multi-Infarkt-Demenz, Pickscher und Alzheimerscher Krankheit schlagen Gustafson und Nilsson (1982) die kombinierte Anwendung von Ischämie-, Alzheimer- und Pick-Skala vor.

Aktuelle Entwicklungen

In der aktuellen psychometrischen Demenz-Diagnostik dominiert nach Fleischmann, Oswald, Kanowski und Deutsch (1991) die Auffassung, daß Beschreibung und typologische Einordnung von Demenzprozessen eines multimodalen Vorgehens bedürfen (vgl. Gutzmann & Kühl 1987). Die Autoren verstehen hierunter, daß die psychometrische Demenz-Diagnostik idealiter nicht nur unterschiedliche Datenebenen (Leistung, Verhalten, Erleben) sondern auch verschiedene Datenquellen (Patient, Arzt, Angehörige usw.) und unterschiedliche Konstrukte (Leistungsdimensionen, Alltagsaktivitäten, Affektivitiät/ emotionale Befindlichkeit) einschließen sollte.

Als erste Schritte in Richtung auf die Entwicklung solcher Untersuchungsansätze können mehrere jüngst publizierte psychometrische Untersuchungsverfahren, Testbatterien oder -inventare angesehen werden. An dieser Stelle seien stellvertretend zwei, speziell für den deutschen Sprachraum entwickelte multimodale Ansätze der psychometrischen Demenz-Diagnostik angesprochen: das Nürnberger-Alters-Inventar (NAI) von Oswald & Fleischmann (1986) und der Demenz-Test von Kessler et al. (1988).

Bei NAI und Demenz-Test handelt es sich um schwerpunktmäßig psychologisch orientierte Ansätze der psychometrischen Demenz-Diagnostik. Nicht unerwähnt bleiben soll deshalb in diesem Zusammenhang auch eine primär psychiatrischen Diagnosegewohnheiten und Konstrukten folgende Neuentwicklung, nämlich das in Form eines Interview- oder Diagnoseleitfadens konstruierte SIDAM (Strukturiertes Interview für die Diagnose der Demenz vom Alzheimer-Typ, der Multi-Infarkt-Demenz und Demenzen anderer Ätiologie nach DSM-III-R und ICD-10) von Zaudig, Mittelhammer und Hiller (1990).

Nürnberger-Alters-Inventar (NAI)

Das NAI wurde konzipiert mit dem Ziel, wesentliche Bereiche der kognitiven Leistungsfähigkeit (insbesondere Gedächtnisleistungen), des Verhaltens, der Befindlichkeit sowie der Pflegebedürftigkeit von älteren Menschen abzubilden. Zu diesem Zwecke erhoben werden Selbsteinschätzungen bezüglich verschiedener alterstypischer Veränderungen, Beurteilungen durch den Testleiter, durch Angehörige, durch den Arzt oder das Pflegepersonal und leistungspsychologische Testdaten. Die einzelnen Verfahren des NAI sind dabei so angelegt, daß sie sowohl bei gesunden älteren Personen als auch bei solchen mit fortgeschrittener pathologischer Alterung im Sinne eines Demenzprozesses ein differenziertes Bild zur intellektuellen Leistungsfähigkeit, zur Befindlichkeit und zum allgemeinen Aktivitätsradius zulassen.

Das NAI enthält insgesamt fünf Fragebogenverfahren und elf kognitive Leistungstests. Bei der Entwicklung der Leistungstests wurde zum Teil auf bekannte und etablierte Meßinstrumente wie den Hamburg-Wechsler-Intelligenz-Test für Erwachsene (Wechsler 1964), den Labyrinth-Test (Chapuis 1959) und den Benton-Test (Benton 1958) zurückgegriffen.

Die Leistungstests des NAI sprechen ein weites Spektrum tempo- und gedächtnisbezogener Leistungen an. Primär tempoorientierte Tests des NAI sind z. B. der bereits erwähnte Zahlen-Verbindungs-Test G (Oswald & Fleischmann 1986) und der in Anlehnung an Chapuis für einen Einsatz im Altersbereich neu konstruierte Labyrinth-Test. Beispiele für primär gedächtnisbezogene Leistungstests sind der auf der Basis des Benton-Tests entwickelte Figuren-Test und der in Anlehnung an einen gleichnamigen Untertest aus dem Hamburg-Wechsler-Intelligenz-Test für das NAI neu konstruierte Subtest Zahlennachsprechen.

Die fünf Fragebogenverfahren des NAI können u. a. zur differenzierten Beschreibung von alltagspraktischen Fertigkeiten und Kompetenzen bzw. des Grades an Selbständigkeit und Pflegebedürftigkeit der Testperson aus zweierlei Blickwinkeln herangezogen werden: einerseits aus dem der Testperson und zum anderen aus der eines Beobachters (Angehöriger, Arzt, Pflegepersonal usw.).

Während einer Testsitzung kommt in der Regel nur eine Auswahl der skizzierten Verfahren zum Einsatz, die den zeitlichen Rahmen von 45 Minuten nicht überschreiten sollte. Objektivität, Reliabilität und Validität der Verfahren des NAI wurden an mehreren Stichproben, so

u. a. an Demenz-Stichproben, überprüft und können als hinreichend bis gut bezeichnet werden.

Demenz-Test

Auch der Demenz-Test ist als Entwicklung in Richtung auf einen multimodalen Untersuchungsansatz der psychometrischen Demenz-Diagnostik anzusehen. Der Demenz-Test ist nach Angaben seiner Verfasser primär zur psychometrischen Abgrenzung normaler Alterungsprozesse von dementen Verläufen auf der einen und der Differentialdiagnostik oder typologischen Differenzierung der Demenzen auf der anderen Seite konzipiert worden. Bei der Konstruktion des Verfahrens wurden bisherige Forschungsergebnisse zu Altersdemenzen und ihrer Diagnostik explizit berücksichtigt. Der Demenz-Test umfaßt so neben kognitiven Leistungstests auch klinische Demenzskalen und eine Fremdbeurteilung zur Einschätzung von alltagspraktischen Fertigkeiten oder Kompetenzen.

Der Demenz-Test integriert mehrere bekannte, zumeist aus dem englischsprachigen Raum stammende und auf hiesige Verhältnisse adaptierte bzw. neu konstruierte psychometrische Verfahren oder Paradigmen, so u. a. den selektiven Erinnerungstest von Buschke (1973), die Supermarktaufgabe als Wortproduktionstest (vgl. Coblentz et al. 1973), die Ischämie-Skala zur Trennung von Multi-Infarkt- und Alzheimer-Demenzen (Hachinski et al. 1975; Rosen et al. 1980) und die oben beschriebene Mini-Mental State Examination (MMSE) (Folstein et al. 1975).

Mit Hilfe der kognitiven Variablen überprüft der Demenz-Test insbesondere Gedächtnisleistungen, semantische Sprachfunktionen (Wortfindungsstörungen, Störungen der Sprachflüssigkeit), Orientierungsleistungen (zeitlich-kalendarisch, örtlich-geographisch, situativ-personell), Störungen der willentlichen Handlungsausführung (Apraxie) und die prämorbide Intelligenz.

Zur Überprüfung des Verfahrens wurden mehrere Stichproben gesunder und kranker alter Personen untersucht, so u. a. auch Stichproben mit Alzheimer- und Multi-Infarkt-Patienten. Die bezüglich der Güteeigenschaften der einzelnen Verfahren des Demenz-Tests bislang mitgeteilten Daten sind insgesamt zufriedenstellend.

Strukturiertes Interview für die Diagnose der Demenz vom Alzheimer-Typ, der Multi-Infarkt-Demenz und Demenzen anderer Ätiologie nach DSM-III-R und ICD-10 (SIDAM)

Das SIDAM erlaubt in Form eines Interview- und Diagnoseleitfadens die Erfassung von Demenzen, deren Schweregradbestimmung und die Differentialdiagnose verschiedener Demenzformen (vor allem von Multi-Infarkt- und Alzheimer-Demenzen). Grundgerüst des Interviewleitfadens bilden die Diagnosekriterien für Demenzen, wie sie in der DSM-III-R (American Psychiatric Association 1987) und der ICD-10 (World Health Organization 1989), zweier in der Psychiatrie heute eingeführter bzw. in Erprobung befindlicher Diagnoseschemata oder Klassifikationssysteme, formuliert sind. Die einzelnen Aufgaben, Fragen oder Tests des SIDAM werden hierbei diesem Grundgerüst zugeordnet. Man könnte auch sagen, daß mit ihrer Hilfe die Demenz-Kriterien von DSM-III-R und ICD-10 inhaltlich gefüllt, präzisiert oder schärfer gefaßt werden.

Mit Hilfe der einzelnen Variablen des SIDAM werden u. a. kognitive Funktionen wie Orientierung, Rechnen, Abzeichnen, Gedächtnis und abstraktlogisches Denkvermögen, Aspekte des Sozialverhaltens und der psychosozialen Beeinträchtigung sowie differentialdiagnostische Fragen angesprochen. Dies geschieht größtenteils mittels etablierter klinischer Demenzskalen wie der Hachinski-Skala (Hachinski et al. 1975), dem Mini-Mental-State-Test (Folstein et al. 1975) und Varianten dieser beiden Verfahren.

Zur Überprüfung des SIDAM wurden mehrere Teilstichproben gesunder und dementiell erkrankter alter Personen untersucht. Die bezüglich der Güteeigenschaften (Reliabilität, Validität) des SIDAM einschließlich der SIDAM-Diagnosen nach DSM-III-R und ICD-10 bislang mitgeteilten Kennwerte sprechen insgesamt für die Brauchbarkeit des Verfahrens zur quantifizierten Erfassung von Demenzsyndromen und deren differentialdiagnostischer Eingrenzung.

Zusammenfassung und Schlußbemerkungen

Psychometrische Untersuchungsverfahren sind heute integraler und unverzichtbarer Bestandteil der klinisch-psychiatrischen Demenz-Diagnostik. Die große Vielfalt psychometrischer Meßinstrumente, die in der heutigen Demenz-Diagnostik zum Einsatz kommt, mag dies unterstreichen. Viele der existierenden Verfahren erfüllen jedoch die an ein psychometrisches Instrument anzulegenden Gütemaßstäbe (Objektivität, Reliabilität, Validität) nur unzureichend. Hinzu kommt, daß zahlreiche der im deutschen Sprachraum heute eingesetzten Verfahren bloße Übersetzungen ihrer amerikanischen Originale darstellen, die für einen sachgemäßen Gebrauch unabdingbare Adaptation der Verfahren auf deutsche Verhältnisse einschließlich ihrer Neukonstruktion mit anderen Worten noch aussteht.

Die psychometrischen Untersuchungsverfahren werden in erster Linie herangezogen zur Abgrenzung pathologischer von normalen Alterungsprozessen, zur Objektivierung und Quantifizierung dementiell bedingter Leistungseinbußen, zur Bestimmung des Schweregrades einer Demenz und zur Differenzierung zwischen verschiedenen Demenzformen. Sie leisten außerdem wertvolle Dienste bei der metrischen Erfassung und Beurteilung von Behandlungs- und Krankheitsverläufen.

Die exemplarisch vorgestellten Untersuchungsansätze – kognitive Leistungstests, klinische Demenzskalen, multimodale Untersuchungsverfahren oder -inventare – tragen zu diesen Aufgaben in unterschiedlichem Maße bei. Als unbestreitbarer Vorzug der kognitiven Leistungstests gilt, daß sich mit ihrer Hilfe spezifische Leistungs- und Funktionsstörungen in den Bereichen Wahrnehmung und Kognition detailliert und differenziert erfassen lassen. Nach dem heutigen Kenntnisstand helfen kognitive Leistungstests jedoch kaum bei differentialdiagnostischen Fragestellungen weiter. In diese Richtung weisen die Ergebnisse zahlreicher Studien mit dem Ziel, Alzheimer- und Multi-Infarkt-Kranke aufgrund ihrer Resultate in kognitiven Leistungstests empirisch zu trennen (vgl. Fleischmann et al. 1991; Tierney, Snow, Reid, Zorzitto & Fisher 1987; Wagner 1984). Nicht der ausdrücklichen Erwähnung bedarf schließlich, daß kognitive Leistungstests auch nicht zu einer psychiatrischen Diagnose verhelfen können.

Als Charakteristikum der klinischen Demenzskalen ist herauszustellen, daß diese anders als die im Rahmen von Neuropsychologie und allgemeiner Psychologie entwickelten kognitiven Leistungstests eher psychiatrischen Diagnosegewohnheiten, Konzepten und Konstrukten folgen. Klinische Demenzskalen weisen vor diesem Hintergrund auch eine größere Nähe zum Prozeß der psychiatrischen Diagnosefindung auf. Hiermit dürfte auch zusammenhängen, daß sich die klinischen Demenzskalen – in Sonderheit die Ischämie-Skalen zur Abgrenzung von Multi-Infarkt- und Alzheimer-Demenzen – anders als die kognitiven Leistungstests bei differentialdiagnostischen Fragestellungen bislang insgesamt bewährt haben.

Die als Entwicklungen in Richtung auf eine multimodale psychometrische Demenz-Diagnostik aufzufassenden komplexeren Diagnoseansätze (NAI, Demenz-Test) zeichnet aus, daß sie zu einem umfassenderen und mehr Aspekte einschließenden Leistungs- und Persönlichkeitsbild der Untersuchten verhelfen. Der Demenz-Test beispielsweise kombiniert sowohl bewährte kognitive Leistungstests als auch klinische Demenzskalen und Skalen zur Beurteilung von alltagspraktischen Kompetenzen.

Das SIDAM schließlich erlaubt in Form eines psychiatrischen Interview- und Diagnoseleitfadens unter gleichzeitiger Verwendung von bekannten klinischen Demenzskalen als einziges der vorgestellten Meßinstrumente die Stellung von Demenz-Diagnose und Differentialdiagnose gemäß zweier in der Psychiatrie gebräuchlicher Diagnoseschemata oder Klassifikationssysteme (DSM-III-R, ICD-10).

Für die psychometrischen Ansätze der Demenz-Diagnostik gilt – und hierauf sei abschließend mit Nachdruck hingewiesen –, daß sie nicht als Ersatz für eine ausführliche psychiatrische Diagnostik (Exploration, Anamnese) gedacht sind. Psychometrische Untersuchungsverfahren können auch nicht die ätiologiegeleitete medizinisch orientierte Demenz-Diagnostik unter Einschluß von Laboruntersuchungen (Blut, Serum, Urin) und technischen Untersuchungen (Elektroenzephalogramm, Computertomographie, Kernspintomographie, Positronen-Emissions-Tomographie usw.) ersetzen. Im Interesse einer größtmöglichen Diagnosesicherheit bedürfen Diagnose und Differentialdiagnose der Demenz möglichst vielfältiger Informationsquellen und Daten. Vor diesem Hintergrund liefern auch die psychometrischen Untersuchungsansätze ihren unbestreitbar wichtigen und unverzichtbaren Beitrag.

Psychometrische Untersuchungsverfahren sind heute fester Bestandteil der klinisch-psychiatrischen Demenz-Diagnostik. Sie werden herangezogen zur
- Abgrenzung pathologischer von normalen kognitiven Alterungsprozessen,
- Objektivierung und Quantifizierung dementiell bedingter Leistungseinbußen einschließlich der Bestimmung des Schweregrades einer Demenz,
- Differenzierung verschiedener Demenzformen und
- metrischen Erfassung und Beurteilung von Behandlungs- und Krankheitsverläufen.

Die verschiedenen Untersuchungsansätze oder Testverfahren tragen zu diesen Aufgaben in unterschiedlichem Maße und mit unterschiedlicher Schwerpunktsetzung bei:
- Mit Hilfe der kognitiven Leistungstests lassen sich spezifische Leistungs- und Funktionsstörungen in den Bereichen Wahrnehmung und Kognition detailliert und differenziert erfassen.
- Die klinischen Demenzskalen haben sich u. a. bei der Grobdiagnose einer Demenz und bei der typologischen Unterscheidung zwischen verschiedenen Demenzformen bewährt.
- Die Ansätze der multimodalen, das heißt mehrere Datenquellen und Datenebenen einschließenden psychometrischen Demenz-Diagnostik verhelfen zu einem umfassenderen Leistungs-, Verhaltens- und Persönlichkeitsbild der Untersuchten.

Die psychometrischen Ansätze der Demenz-Diagnostik sind kein Ersatz für eine ausführliche klinisch-psychiatrische Diagnostik. Sie ergänzen und vertiefen jedoch die dort gewonnene Information.

7 | Medikamentöse Behandlung der senilen Demenz vom Alzheimer Typ

Gert Schulze

Die senile Demenz vom Alzheimer-Typ (SDAT) stellt die größte Gruppe innerhalb der dementiellen Erkrankungen dar. Eine pathogenetisch spezifische medikamentöse Behandlung der SDAT gibt es zur Zeit nicht. Einige gegenwärtig verfügbare Arzneimittel (Nootropika) sind mit Einschränkungen geeignet, Symptome der Hirnleistungsstörungen im Rahmen der SDAT positiv zu beeinflussen.

Präklinische Modellbildung und klinische Zustands- und Veränderungsdiagnostik müssen in noch engeren Bezug gebracht werden, um Nootropika einer zweiten Generation auf rationaler Basis zu entwickeln.

Entsprechend der Darstellung im Beitrag von Gutzmann verändert sich das Spektrum der Symptome im Verlauf einer SDAT. Während die kognitiven Störungen am Beginn der Erkrankung führend sind, treten mit ihrer progredienten Entwicklung vegetative und auch somatische Defizite in den Vordergrund.

Aus neuropathologischen Untersuchungen an Gehirnen von an SDAT verstorbenen Patienten sind seit langer Zeit typische Befunde bekannt. Regelmäßig werden Plaques und Fibrillen gefunden (vgl. Beitrag Gertz). Ursache für diese Ablagerungen sowie der zeitliche Ablauf der direkten funktionellen Folgen blieben weitgehend unklar. Konstanter Bestandteil der Ablagerung ist das in seiner Sequenz aufgeklärte ß4A-Protein, ein schwer lösliches, zu Polymerisation (→ Fibrillen) neigendes Spaltprodukt aus einem Vorläuferprotein, das Bestandteil von Zellmembranen ist. Der Prozeß der vermehrten Freisetzung von ß4A-Protein beginnt wohl schon etwa 30 Jahre, bevor eine klinisch nachweisbare Demenzsymptomatik nachweisbar ist (Beyreuther et al. 1989). Wieweit diese Veränderungen Ursache der Degeneration von Neuronen sind, bleibt noch unklar. Sicher ist, daß in einigen Hirnregionen, z. B. Nucleus basalis Meynert, im Hippokampus und Teilen des entorhinalen Cortex das Ausmaß der Degeneration derart ist, daß ein bedeutsamer Funktionsverlust, d. h. dementielle Symptomatik, erklärlich erscheint.

Eine pathogenetisch spezifische Behandlung der SDAT gibt es nicht. Ziel einer Therapie sind verschiedene Symptome von Hirnleistungsstörungen, d. h. Verzögerung der Progression bzw. Besserung der Demenzsymptomatik in ihrem Kernbereich wie Gedächtnisstörungen, Konzentration, Auffassung, Aufmerksamkeit, inhaltliche und formale Denkstörungen, Orientierung, Vigilanz.

Als Zielgruppen können mit hinreichender Treffsicherheit Patienten diagnostisch identifiziert werden, die an SDAT, an vaskulär bedingter Demenz und Mischformen beider Typen leiden.

Die Entwicklung von Medikamenten zur Behandlung der Demenz war in der Vergangenheit, und ist es zum Teil auch heute noch, stark behindert durch die Unkenntnis der zugrunde liegenden pathogenetischen Mechanismen, die zu den vielfältigen degenerativen Veränderungen auf subzellulärer und zellulärer Ebene und auf der Ebene von funktionellen Neuronenverbänden im ZNS führen.

Die therapeutische Praxis der Vergangenheit war geprägt durch die Anwendung einer Fülle von Arzneimitteln – Einzelsubstanzen, definierten und undefinierten Mischungen –, denen eine Wirksamkeit zugeschrieben wurde.

Fröstl und Maitre publizierten 1989 eine Arbeit, in der der Versuch gemacht wurde, die Vielfalt von Substanzen, für die als Nootropika bzw. cognition enhancers Anspruch auf Wirksamkeit erhoben wird, in ein Ordnungsschema zu bringen. Gesichtspunkte waren die chemische Struktur und/oder der bedeutsamste physiologische Effekt.

1. Piracetam-Typ
2. CO-dergocrin-Typ
3. Vincamin-Typ
4. Acetylcholinartig (direkt + indirekt)
5. Aktivatoren des cerebralen Stoffwechsels
6. Vasodilatatoren und Substanzen, die die Blutviskosität beeinflussen

7. Antianoxische Substanzen
8. Vitaminartige Substanzen
9. Antidepressiva, Neuroleptika, Benzodiazepine (Psychopharmaka)
10. Peptide

Die Fülle und Verschiedenartigkeit der Substanzen und deren Wirkprinzipien läßt schon erkennen, wieviele Wege zur Behandlung der Hirnleistungsstörungen zum gegenwärtigen Zeitpunkt noch für erfolgversprechend gehalten werden.

Präklinische Forschung

Es ist das Bemühen von präklinisch experimentell arbeitenden Pharmakologen,

1. durch Modifikation von Substanzen, deren pharmakodynamisches Wirkprofil im Sinne der erwünschten Wirkungen herauszuarbeiten (symptomorientiert)
2. die biochemischen Vorgänge aufzuklären und zu beeinflussen, die relevant für die Entstehung und die Progression der Krankheit sind (pathogeneseorientiert).

Wirkungen, die mit den unterschiedlichsten Methoden in vitro oder in vivo im präklinischen Experiment oder auch an gesunden Probanden nachweisbar sind, mögen Hinweise auf eine biologische Aktivität in bestimmten Funktionszusammenhängen geben, sind aber für sich alleine irrelevant bezüglich des therapeutischen Wertes.

Es erhebt sich die Frage nach geeigneten Objekten (Computersimulation, zellfreie Enzym/Substrat-Systeme, Zellkulturen, Versuchstiere), mit denen die Ziele erreicht werden können. Solche Objekte können die Qualität von Modellen erhalten, wenn an ihnen die Interaktionen von Substanz und Patient nachgebildet und manipuliert werden können.

Das theoretisch beste Modell einer beobachteten Katze ist eine Katze, – vorzugsweise die gleiche, formulierten Rosenblueth und Wiener 1945 bewußt trivial, inhaltlich jedoch sehr anspruchsvoll. In dieser Pointierung liegt wohl der Hinweis, daß Modelle nicht ohne weiteres zu realisierende Analogien sind, sondern sich immer im Spannungsfeld von notwendiger Abstraktion vom Original und sinnvoller Approximation an das Original befinden. Modelle sollen die als wichtig angesehenen Eigenschaften des Vorbildes ausdrücken. Der dabei notwendige Prozeß der Reduktion enthält allerdings schon Elemente der Theoriebildung, denn das Erkennen von wichtigen und unwichtigen Eigenschaften setzt schon eine erklärende, Zusammenhang stiftende Funktion voraus.

Tierexperimentelle Modelle für somatische Erkrankungen scheinen meist gegeben, sind aber bei genauer Betrachtung selten uneingeschränkt nutzbar.

Modelle für pathologische Zustände höherer mentaler Leistungen sind dagegen erst in Ansätzen vorhanden. Das gilt sowohl für Psychose-Modelle zur Prüfung und Entwicklung von Neuroleptika und Antidepressiva als auch für Modelle der verschiedenen Formen von Hirnleistungsstörungen.

Der Versuch, Nootropika, das heißt Substanzen, die auf verminderte kognitive Leistungen eine fördernde Wirkung haben sollen, im Tierexperiment zu prüfen, besteht also in erster Linie in der Validierung geeignet erscheinender Modelle. Nun lassen sich eine ganze Reihe von mentalen Funktionen wie Aufmerksamkeit, Konzentrationsfähigkeit, Vigilanz, Gedächtnis mit den Teilleistungen Einspeichern, Konservieren, Abrufen, zeitliche und räumliche Orientierung, durchaus am Versuchstier beobachten und quantifizieren. Doch der Nachweis derartiger Partialleistungen und deren Störung sowie ihre Beeinflussung muß nicht identisch sein mit entsprechenden humanpsychopathologischen Symptomen oder Syndromen. Er zeigt nur an, daß es möglich ist, die Wirkungen von Nootropika im Tierversuch erkennbar zu machen. Erschwerend für die Modellfindung ist der etwas diffuse Indikationsanspruch dieser Substanzen. Daher ergibt sich die Frage: Welche Art von kognitiver Beeinträchtigung soll abgebildet werden?

1. Der Zustand nach ischämischem Insult
2. Der Zustand nach Schädel-Hirn-Trauma
3. Dementielle Erkrankungen
    a) vaskulär (Multi-Infarkt-Demenz)
    b) degenerativ, nichtvaskulär (M. Alzheimer)
4. Symptome wie z. B. Gedächtnisstörungen, Orientierungsstörungen.

Aus der Auflistung läßt sich jedoch ableiten, welche Ziele erreicht werden sollen.

1. Unterstützung der Restitution von Folgezuständen nach akuten Ereignissen
2. Progredienzprophylaxe dementieller Erkrankungen
3. Symptombesserung dementieller Erkrankungen.

Diesen unterschiedlichen Zielen muß beim Aufbau und der Bewertung der Modelle Rechnung getragen werden.

Mangels anderer Kommunikationsmöglichkeiten sind tierexperimentelle Modelle zur Prüfung von Nootropika auf die Messung motorischer Verhaltensäußerungen als Indikator angewiesen bzw. begrenzt (Coper et al. 1986). Die verwendeten Tierarten sind i. d. R. auf Ratten und Mäuse beschränkt. Wüstenrennmäuse, Tauben, Affen werden aus naheliegenden Gründen selten verwendet.

Das Repertoire an Tests besteht meist aus:
1. Spontanmotorik
2. Passives Vermeidungsverhalten in der shuttlebox
3. Operantes Verhalten in der Skinnerbox mit verschiedenen Reiz-Reaktions-Verknüpfungen
4. Räumliches Orientierungsverhalten in verschiedenen Ausführungen von Labyrinthen.

Die Leistungen in diesen Testanordnungen sind standardisierbar und quantifizierbar und durch Nootropika bei gesunden, jungen Versuchstieren in der Regel nicht zu beeinflussen, d. h. zu steigern.

Es müssen daher Leistungseinschränkungen durch Einführung von variierbaren zusätzlichen Einflußgrößen induziert werden. Dazu zählen Amnesie provozierende Verfahren wie akute Hypoxie, Elektrokrampf, Behandlung mit Scopolamin, aber auch Versuchspläne mit ansteigenden Anforderungen und Verwendung von alten Tieren, wobei Tiere als alt definiert werden, die die 50% Überlebenden einer Ausgangspopulation darstellen.

Im folgenden soll kurz auf die angeführten Tests eingegangen werden.

Zu 1

Die Prüfung der Motorik stellt eine Basisuntersuchung dar, da alle weiteren Tests motorische Verhaltensweisen als Indikatoren verwenden. Dabei kann es sich um kurzzeitige (1–2 Stunden) oder längerfristige (2–10 Tage) Registrierungen handeln, die mit Hilfe automatischer

Aufnahme und programmgesteuerter Auswertung erfolgt. Weiterhin kann die motorische Koordination mit Hilfe von Balance- und schiefe Ebene-Tests geprüft werden. Wird das Gangmuster durch Vermessung der Fußspuren quantifiziert, können Verbesserungen bei alten Tieren nach Nootropika nachgewiesen werden (Schuurman et al. 1987). Beim Test auf der rotierenden Walze kann gezeigt werden, daß die Verweilzeit alter Tiere durch Nootropika gesteigert werden kann, sofern es durch die Umdrehungsgeschwindigkeit noch nicht zu einer Überforderung gekommen ist. Der Test kombiniert die unabhängigen Variablen Alter und erhöhte Anforderung (Jänicke et al. 1983, Schulze und Jänicke 1986).

Zu 2

Passives Vermeidungsverhalten wird als Indikator für Vorgänge benutzt, die mit Kurzzeitgedächtnis in Verbindung stehen. In einer Trainingssitzung wird ein instinktives Verhalten von Ratten – Überwechseln von einem hellen in einen dunklen Raum – durch einen aversiven Reiz bestraft. 24 Stunden später wird diese Ratte erneut in den hellen Raum gesetzt und die Latenz gemessen, bis sie den dunklen Raum aufsucht. Auch hier gilt, daß die basalen Kurzzeitgedächtnisleistungen durch Pharmaka nicht verbessert werden können.

Der Effekt amnestisch wirkender Verfahren wie Hypoxie oder Elektrokrampf oder Behandlung mit Substanzen wie z. B. Scopolamin, die in zeitlicher Umgebung des Vermeidungslernens angewandt werden, wird durch eine Reihe von Nootropika antagonisiert. Die positiven Ergebnisse aus dieser Art von Gedächtnis-Tests darf aber nicht überschätzt werden. Allenfalls wird hier mit einer Wirkung nur eine – vielleicht notwendige – Bedingung erfüllt, um in der Humantherapie als wirksam zu gelten (Hock 1987).

Zu 3

Operantes Verhalten wird in einer großen Zahl von Abwandlungen angewendet. Im Gegensatz zum vorher erwähnten Vermeidungsverhalten ist in diesen Tests eine große Zahl von Variationen der Stimulus-Response-Verknüpfung möglich, so daß unterschiedliche Komponenten der mentalen Prozesse, die zur Bewältigung einer Aufgabe führen, teilweise getrennt erfaßt werden können.

Die einfachste Form eines operanten Verhaltenstests besteht darin zu erlernen, daß eine Futterbelohnung auf jeden, jeden zweiten – fünften – zehnten Tastendruck erfolgt (FR 1, 2, 5, 10). Erst Modifikationen von zusätzlichen Randbedingungen können das Erlernen dieser Leistung bei alten Tieren verzögern, ohne daß das Erreichen eines vorher festgesetzten Kriteriums beeinflußt wird. Eine Steigerung der Anforderungen kann nun darin bestehen, von einem FR 10, d. h. einem Programm, das hohe Aktivität verlangt, auf ein zweites Programm umzulernen, das nur geringe äußere Aktivität erfordert. In ihm erfolgt die Futterbelohnung, wenn zwischen jedem Tastendruck mindestens 10 Sekunden gewartet wird. Vorzeitiges Drücken setzt den Zeitzähler zurück. Bei diesem Umlern-Paradigma sind deutliche Altersunterschiede nachzuweisen, die nicht nur in der Geschwindigkeit des Umlernens bestehen, sondern auch darin, daß ein vereinbartes Kriterium innerhalb einer vorgegebenen Zahl von Testungen von der Gruppe der alten Tiere überhaupt nicht mehr erreicht wird (Jänicke und Schulze 1987). In eigenen Untersuchungen an Ratten waren drei verschiedene Nootropika in diesem Test ohne Effekt.

Von anderen Autoren wurde über Tests an Rhesusaffen berichtet. In diesem Falle bestand die Aufgabe darin, eine bestimmte Zeit nach Darbietung eines hinweisenden Stimulus die richtige Taste zu drücken, um eine Belohnung zu erhalten. Mit Zunahme des Intervalls zwischen Stimulus und Reaktionsmöglichkeit nahm die Zahl der richtigen Reaktionen ab, wobei diese Abnahme mit dem Alter der Versuchstiere größer wurde. Der Einfluß von drei verschiedenen Nootropika in jeweils zwei Dosen auf diese verminderte Leistung wurde untersucht. Dabei ergab sich eine große interindividuelle Variabilität, so daß trotz einiger konsistent positiver Wirkungen keine Verbesserung, gemessen am Mittelwert der Gruppe, nachgewiesen werden konnte (Bartus et al. 1983).

Zu 4

Mentale Leistungen können unter Benutzung artgemäßer Fähigkeiten und Verhaltensweisen in verschiedenartigen Ausgestaltungen von Labyrinthen untersucht werden. Die Motivierung erfolgt durch Futterbelohnung.

In Abhängigkeit vom Aufwand bei der Registrierung des Verhaltens in einem derartigen Labyrinth sind über die Erhebung der Zeit bis zum Eintreffen am Ziel, noch eine Vielzahl von Parametern meßbar, die Aussagen über mentale Partialfunktionen wie z. B. Orientierung erlauben.

In eigenen Untersuchungen wurden mit dieser Methode große Unterschiede in Abhängigkeit vom Lebensalter schon bezüglich der Ausgangsleistungen gefunden. Darüber hinaus waren auch die Lernleistungen in aufeinanderfolgenden Testungen unterschiedlich. Gruppiert man verschiedene Parameter danach, ob sie eine Zeitabhängigkeit beinhalten, also z. B. reine Zeitmessungen bzw. Verhaltensäußerung pro Zeiteinheit, oder ob sie zeitunabhängig sind, z. B. Laufweg bis das Ziel erreicht wurde, kontinuierlich gelaufene Wegstrecke, Verhältnis von zielgerichtetem Weg zu zielabgewendetem Weg, so zeigt sich, daß speziell das zeitunabhängige Verhalten von alten Tieren durch Training nicht verbessert werden kann (z. B. die kontinuierlich gelaufene Wegstrecke). Daneben sind eine große Zahl von Partialleistungen trainierbar und nähern sich asymptotisch Werten, die jeweils unterschiedlichen Abstand zu denen junger Tiere haben (Schulze et al. 1988).

Zur Zeit laufende Untersuchungen gehen der Frage nach, ob die durch Scopolamin oder chronische Hypoxie (äquivalent einem Höhenaufenthalt von 5500 m) bedingten Leistungsminderungen durch Nootropika ausgeglichen werden können.

Nach den gegenwärtig vorliegenden Befunden ist es nicht möglich, einen einzelnen Test zu benennen, der als Modell für Hirnleistungsstörungen des Menschen angesehen werden kann. Auf beiden Seiten – auf der klinisch-therapeutischen wie auf der präklinisch-experimentellen – fehlen die Definitionen, welche objektivierbaren Zielgrößen unter welchen Bedingungen ausgewählt werden sollen. Da auf dem Gebiet der Hirnleistungsstörungen nur Korrelationsmodelle in Frage kommen, wird die Aufgabe zu lösen sein, die Beeinflussung von Faktoren, die im Tierexperiment erfaßt werden können, mit solchen, die in der Klinik dokumentiert werden, zu korrelieren.

Das Ergebnis könnte eine vielfach abgesicherte, robuste Korrelation sein, auf deren Basis nach wirksameren Substanzen gesucht werden kann. Auf tierexperimenteller Seite wird mit großer Wahrscheinlichkeit nicht ein einzelner Test stehen, sondern eine ganze Batterie, deren gewichtetes Gesamtergebnis Basis für eine therapeutische Erwartung sein kann.

Klinisch – pharmakologische Forschung

Solange kein Modell vorhanden ist, an dem prospektiv die klinische Wirksamkeit geprüft werden kann, ist nur der direkte Nachweis des therapeutischen Erfolges zur Beurteilung einer Substanz entscheidend. Dabei kann dieser in einem der drei Gebiete (Restitutionsförderung, Progredienzprophylaxe, Symptombesserung) liegen.

1986 wurde von einer Expertenkommission beim Bundesgesundheitsamt (BGA) Empfehlungen für die Bewertung von Arzneimitteln zur Behandlung von Hirnleistungsstörungen erarbeitet und anhand dieser Kriterien eine Reihe von Nootropika/Geriatrika beurteilt, die schon seit längerem auf dem Markt sind. Dazu gehörten u. a. CO-dergocrinmesilat, Piracetam und Pyritinol. Die Zulassung neuer Arzneimittel, z. B. Nimodipin, erfolgte entsprechend diesen Empfehlungen.

In einer neuen, überarbeiteten Empfehlung einer BGA-Kommission 1991 zum Wirksamkeitsnachweis von Nootropika im Indikationsbereich Demenz werden die Beobachtungsebenen und Meßverfahren vorgestellt, die als angemessen und aussagefähig angesehen werden.

Die klinische Beurteilung der Wirksamkeit von Medikamenten bei der Behandlung der Demenz stützt sich in der Regel auf drei Merkmalsgruppen/Beobachtungsebenen:

1. Psychopathologischer Befund
2. Ebene objektivierender Leistungsverfahren
3. Verhalten, das in engem Zusammenhang mit Aktivität steht.

Werden diesen drei Merkmalsgruppen von einander unabhängige Beobachter zugeordnet, kann von einer zunehmenden Objektivität der Wirksamkeitsbeurteilung und der klinischen Relevanz in dem Maße ausgegangen werden, in dem die unabhängigen Beobachter zu konvergenten Urteilen kommen.

Die Leitsymptome der Demenz: Störungen des Gedächtnisses, der Konzentration, der Auffassung und Aufmerksamkeit, des Denkens, der Orientierung, der Vigilanz und Werkzeugstörungen, affektive Störungen, Störungen der Motivation, des Antriebes, der Psychomotorik sowie Aggressivität und Dissozialität stellen für die Merkmalsgruppen 1 und 2 die Zielgrößen der Verlaufsbeobachtung und die Basisfunktionen für die Verhaltensstörungen der Merkmalsgruppe 3 dar.

Für die Meßverfahren sind als Kriterien neben Reliabilität und Validität die Veränderungssensitivität heranzuziehen.

Als Beispiel für Verfahren (vgl. den Beitrag von Kühl), die die Beobachtungsebene 1 erfaßbar machen, seien die globale ärztliche Beurteilung (Clinical Global Impression, CGI) und die Sandoz Clinical Assessment Geriatric Scale (SCAG) genannt.

Zu den objektivierenden Leistungsverfahren gehören u. a. das Nürnberger Alters-Inventar, der Syndrom-Kurztest (SKT) und der Zahlen-Symbol-Test.

Dieses Gebiet könnte allerdings noch erweitert werden durch Messungen unter besonderen Situationen, z. B. Störbarkeit der Leistung durch zusätzliche Reize, oder der Erfassung der Reagibilität auf Reize oder Situationen.

Messung auf der Ebene 3 kann z. B. mit der Beurteilungsskala für geriatrische Patienten (BGP) erfolgen.

Beispiele für gebräuchliche Arzneimittel

Co-dergocrinmesilat (CDG) stellt eine Mischung von modifizierten Mutterkorn-Alkaloiden (Dihydroergocornin-, Dihydroergocristin-, Dihydro-α-ergocryptin-, Dihydro-ß-ergocryptinmesilat 3:3:2:1) dar.

In einer Zahl von klinischen Studien (McDonald 1979), die einer methodologischen Kritik standhalten, konnte eine Wirksamkeit im Indikationsgebiet nachgewiesen werden. Das Ausmaß der Wirksamkeit gegenüber Placebokontrollen war aber im Durchschnitt nicht größer als 20%. Dabei gibt es weder Anhaltspunkte, unter welchen speziellen Bedingungen positive Effekte erwartet werden können, noch welche Symptome vorwiegend beeinflußt werden. Es werden sowohl kognitive Symptome/Einschränkungen als auch Stimmung, Antrieb und soziale Interaktion erfaßt.

CDG hat wahrscheinlich keinen Einfluß auf die Hirndurchblutung oder auf die Sauerstoffaufnahme des Gehirns. Biochemische Wechselwirkungen sind im Zusammenhang mit bestimmten Neurotransmittern nachgewiesen worden: CDG ist ein Hemmstoff an alpha-adrenergen Rezeptoren und stimuliert dopaminerge Rezeptoren (Markstein und Wagner 1978, Müller-Schweinitzer und Weidman 1978), führt zu einer Beeinflussung des intrazellulären second messenger Systems cAMP (Hemmung der Noradrenalin stimulierten Bildung, Hemmung des Abbaus, Hemmung von cAMP stimulierten Proteinkinasen) (Markstein und Wagner 1978, Müller-Schweinitzer und Weidman 1978). Darüber hinaus wird ein transmembranäres Ionentransportsystem gehemmt, das für die Erregbarkeit der Zelle teilweise verantwortlich ist (Reichlmeier und Iwangoff 1974, Meier-Ruge et al. 1975). In welcher Weise diese Wirkungen zur therapeutischen Wirksamkeit beitragen, ist jedoch unklar.

Ebenso verhält es sich mit den EEG-Befunden. Es wird konstant nach einer Behandlung über mehrere Wochen eine Normalisierung der dominanten alpha-Frequenz (9–11 Hz) mit Zunahme der Amplitude und eine Reduktion von pathologischen beta- und theta-Wellen sowie Reduktion der Variabilität gefunden (Matejcek et al. 1979, Kugler et al. 1978). Die Korrelationen zwischen diesen Befunden und klinischen Veränderungszeichen waren aber schwach.

Unerwünschte Arzneimittelwirkungen (UAW) sind selten und mild. Sie bestehen vorwiegend in leichten Kopfschmerzen und eventuell in verschiedenen psychischen Symptomen wie Sedation, Ängstlichkeit, Verwirrtheit. Daneben können Blutdruckabfall und Bradykardie, aber auch allergische Reaktionen mit Manifestation an der Haut auftreten. Es sind keine absoluten Kontraindikationen für eine Behandlung mit CDG bekannt.

Die chemische Struktur von **Pyritinol** verleitet dazu anzunehmen, daß die biologische Aktivität der Substanz bzw. die der beiden Hauptmetaboliten ähnlich der von Vitamin B6 (Pyridoxin, Pyridoxal, Pyridoxamin) ist. Hinweise dazu liegen jedoch nicht vor.

In placebokontrollierten, doppelt blinden klinischen Studien wurde gezeigt (Hascovek et al. 1977, Goncalves 1979, Tazaki et al. 1980), daß Pyritinol eine globale Wirksamkeit im Sinne der Indikation bei 70% der Patienten hatte, gegenüber einer Wirksamkeit von Placebo bei 50% der Patienten. Dieser Unterschied ist statistisch signifikant.

Bezüglich einzelner Zielsymptome, die durch Pyritinol positiv beeinflußt werden, sind Aussagen mit größerer Unsicherheit behaftet. Mit dieser Einschränkung können Symptome wie Störung der Konzentration und des Gedächtnisses, depressive Verstimmung, Interesselosigkeit, vorzeitige Ermüdbarkeit, Schlafstörungen als vornehmliches Wirkungsfeld von Pyritinol genannt werden.

Bei Untersuchungen der Gehirndurchblutung und des Gehirnstoffwechsels (Becker und Hoyer 1966, Hoyer et al. 1977) wurde gefunden, daß Pyritinol eine Erhöhung einer vorher bestehenden subnormalen Glucoseaufnahme bewirkt, daß aber die anderen Parameter wie Durchblutung und Sauerstoffaufnahme nicht verändert werden.

In EEG-Untersuchungen (Tazaki et al. 1980) wurde bei Patienten nach Pyritinol eine Verbesserung bei 58% gegenüber 43% unter Placebo bzw. eine Verschlechterung nach Pyritinol in 35% gegenüber 52% nach Placebo gefunden. Es ist damit von Wirkungen auf neurophysiologische Parameter auszugehen.

Testpsychologische Untersuchungen an Patienten ergaben, daß Pyritinol positiv wirkt auf Leistungen, bei denen eine visomotorische Koordination gefordert wird und bei denen die speed-Komponente gegenüber der power-Komponente im Vordergrund steht. Darüber hinaus kann gezeigt werden, daß Motivation und Aktiviertheit gefördert werden (Misurec et al. 1976).

Unerwünschte Arzneimittelwirkungen von Pyritinol sind selten und unspezifisch. Patienten, die wegen einer rheumatoiden Arthritis mit D-Penicillamin oder Goldpräparaten behandelt werden, haben bei gleichzeitiger Gabe von Pyritinol mit einem erhöhten Risiko von UAW der antirheumatischen Therapie zu rechnen.

Piracetam ist ein Pyrrolidin-Derivat, das schon zu Beginn dieses Jahrhunderts synthetisiert worden ist. Eingang in die pharmakologische Forschung fand es in den sechziger Jahren unter anderem deshalb, weil die Substanz als stabilisierte Form der als Neurotransmitter bekannten Aminosäure Gammaaminobuttersäure (GABA) angesehen wurde. Im Verlauf der pharmakologischen Untersuchungen zeigte sich jedoch, daß Piracetam keine spezifischen Wirkungen auf Funktionen hat, die durch GABA gesteuert werden. An Hand der Wirkungen dieser Substanz wurde der Begriff Nootropika von Giurgea (1972) in die Literatur eingeführt.

In klinischen Studien, die den methodischen Anforderungen für dieses Indikationsgebiet genügen, wurde eine therapeutische Wirksamkeit nachgewiesen (Chouinard et al. 1983). Auch bei Piracetam geht das Ausmaß der globalen Wirksamkeit nicht über 20% im Durchschnitt hinaus. Bezüglich einzelner Symptome scheint ein vornehmlicher Einfluß auf Antriebslosigkeit, Konzentrationsstörung, Gedächtnisschwäche, leichte Ermüdbarkeit, emotionale Labilität und Stimmungsschwankungen zu bestehen.

In Untersuchungen zum Einfluß von Piracetam auf die Gehirndurchblutung und die Sauerstoff- und Glukose-Aufnahme wurde gezeigt, daß mit hohen intravenösen Dosen (6–10 g) ein positiver Effekt zu erzielen ist (Herrschaft 1978, Heiss et al. 1983). Weitere metabolische Effekte von relevantem Umfang sind nicht mit Sicherheit nachgewiesen.

Piracetam hat im therapeutischen Dosisbereich Wirkungen auf neurophysiologische Funktionen. Sie bestehen in einer Erhöhung des Anteils und der Leistung im alpha-Frequenzband des EEG bei gleichzeitiger Verminderung im beta- und delta-Band (Itil et al. 1982).

In testpsychologischen Untersuchungen, die mit sehr unterschiedlichem Instrumentarium ausgeführt wurden, sind Wirkungen von Piracetam erfaßbar. Dabei zeigt sich, daß auch Piracetam in Tests mit einer überwiegenden speed-Komponente zu einer Verbesserung der Leistungen führt (Mindus et al. 1976). Die davon abgeleitete Erwartung, daß verminderte Aktivität, leichte Ermüdbarkeit und Konzentrationsschwäche therapeutisch beeinflußt werden, konnte klinisch bestätigt werden.

Unerwünschte Arzneimittelwirkungen sind selten. Sie können paradoxerweise sowohl in Form überschießender zentraler Stimulation (motorische Aktivität, Schlafstörungen, Aggressivität und sexueller Stimulation) als auch in Form von Sedation (Schläfrigkeit, Depressivität, Gewichtsverlust) bestehen. Unter Umständen kann die Stimulation durch Senkung der Krampfschwelle bei prädisponierten Patienten anfallsauslösend sein.

Nimodipin ist ein Vertreter aus der vergleichsweise recht neuen Gruppe der Kalzium-Kanal-Antagonisten. Diese haben mit anderen Vertretern ihren therapeutischen Nutzen bei der Behandlung des arteriellen Bluthochdrucks und der koronaren Herzkrankheit bewiesen. Auch die Wirksamkeit von Nimodipin bei der Behandlung von Hirnleistungsstörungen wird auf diesen definierten Angriffsort bezogen, wobei auf Grund von pharmakokinetischen und pharmakodynamischen Besonderheiten ein vorwiegender Einfluß auf Hirngefäße und Nervengewebe besteht.

Die Zahl der kontrollierten klinischen Studien zum Wirksamkeitsnachweis von Nimodipin ist zwar noch vergleichsweise gering, doch konnten bei diesen die Ergebnisse der ausgiebigen Diskussion über Methodik und Relevanzbeurteilung zur Grundlage genommen werden.

In diesen klinischen Prüfungen wurde Nimodipin für mindestens 12 Wochen angewendet. Übereinstimmend wurde gefunden, daß Nimodipin zu einer Besserung führt 1.) der Symptomatik, gemessen mit SCAG, 2.) der objektivierbaren Leistungen, gemessen mit SKT und dem Zahlen-Verbindungstest und 3.) des affektiven und sozialen Verhaltens in der gegebenen Umgebung, beurteilt durch das Pflegepersonal (BGP).

Der Unterschied zu Patienten, die in der gleichen Zeit mit Plazebo behandelt worden waren, war statistisch signifikant. Die Größe des Effekts lag wie bei den vorher vorgestellten Präparaten bei etwa 20%

gegenüber Plazebo. Eine vorzugsweise Wirksamkeit bei den diagnostischen Untergruppen primär degenerative Demenz bzw. Multi-Infarkt-Demenz war nicht nachweisbar (Kanowski et al. 1989, Fischhoff et al. 1989, Tobares et al. 1989, Baumel et al. 1989).

In Probandenuntersuchungen mit der 133Xe-Inhalationstechnik konnte gezeigt werden, daß Nimodipin den zerebralen Blutfluß steigert. An kleinen Gefäßen der weichen Hirnhaut (< 70 µm) trat eine signifikante Erweiterung des Durchmessers ein (Auer et al. 1983).

EEG-Untersuchungen an Patienten ergaben einen Vigilanz stabilisierenden Effekt (Kugler 1985, Ulrich 1987).

Unerwünschte Arzneimittelwirkungen sind normalerweise nur in seltenen Fällen zu erwarten. Bei schwerer Einschränkung der Leberfunktion (Leberzirrhose) oder der Nierenfunktion (glomäruläre Filtrationsrate < 20ml/min) kann Kumulation eintreten. Bei Patienten mit Hypotonie oder Patienten unter antihypertensiver Therapie kann eine verstärkte Blutdruckabsenkung eintreten. Andere, unspezifische Erscheinungen, die initial auftreten können, klingen im weiteren Verlauf der Therapie ab.

Zusammenfassung und Ausblick

Die Behandlung und Versorgung von Patienten, die an einer Demenz erkrankt sind, stellt qualitativ, und in ständig steigendem Maße auch quantitativ, hohe Anforderungen. Neben den Maßnahmen und Verfahren, die im Kapitel von Lehrl dargestellt werden, steht die medizinische Therapie im engeren Sinne des einzelnen Patienten. Sie besteht zunächst darin, die in diesem Lebensalter gehäuft und kombiniert auftretenden sonstigen Erkrankungen zu behandeln. Zusätzlich können Therapieversuche mit Medikamenten aus der oben vorgestellten Gruppe der Nootropika gemacht werden. Der Therapieversuch, der sich über drei Monate pro Substanz erstrecken sollte, kann bei positivem Ergebnis als Dauerbehandlung fortgesetzt werden. Dabei ist ein erfolgloser Versuch mit einer Substanz nicht prädiktiv für die anderen.

Zwei Probleme stehen einer allgemeinen Akzeptanz von Nootropika zum gegenwärtigen Zeitpunkt entgegen:

1. Die mangelnde Voraussagbarkeit der Wirksamkeit einer bestimmten Substanz bei dem einzelnen Patienten
2. die relativ geringe Placebo-Verum-Differenz bezüglich der Effektstärke.

Zu Punkt 1 sollte daran erinnert werden, daß auch für andere, allgemein anerkannte Pharmaka, z. B. Antidepressiva, die individuelle Wirksamkeitsvorhersage mit Unsicherheit behaftet ist.

Zu Punkt 2: Ist beim individuellen Patienten eine Wirksamkeit gegeben, so ist das Kosten-Nutzen-Verhältnis sicher gewahrt, da gegebenenfalls die Aufnahme in eine Pflegeeinrichtung um geraume Zeit aufgeschoben werden kann und dort die Kosten des therapeutischen Gesamtaufwandes ein Vielfaches der medikamentösen Zusatztherapie ausmachen.

Die jetzt verfügbaren Nootropika stellen eine Gruppe von Substanzen dar, die man als ersten Generation bezeichnen kann.

Die neurobiologische Grundlagenforschung führte in den vergangenen 10 Jahren zu einer Fülle von Erkenntnissen, in denen die Wurzeln von therapeutisch einsetzbaren Substanzen der Zukunft liegen könnten.

Auch bei einer zweiten Generation wird es sich um Medikamente handeln, die symptomatisch wirken, allerdings auf der Basis eines hypothesengeleiteten Einsatzes von polyvalenten Wirkstoffen oder definierten Kombinationen zur Kompensation von Ungleichgewichten in Neurotransmittersystemen wie z. B. dem cholinergen, dopaminergen, noradrenergen, serotonergen System sowie im System der exzitatorischen Aminosäuren.

Eine dritte Generation von Therapeutika könnte aus den Erkenntnissen über neurotrophe Faktoren, z. B. NGF (nerve growth factor) und andere Faktoren erwachsen. Diese sollten in der Lage sein, unabhängig vom spezifischen Mechanismus der krankheitsbedingten Schädigung, die Funktion und den Bestand von Neuronen zu erhalten.

Von dem Zeitpunkt an, zu dem *zuverlässige* Konstellationen erkannt sind, unter denen mit einer, wenn auch schwachen Wirksamkeit, gerechnet werden kann, wird die Entwicklung von therapeutischen Substanzen eine deutliche Beschleunigung erfahren.

Die Entwicklung von Medikamenten zur Behandlung der Demenz war in der Vergangenheit und ist zum Teil auch heute noch stark behindert durch die Unkenntnis der zugrunde liegenden Krankheitsmechanismen.

Eine rationale Therapie besteht zunächst darin, die in diesem Lebensalter gehäuft auftretenden sonstigen Erkrankungen zu behandeln. Zusätzlich können Therapieversuche (Dauer: etwa 3 Monate) mit Medikamenten aus der Gruppe der Nootropika gemacht werden. Dabei ist das Therapieversagen einer Substanz kein schlüssiger Beleg dafür, daß bei diesem Patienten überhaupt kein Nootropikum hilfreich sein kann.

Weiterführende Literatur

Bartus, R. T. (1990) Drugs to treat agerelated neurodegenerative problems. Journal of the American Geriatrics Society 38, 680–695.

Coper, H. und S. Kanowski (1983) Nootropika: Grundlagen und Therapie. In: Langer, G., H. Heimann (eds.) Psychopharmaka – Grundlagen und Therapie, Springer, Wien-New York, 409–433.

Helmchen, H. (ed) Wirkungen und Wirksamkeit von Nootropika. Springer, Berlin-Heidelberg-New York.

Kanowski, S., J. P. Hedde (1986) Arzneimittel für die Indikation Hirnorganisch bedingte Leistungsstörungen. In: W. Dölle, B. Müller-Oerlinghausen, U. Schwabe (eds.) Grundlagen der Arzneimitteltherapie, Wissenschaftsverlag, Bibliographisches Institut, Mannheim-Wien-Zürich, 154–171.

8 | Nichtmedikamentöse Behandlung/Training

Siegfried Lehrl

Seit die Demenz vom Alzheimertyp als häufiges Syndrom im Alter erkannt ist, sucht und prüft man verschiedenste therapeutische Ansatzmöglichkeiten. Sie entstammen unterschiedlichen Einflußebenen wie der körperlichen oder psychischen Ebene, oder sie betreffen direkt eher den Patienten oder sein Milieu. Einige Behandlungsmaßnahmen fußen auf vorwissenschaftlichen praktischen Erfahrungen, andere sind von Theorien abgeleitet. Die verschiedenen nichtmedikamentösen, insbesondere mentalen Therapieansätze sollen hier geordnet und nach ihrer Bedeutung für Demenzen im Alter bewertet werden. Unter dem Gesichtspunkt des Nutzens für den alltäglichen Einsatz werden besonders die Maßnahmen interessant, die am Patienten ansetzen, wenig Aufwand erfordern und dennoch gleichzeitig mehrere Einflußebenen einbeziehen. Darauf wird ausführlicher eingegangen.

Der Demenzpatient und die Umwelt-Rückkopplung

Therapieansätze bei Demenz haben das Zusammenspiel des Menschen mit seiner Umwelt zu berücksichtigen. Mensch und Umwelt bilden ein Rückkopplungssystem, d. h., sie beziehen sich aufeinander (s. Abb. 1). Die Veränderung eines Teiles zieht immer auch Veränderungen des anderen nach sich. So führen beispielsweise die für Demenzen charakteristischen geistigen Leistungsminderungen, die zusätzlich meist noch mit Sinneseinschränkungen wie Schwerhörigkeit verbunden sind, zu Kommunikationsstörungen mit den Mitmenschen und somit zur so-

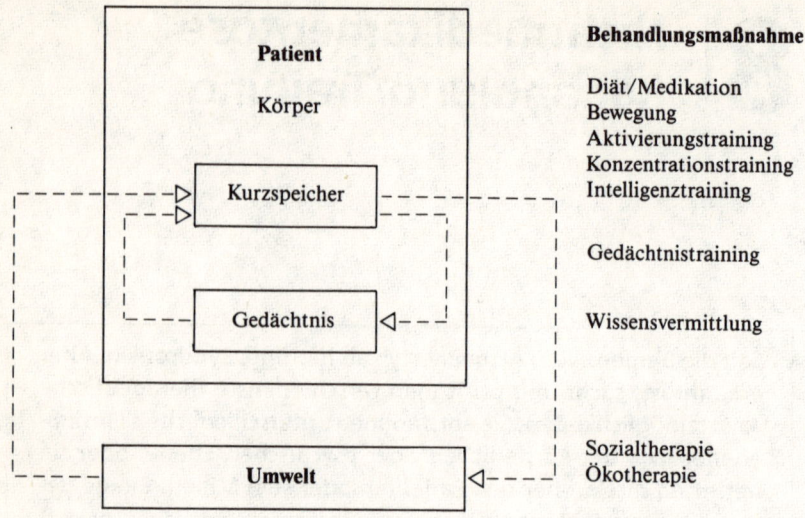

Abbildung 1: Psychostrukturmodell. Der Patient ist auf «seine» Umwelt ausgerichtet. Die für mentale Behandlungsmaßnahmen wichtigen Systeme sind Kurzspeicher und Gedächtnis.

zialen Deprivation. Diese wiederum verringern die Gelegenheiten zur
Auseinandersetzung mit der Umwelt und daher auch der Entfaltung
der Kompetenz. So entfallen Reisen, die die Möglichkeiten zur Erweiterung des Wissens und der Beziehung zu anderen Menschen bieten.
Damit schränken sich auch die Bewegungsmöglichkeiten ein. Deshalb
vermindert sich zusätzlich die geistige Leistungsfähigkeit. Der ganze
Zyklus wiederholt sich, schnürt den Patienten ökosozial noch stärker
als zuvor usw.

Auf die Reparatur innerhalb des Rückkopplungssystems sind die
Therapien ausgerichtet. – Wichtige in Frage kommende Behandlungsmaßnahmen sollen kurz dargestellt und in Bezug auf den Erfolg bei
Demenzen bewertet werden. Die Maßnahmen werden danach geordnet, ob sie hauptsächlich am Patienten oder in seiner Umwelt ansetzen
(vgl. Abb. 1).

Ansatzmöglichkeiten für Behandlungsmaßnahmen

Einige Maßnahmen setzen direkt am Patienten an, andere in seiner Umwelt, einige besetzen ein Zwischenfeld. Bei ihnen werden sowohl am Patienten als auch in der Umwelt Veränderungen vorgenommen. Außerdem gibt es für Demenzen noch vielversprechende patientenzentrierte Behandlungsansätze, die somatische und psychische Maßnahmen integrieren.

Umweltzentrierte Maßnahmen

Die umweltzentrierten Maßnahmen zielen auf die Veränderung der Umwelt eines Patienten ab, um es ihm zu erleichtern, mit und in ihr zu handeln, sich in ihr zu orientieren.

Die *Sozio- und Ökotherapien* konzentrieren sich auf die Umwelt, wobei man die Soziotherapien als einen Teil der Ökotherapien (auch *Milieutherapie*) auffassen kann.

Soziotherapien betreffen den Bezug zu den Mitmenschen und vielleicht noch zu Tieren und Pflanzen, die einen Ausschnitt aus der Umwelt bilden. Soweit man die Soziotherapie als umweltzentrierte Methode auffaßt, versteht man für demente Patienten darunter, daß sie von ihren Mitmenschen unterstützt werden durch die Schaffung, Erneuerung und Stärkung sozialer Kontakte, Eingliederung in Vereinigungen wie Seniorenklubs, Versorgung durch Essen auf Rädern, Hilfe beim Einkauf und der Bewältigung finanzieller Angelegenheiten, um die häusliche Selbständigkeit zu erhalten, bis dahin, dem Patienten einen Platz in einem Heim zu verschaffen.

Die *Ökotherapien* (Milieutherapien) betreffen die sachliche Umwelt wie Veränderungen der Wohnumgebung, des Arbeitsplatzes, des beruflichen und freizeitlichen Verantwortungsbereiches. Die aktivierenden und stützenden Elemente der Umwelt werden programmatisch einbezogen. Das sind Verstärkungen der Handlungen des Patienten durch die sachliche Umwelt und durch Mitmenschen, Anregungen zu gesellschaftlich erwünschten Handlungen und Orientierungshilfen in Raum und Zeit, soziale und sachliche Verstärker und Aktivatoren.

Psychotherapeuten verstehen manchmal unter Soziotherapie die Anwendung der Psychotherapie auf Personen in einer Gemeinschaft und beziehen bei der Milieutherapie vor allem die Umgebung von Krankenstationen ein. Dabei führen sie die Therapie aber hauptsächlich als tiefenpsychologische und somit personenzentrierte Behandlung durch.

Sozioökologische Maßnahmen im strengen Wortsinne sind in der ärztlichen Praxis oft schwer durchzuführen oder zu veranlassen. Als Vermittler treten häufig die Angehörigen dementer Personen ein. Die sozioköologischen Maßnahmen sind wichtige Ergänzungen der patientenzentrierten Behandlungen. Sie sollten diese aber ergänzen und nicht ersetzen.

Patientenzentrierte Maßnahmen

Patientenzentrierte Maßnahmen zielen auf Veränderungen des Patienten selbst und nicht seiner Umgebung ab. Sie sollen seine Einpassung in die Umwelt bzw. seine Kommunikationsmöglichkeiten erleichtern.

Viele *somatische Behandlungsmaßnahmen,* zu denen die Medikation sowie die diätetischen und physikalischen Interventionen gehören, setzen direkt am Menschen an, sind also patientenzentriert.

So stehen Normabweichungen verschiedener biochemischer und physiologischer Parameter mit geistigen Leistungsminderungen im Zusammenhang, die die Symptomatik einer Demenz vom Alzheimertyp erschweren können. Hier sind entsprechende Regulierungen vorzunehmen wie die Einstellung des Zuckers, die Normalisierung des Blutdruckes, des Pulses, der Elektrolytwerte, der Blutwerte einschließlich des Hämatokritwertes und der Schilddrüsenfunktionen. Durch derartige Regulierungen, beispielsweise Absenkungen der bei älteren Personen häufig vorkommenden zu hohen Hämatokritwerte, sind erhebliche Intelligenzerhöhungen nachgewiesen worden. Diese zeigen wiederum Besserungen des Gesamtzustandes des Patienten an.

Bei Demenzen vom Alzheimertyp jeden Schweregrades sollte die körperliche Seite im Rahmen der gesamten Symptomatik nicht vernachlässigt werden. Je günstiger die körperlichen Bedingungen sind, desto bessere Erfolge lassen sich von den psychotherapeutischen Maßnahmen erwarten.

Psychotherapien sind im strengen Wortsinne immer patientenzentrierte Maßnahmen. Zu den Psychotherapien mit großem theoretischen und langem geschichtlichen Hintergrund gehören die Verhaltenstherapien (behavioristische Therapien) und die Psychotherapien im engeren Sinne, die man häufig in die tiefenpsychologisch orientierten konfliktverarbeitenden und die stützenden Psychotherapien unterteilt.

Die *tiefenpsychologisch orientierten Psychotherapien* (konfliktverarbeitende Psychotherapien) werden im wesentlichen bei Erlebens- und Verhaltensstörungen angewandt, deren Bedingungen auf ungelösten Konflikten beruhen. Diese Störungen treten bei Demenzen kaum stärker als bei anderen Altersstufen der Erwachsenen auf (Kockott 1987). Außerdem sind die therapeutischen Techniken wegen der geistigen Einbußen bei Demenzen weniger effektiv anwendbar. Deshalb läßt sich keine spezifische positive, sondern eher eine geringere Wirkung bei Demenzen vom Alzheimertyp erwarten. Gleiches gilt für die *stützenden (supportiven) Psychotherapien* (Yesavage et al. 1981).

Zu den stützenden Maßnahmen gehören Suggestionen und Persuasionen, bei denen Denken, Einstellungen und Handeln des Patienten nicht aufgrund rationaler Argumente, sondern durch gefühlsgetragene menschliche Beziehungen zum Therapeuten verändert werden. Im weiteren zählen auch das Positive Denken, Beratungen und Hypnotherapien bis hin zum Autogenen Training und zur progressiven Entspannung dazu.

Die *Verhaltenstherapien* haben dagegen spezifische Einsatzgebiete bei der Demenztherapie gefunden (Gutzmann 1990). Mit ihrer Hilfe versucht man, unerwünschte Verhaltensweisen abzubauen und die Wahrscheinlichkeit für das Auftreten erwünschter zu erhöhen. Als Mittel dienen die Planung und der Einsatz von Verstärkungen. Teilweise gehört das unten erörterte Realitätstraining den verhaltenstherapeutischen Maßnahmen zu.

Während die tiefenpsychologische und stützende Therapie bevorzugt die motivationale und emotionale Seite der Person ansprechen, ist die Verhaltenstherapie stärker auf das Verhalten, die Tätigkeiten ausgerichtet.

Die *kognitive Therapie* wendet sich dagegen mehr den Vorstellungen des Menschen von sich und seiner Umwelt zu, aber auch seinen geistigen Fähigkeiten, da von ihnen mit abhängt, welche Modelle sich der Einzelne von seiner Umwelt aufbaut und wie er aktuelle Situationen geistig bewältigen kann.

Die mentalen Therapieansätze ordnet man, schon von der Wortbildung her, den kognitiven Therapien zu. Unter mentalen Maßnahmen versteht man:
1. Technik der vorwegnehmenden Vorstellungen von späteren Situationen oder Bewegungsabläufen wie bei Hochleistungssportlern
2. Maßnahmen, die auf die Erhaltung und Steigerung der geistigen Leistungsfähigkeit abzielen. Maßnahmen zur Gedächtnis- und Konzentrationserhaltung und -steigerung sind in derartigen mentalen Therapien enthalten.

Von ersteren Maßnahmen ist bei Demenzen wegen der geistigen Leistungseinschränkung nicht viel zu erwarten, mehr dagegen von der zweiten Art. Der Ausdruck mentale Therapie wird in der Folge nur in diesem Sinne gebraucht.

Die kognitiven und damit auch mentalen Behandlungsmaßnahmen stehen, da sie eher auf das naturwissenschaftliche Erklären als das für die Psychotherapien im engeren Sinne typische geisteswissenschaftliche Verstehen ausgerichtet sind, den Verhaltenstherapien nahe. Ähnliches gilt von den *Aktivierungstherapien*, die einen wichtigen Bestandteil beim Gehirn-Jogging bilden. Sie gehen vom Aktivationsmodell aus (siehe Kapitel Indirekte Maßnahmen – optimale Aktivierung) und streben an, häufig einen mittleren Aktivierungszustand einzuhalten. Da die Verstärkung bei ihnen allerdings sekundär ist, kommt ihnen gegenüber der Verhaltenstherapie eine gewisse Eigenständigkeit zu.

Neben den Ansätzen, die sich auf umfassendere Theorien oder Modelle stützen, gibt es viele mehr oder weniger wissenschaftlich begründete, oft nur praktisch bewährte Einzelmaßnahmen mit speziellen Indikationen (siehe Tab. 1), z. B. wie merkt sich eine Person, die ständig ihre Schlüssel verlegt, wo sie diese hingelegt hat? (Einfache, aber wirksame Maßnahme: einen bestimmten Platz für den Schlüssel vorsehen).

Gehirn-Jogging und Kompetenztraining kann man, soweit man die geistige Seite hervorhebt, den kognitiven Therapien unterordnen. Tatsächlich umfassen sie aber auch die körperliche und selbst die emotionale Seite. Denn bei ihnen soll der Mensch als Ganzer aktiviert und für seine gesamte Umwelt kompetent gemacht werden. Deshalb überschreiten sie die psychotherapeutischen Maßnahmen und sollen als *integrierende Maßnahmen* gesondert dargestellt werden.

Patienten-Umweltverschränkte Maßnahmen

Hierunter werden alle Maßnahmen zusammengefaßt, bei denen Veränderungen im Individuum und in der Umwelt miteinander verschränkt sind.

Zur Behandlung der Demenz tragen nach dem bisherigen Wissensstand die wichtigen tiefenpsychologischen Psychotherapien mit verschränkter Personen-Umweltzentriertheit ebenso wenig Spezifisches bei wie die individuenzentrierte tiefenpsychologische Psychotherapie (siehe oben): die *Gruppen-Psychotherapie* und *Familientherapie*. Bei ersterer werden psychoanalytische Methoden auf – idealerweise – unter zehn Personen angewandt, die sich in Gruppen zusammenfinden. Bei der Familientherapie werden die Familienmitglieder in die Behandlung einbezogen. Gleiches gilt von der Sozio- und Milieutherapie im früher so gebrauchten (tiefenpsychologischen) Wortsinne (siehe Umweltzentrierte Therapien).

Mehr auf die Lage des dementen Patienten ist das *Realitätstraining* zugeschnitten, in dem sich verhaltenstherapeutische Maßnahmen und Veränderungen in der Patientensituation verschränken (ausführlicher unter Kompetenztraining).

Zielgröße geistige Leistungsfähigkeit

Behandlungsmaßnahmen für Demenzen werden dann als geeignet angesehen, wenn ihre Anwendung dazu führt, daß es dem Patienten gut geht. Subjektiv kann er aber auch weitgehend beschwerdelos sein, wenn er teilnahmslos im Bett liegt oder auf einer Bank sitzt, wenn er nicht klagt, nicht jammert, offenbar keine Angst hat und nicht traurig ist und zudem an niemand Ansprüche stellt. – Subjektives Wohlbefinden kann demnach nicht der Gradmesser der Therapiebedürftigkeit einer Demenz sein.

Eine Orientierung bei der Suche nach der Leitgröße für Demenz bietet der eigentliche Wortsinn, wonach sie durch geistige Leistungsminderungen bestimmt wird. Denn Demenz bedeutet «vom Geiste». Dementsprechend bilden die Erhaltung und Steigerung der geistigen Leistungsfähigkeit ein wichtiges, eigentlich das entscheidende Kriterium für die Einschätzung der Wirkung therapeutischer Maßnahmen. Deshalb werden sie kurz dargestellt, zumal sich daraus ebenfalls sehr effektive Therapien entwickeln ließen.

Die allgemeine geistige Leistungsfähigkeit

Als Kennwert der geistigen Leistungsfähigkeit gilt der Generalfaktor der Intelligenz, der in allen spezifischen Intelligenzfaktoren wie der Wahrnehmungsgeschwindigkeit, dem Sprachverständnis, dem räumlichen Vorstellungsvermögen, der Rechenfähigkeit usw. enthalten ist. Der Generalfaktor läßt sich durch die Gesamtpunktzahl komplexer Intelligenztests bestimmen.

Typische Aufgaben aus derartigen Tests sind:

Bitte setzen Sie die folgenden Reihen fort:

1 3 5 7 9 11 13 15 ...   8 11 14 17 20 23 26 ...

1 2 4 7 11 16 22 29 ...   0 3 8 15 24 35 48 63 ...

Der bei derartigen Tests resultierende globale Intelligenzquotient (IQ) gilt als Maß der allgemeinen geistigen Leistungsfähigkeit bzw. des Generalfaktors der Intelligenz.

Zwischenzeitlich wurden einfache Basisgrößen ermittelt, die die Grundlage der Intelligenz bilden. Sie zeigen einen engen Zusammenhang mit der Leistungsfähigkeit des Zentral-Nervensystems, weshalb sie für die Medizin, einschließlich Demenzforschung, -diagnose und -behandlung von besonderem Interesse sind.

Biologische Intelligenz als Anknüpfungspunkt

Die Orte und Richtungen der zentralen Informationsverarbeitung im Menschen sind anhand des Psychostrukturmodelles (Frank 1959) nachvollziehbar (Abb. 1). Alle geistigen Aktivitäten wie das Wahrnehmen, Denken, Planen, Lernen, Erinnern usw. werden als Vorgänge der zentralen menschlichen Informationsverarbeitung verstanden.

Wichtige Grundgrößen der Informationsverarbeitung sind
1. die zentrale Informationsverarbeitungsgeschwindigkeit
2. die Gegenwartsdauer (unmittelbares Behalten) und
3. die Basis-Lerngeschwindigkeit.

Die zentrale Informationsverarbeitungsgeschwindigkeit ist die Geschwindigkeit der Wahrnehmung und des Erkennens von Buchstaben, Wörtern, Ziffern, Zahlen, die Geschwindigkeit der Abläufe beim Denken in Worten oder die Geschwindigkeit, mit der gespeicherte Gedächtnisinhalte unter Zuhilfenahme von Schlüsselwörtern gesucht werden. Die Gegenwartsdauer (unmittelbares Behalten) ist die Zeit, in der Information unmittelbar (bewußt) zur Verfügung steht. Die Gegenwartsdauer und Geschwindigkeit der Informationsverarbeitung bilden gemeinsam – als Produkt – den *Kurzspeicher.* Sein Umfang entspricht der Informationsmenge, mit der man aktuell arbeiten kann. Er legt die Grenzen und Möglichkeiten der akuten menschlichen Informationsverarbeitung fest. Er gleicht der mentalen Kapazität.

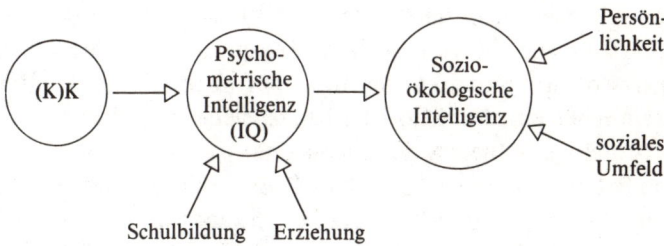

K(K): Kurzspeicherkapazität

Abbildung 2: Kurzspeicherkapazität als biologische Grundlage (= biologische Intelligenz) des IQ und der sozioökologischen Intelligenz. Diese bezieht sich auf den Wissenserwerb sowie die geistigen Lösungen von Problemen in Alltag, Beruf und Freizeit

Die Basis-Lerngeschwindigkeit entspricht dem mechanischen Lernen und gleicht der Menge an Information, die man pro Zeiteinheit speichern und wieder abrufen kann, nachdem die Information nicht mehr gegenwärtig, also dem Kurzspeicher – oder der bewußten Verfügbarkeit – entschwunden ist. Die Basis-Lerngeschwindigkeit kennzeichnet das *Gedächtnis*, das Information über den Zeitraum mehrerer Sekunden hinaus bis in den Zeitbereich von Jahren und Jahrzehnten speichert.

Von zentraler Bedeutung ist die Kurzzeitspeicherkapazität. Sie legt das Niveau von Intelligenzleistungen und somit den IQ fest und gilt als weitgehend biologisch vorgegeben (Lehrl et al. 1991). Deshalb wird sie auch als biologische Intelligenz bezeichnet. Sie zeigt enge Zusammenhänge mit dem Generalfaktor der Intelligenz (gekennzeichnet durch den IQ) und bestimmt wie dieser die Fähigkeit, komplexe Probleme im Alltag zu lösen und sachliches Wissen anzueignen. Dadurch ist wiederum die ökosoziale Intelligenz charakterisiert (Eysenck 1986; Abb. 2).

Die Kurzspeicherkapazität bestimmt bei Erwachsenen auch, welche Strategien und Metastrategien sie zur weiteren Steigerung von Wissen und Fertigkeiten erwerben: So eignen sich Personen mit vergleichsweise großen Kapazitäten unkontrolliert im Leben günstigere Lernstrategien an, d. h. Strategien, die Stoffe so einspeichern, daß sie leichter abrufbar sind (Belmont & Butterfield 1971). Bei hirnorganischen Prozessen sinkt nicht nur die biologische Intelligenz, sondern es gehen auch die spontan erworbenen Strategien verloren (Adams 1971).

Im Gegensatz zur Kurzspeicherkapazität trägt das (mechanische) Gedächtnis bei Erwachsenen nicht zum Intelligenzniveau bei. Es zeigt auch keine Beziehungen zum Umfang an Wissen und Fertigkeiten, also an Sachkompetenz. Dies dürfte daran liegen, daß es auf die Verschlüsselung (Assoziation, Strukturierung) von Information ankommt, die im wesentlichen eine Funktion der Kurzspeicherkapazität oder biologischen Intelligenz (neben der Erfahrung) ist.

Wenn Patienten über ein schlechtes Gedächtnis klagen, ist demnach vor allem an eine geminderte Kurzspeicherkapazität bzw. biologische Intelligenz zu denken. Umgekehrt führen erfolgreiche Trainings des Kurzspeichers zu Gedächtnissteigerungen, wie sich beim Gehirn-Jogging zeigt.

Effektive direkte und indirekte Maßnahmen für Demenzen

Behandlungsmaßnahmen für Demenzen wird man anhand des Erfolges werten, den sie in der mentalen Kapazität, d. h. der allgemeinen Intelligenz oder Kurzspeicherkapazität hinterlassen. Vielleicht erweisen sich dabei manche Maßnahmen, die in einer direkteren Beziehung zur mentalen Leistungsfähigkeit stehen, wie sich Namen einprägen, als weniger wirksam als indirekte Maßnahmen wie Nootropika oder Bewegung, die ja in keiner unmittelbaren Beziehung zur geistigen Leistungsfähigkeit stehen.

Als effektiv werden die Maßnahmen eingeschätzt, bei denen der (Zeit-)Aufwand und Erfolg in einem günstigen Verhältnis zueinander stehen.

Mentale Trainings als direkte Maßnahmen

Alle mentalen Maßnahmen wirken direkt auf die Demenz. Einen Überblick über derartige Maßnahmen gibt die Tabelle.

Spezifische Maßnahmen bei geistigen Ausfällen

Mit Hilfe mehr oder weniger spezifischer geistiger Leistungstests oder anhand von Beobachtungen aus dem Verhalten in Alltagssituationen lassen sich beim dementen Patienten Ausfälle feststellen wie Störungen beim Namen-Finden oder der Benennung von Gegenständen, Verwechslungen vertrauter Personen oder unpräzise Wahrnehmungen. Es liegt nahe, durch Übung diese Minderungen direkt anzugehen (Wilson & Moffat 1984).

Man kann einen Patienten in den Situationen trainieren, in denen er Leistungsminderungen zeigt. So bittet man ihn, die Gegenstände, die er nicht benennen konnte, zu bezeichnen und übt dies mehrfach. Die Gefahr besteht darin, daß er auf diese Gegenstände und allgemein den Vorgang des Benennens zwanghaft fixiert wird und sich weniger mit anderen Dingen beschäftigt. Außerdem können beim späteren Benennen Blockierungen infolge der Anspannung unter dem Erwartungsdruck auftreten, die sich auf weitere Benennensvorgänge ausdehnen.

Tabelle: Verschiedene Arten des mentalen Trainings. Von oben nach unten immer typischer für Kompetenztraining

---

Formales mentales Training

Aktivierung (Gym-Cerveau (Poncin-Lafitte); Gehirn-Jogging (Fischer/Lehrl) z. B. $8 \times 13 = ?$
Am Schluß sofort nachsagen:
3 5 8 7 4 1 oder P L D O Z W
o von Basisgrößen der Informationsverarbeitung (Gehirn-Jogging) oder von Generalfaktoren, v. a. dem der Intelligenz

Kompetenztraining

Bildung von Strategien
o Metastrategien
z. B. «welche Strategie wähle ich, um meine Einkaufsliste einzuprägen, Visualisierung oder komplexbildendes Superieren?»

o Basisstrategien
z. B.
– Einprägen des Wesentlichen (z. B. GV-Strategie nach Klauer)
  wie «im Jahre *1618* begann der *30jährige* Krieg»
– multimodales Lernen
– Wiederholen
– Superzeichenlernen
  o klassenbildendes
  o komplexbildendes

o spezielle Strategien
z. B.
– Eselsbrücken bilden, wie
  Einprägen der Gitarrensaiten
  *E*ine *a*lte *D*ame ging *H*onig *e*ssen
– Tiefe der Informationsverarbeitung (Yesavage/Lapp)

o gemischte Strategien
z. B.
– Dynamisches Lesen
– Mind Mapping
– Zeitorganisation (Eisenhower-Prinzip)
– Umgang mit Fernsehen und Rundfunk zur Erhöhung der Lernleistung

Erweiterung von Wissen und Fertigkeiten
z. B.
– (Stengel) Welcher ist kein Laubbaum?
  Buche – Birke – Lärche – Linde
– Umgang mit den öffentlichen Verkehrsmitteln am eigenen Ort

Um den Ausfall spezifischer Leistungsfunktionen zu beheben, eignen sich im Prinzip zum Training alle psychologischen Leistungstests, mit denen man derartige Ausfälle auch feststellen kann. Entsprechend dient die Durchführung von Wahrnehmungsaufgaben dem Training der Wahrnehmungsgeschwindigkeit und -präzision, die Bewältigung logischer Aufgaben dem Denktraining, der Umgang mit Figuren oder räumlichen Körpern der bildlichen Informationsverarbeitung usw.

Allgemeine Maßnahmen bei geistigen Ausfällen

Einige Studien zeigen, daß die Wirkung von den spezifisch trainierten Leistungsfunktionen auf andere übertragen wird. Ähnliches läßt sich für Trainings in spezifischen Alltagssituationen annehmen. Diese generellen Effekte mögen unter anderem daran liegen, daß sich die Leistungen im praktischen Vollzug nicht isoliert voneinander trainieren lassen. So stellen Gedächtnistests praktisch immer auch Anforderungen an die Aufmerksamkeit, Konzentration, Wahrnehmung und Intelligenz. Gedächtnisleistungen sind meist nicht nur Leistungen der Basis-Lerngeschwindigkeit, sondern meist auch Intelligenzleistungen.

Außerdem kann die für die Bewältigung einer Aufgabe benötigte Aktivierung zur allgemeinen Leistungserhöhung beitragen.

Andererseits kennzeichnet es Demenzen, auch die vom Alzheimertyp, daß nicht isolierte geistige Funktionen ausfallen, sondern daß diese Patienten nebeneinander Ausfälle auf vielen geistigen Gebieten haben.

Daher ist von direkten Behandlungen spezifischer Leistungsausfälle weniger Effizienz als von allgemeinen Maßnahmen zu erwarten. Zu diesen gehören Übungen der allgemeinen geistigen Leistungsfähigkeit, also der allgemeinen Intelligenz oder des Kurzspeichers bzw. der biologischen Intelligenz. Auch die Konzentrationsfähigkeit steht in einem engeren Zusammenhang mit der Intelligenz.

Trainings der flüssigen Intelligenz versprechen mehr Erfolg als Übungen der kristallisierten Intelligenz.

Als Übungsmaterial eignen sich alle Tests für allgemeine Intelligenz und den Kurzspeicher sowie auch daran angelehnte Aufgaben (Wurzer 1987, 1988, 1989).

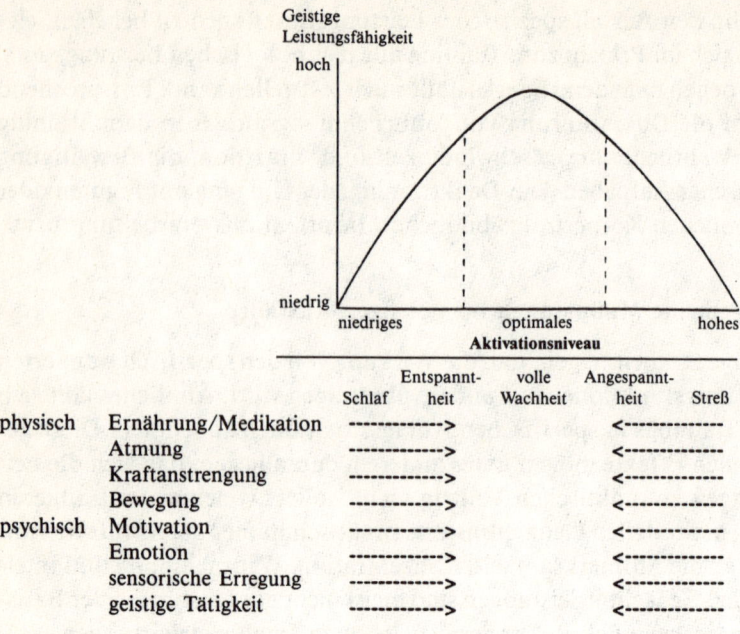

		Schlaf	Entspannt-heit	volle Wachheit	Angespannt-heit	Streß
physisch	Ernährung/Medikation	---------->			<--------------	
	Atmung	---------->			<--------------	
	Kraftanstrengung	---------->			<--------------	
	Bewegung	---------->			<--------------	
psychisch	Motivation	---------->			<--------------	
	Emotion	---------->			<--------------	
	sensorische Erregung	---------->			<--------------	
	geistige Tätigkeit	---------->			<--------------	

Abbildung 3: Aktivationsmodell: Abhängigkeit der aktuellen geistigen Leistungs-fähigkeit vom Aktivationsniveau

Indirekte Maßnahmen – optimale Aktivierung

Neben der direkten können auch indirekte Maßnahmen erheblich zur gesamten geistigen Leistungssteigerung beitragen. Dabei ist als Verbindung von körperlichen und psychischen Größen vor allem die Optimierung der Aktivation zu berücksichtigen.

Die psychische Leistungsfähigkeit steht mit dem allgemeinen Aktivationsniveau in folgender Beziehung (Schalling et al. 1975): vom niedrigen Aktivationsniveau ausgehend (Tiefschlaf, Schläfrigkeit), erhöht sich mit zunehmender Aktiviertheit die psychische Leistungsfähigkeit. Das heißt, die geistige Leistungsfähigkeit steigt. Sie erreicht ihr Maximum im mittleren Aktivationszustand (optimales Aktivationsniveau). Auf einem noch höheren Niveau der allgemeinen nervösen Erregung verringert sich die geistige Leistungsfähigkeit wieder.

Um in den optimalen Aktivationsbereich zu gelangen, kann man an verschiedenen Ebenen ansetzen (Abb. 3, links oben).

Aus dem Aktivationsmodell lassen sich Maßnahmen für Zustände ableiten, von denen ältere, besonders auch demente Personen gehäuft oder intensiv betroffen sind. An erster Stelle ist an die Heraufsetzung des Aktivationsniveaus aus einer niedrigen Ausgangslage zu denken. Soweit sie auf geringer Motivation beruhen, die dem abnehmenden Können und Vertrauen in die eigene Leistungsfähigkeit entspringt, wird man leicht zu meisternde kognitive Aufgaben üben lassen, deren Schwierigkeiten erst allmählich steigen. Mißerfolge sollen, wenigstens anfänglich, gering gehalten werden.

Zu sensorischen Deprivationen tragen Bewegungsarmut, Bettlägerigkeit und Sinnesminderungen bei. Die Sinnesschwächen kompensierenden Hilfsmittel wie Brille und Hörgerät werden oft vergessen oder befinden sich im kaum brauchbaren Zustand. Hier ist Wert auf geeignete Hilfsmittel zu legen. Bei Bettlägerigen wird man an sensorische Anregungen denken wie Radiosendungen, farbliche Gestaltung der Umgebung, Besuche. Sport, Gymnastik und Anschluß an andere Menschen sind wichtige und bekannte Maßnahmen gegen Bewegungsarmut und tragen zusätzlich zur sensorischen und oft auch emotionalen Anregung bei.

Aus Angst vor gesundheitlich belastenden Aufregungen engen sich die älteren Menschen oft emotional ein, sie freuen und ärgern sich seltener. Teilweise werden sie durch die Umweltverhältnisse dazu verleitet. Denn sie sind ja sozial isolierter. Wichtig ist, die soziale Isolation zu durchbrechen bzw. Neues, Interessantes anzubieten versuchen, z. B. Erweiterungen und Vertiefungen der Hobbies.

Andererseits erniedrigen die im Alter, insbesondere bei leichter Demenz, an sich selbst wahrgenommenen Minderungen der geistigen Leistungsfähigkeit das Vertrauen in die eigene Leistungsfähigkeit und führen bei geistigen Anforderungen zur Anpassung, Angst, Nervosität. Hier ist bedeutsam, den Patienten zu beruhigen und sein Selbstvertrauen durch für ihn einfache Anforderungen zu stärken.

Wirkungsvolle umfassende Maßnahmen

Verhältnismäßig starke Wirkungen sind von Behandlungsmaßnahmen zu erwarten, bei denen man mentale mit nichtmentalen Einflüssen verbindet. Zu derartigen integrierenden Maßnahmen gehören das Gehirn-Jogging und Kompetenztraining.

Gehirn-Jogging als formale Maßnahme

Gehirn-Jogging ist der popularisierte Ausdruck für eine Methode zur Maximierung der geistigen Leistungsfähigkeit infolge optimaler Aktivierung. Dementsprechend bestehen die Trainingsmaßnahmen darin, einen optimalen Aktivationszustand herzustellen bei gleichzeitiger geistiger Tätigkeit. Da es der Zweck des Gehirn-Joggings ist, sich optimal zu aktivieren, hängt es vom Ausgangszustand ab, welche Trainingsmaßnahmen man zuerst durchführt: Im entspannten Zustand benötigt man eine Aktivierung, im angespannten, übernervösen Zustand eine Entspannung.

Sehr wirkungsvoll ist es, die wichtigsten geistigen Leistungsgrößen zu üben, die Informationsverarbeitungsgeschwindigkeit und Gegenwartsdauer.

Ein darauf ausgerichtetes, sehr knappes Basistraining besteht in der Bewältigung inhaltloser Buchstaben- und Zahlenaufgaben.

Beim Basistraining werden, wie gezeigt, die informationspsychologischen Grundgrößen durch inhaltlose Buchstaben- und Zahlenaufgaben geübt. Deren Bewältigung setzt kein Wissen voraus. Die Aufgaben dienen der reinen geistigen Aktivierung.

Beim Aufbautraining (Gräßel 1989) sind die Übungen hingegen bereits in die Alltagserfordernisse eingepaßt. Sie sind mit Bedeutungen und Wissen verbunden. In diesem Sinne bilden sie den Übergang zum Kompetenztraining, während das Basistraining ein rein formales mentales Training ist.

Das Gehirn-Jogging soll für geistige Leistungen sein wie das Aufwärmen beim Sport, das der Vorbereitung der eigentlichen körperlichen Leistungen dient. Im Alltag soll Gehirn-Jogging daher nicht länger als 5–10 Minuten zusammenhängend durchgeführt werden, um die eigentliche geistige Tätigkeit vorzubereiten und zu erleichtern oder überhaupt erst zu weiteren mentalen Beschäftigungen anzuregen (vgl. Tab.).

Übung der *Informationsverarbeitungsgeschwindigkeit:* Gleiche Ziffern in Anordnung des darüberstehenden Musters rasch durchstreichen.

5 4	2 9	0 2	3 5 8	8 5 9
~~3 3~~	2 ~~7~~	6 0	1 7 3	2 8 2
2 6	~~7~~ 1	8 6	5 7 1	6 9 1
~~5 5~~	8 ~~2~~	5 0	4 4 4	7 4 7
0 1	~~2~~ 3	8 5	1 1 1	6 7 1
~~6 6~~	4 1	5 8	0 5 8	0 5 0

Übung der *Gegenwartsdauer:* Erst rechts mit der Hand abdecken.
Linke Seite etwa 5 Sekunden lang anschauen:

4 7 2 1 8   – ? – – –
                              Welche Ziffer stand an der Stelle von – ? – ?

U M K D L   – – ? – –
9 5 7 1 0 4   – – – – ? –

Abbildung 4: Beispiele von Gehirn-Jogging-Aufgaben

Kompetenztraining als inhaltliche Maßnahme

Das Wort Kompetenz bedeutet Zuständigkeit oder Fähigkeit, sich mit etwas adäquat auseinanderzusetzen, mit Geographie, Autos, mit Menschen, mit dem Haushalt usw.

Kompetente Personen haben Erfahrungen und somit Wissen und Fertigkeiten erworben, die sie im akuten Vollzug der Auseinandersetzung bzw. bei der Bewältigung von Problemen im Alltag wieder einsetzen können. Anders als beim Gehirn-Jogging, das vor allem die biologische Intelligenz anspricht, bezieht das Kompetenztraining stark das Gedächtnis ein.

Erst im Zustand der optimalen Aktiviertheit kann man sich geistig wirksam mit der Um- und Innenwelt auseinandersetzen, d. h. seine Kompetenz einbringen oder entfalten. In diesem Zustand verarbeitet man Informationen am schnellsten und umsichtigsten und verfügt am effektivsten über die gespeicherte Erfahrung, also über Wissen und Fertigkeiten, aber auch Strategien und Metastrategien. Letztere können die Erweiterung von Wissen und Fertigkeiten potenzieren. Hierzu gibt es viele Techniken (vgl. Tab.).

Kompetenztraining im Alter und bei Demenz

Bei älteren Personen wird man sich möglichst an den früheren Kompetenzen orientieren, um daran wieder anzuknüpfen (Olbrich 1987). Ein Kompetenztraining soll nicht nur den unterschiedlichen Erfahrungen, sondern auch den verschiedenen akuten geistigen Leistungskapazitäten Rechnung tragen.

Zur Vorbeugung oder bei sehr leichten Demenzen bieten sich folgende Möglichkeiten an, die geistig relativ stark und umfassend fordern: Tagesablauf planen, etwas organisieren, koordinieren, Mind Mapping, selbst sprechen, vortragen, schreiben (nicht abschreiben), Information aufnehmen und verstehen wollen, dynamisches Lesen, Buch, Zeitung, Film, Diskussion verfolgen, Vortrags- oder Museumsbesuch, Informationsreise, Denkaufgaben, Logikspiele, Rechenaufgaben.

Für Gesunde wegen der geringen oder einseitigen Ansprüche meist weniger geeignet, bei leichter bis mittelschwerer Demenz hingegen schon fordernd: Routinetätigkeiten durchführen, Reisen, Wandern, Radio hören, Comics oder Zeichentrickfilme anschauen, Spiele wie einfaches Puzzle oder Kindermemory, bildliche Computerspiele.

Zeit- und personalaufwendiger, aber für den Alltag manchmal wichtiger, sind Übungen in der Umwelt, z. B. die Benutzung öffentlicher Verkehrsmittel am Ort: wo erhält man eine Fahrkarte, in welche Tür steigt man beim Bus ein, bei welcher aus usw.?

Bei schwereren Störungen, nämlich mittelschweren und schweren Demenzen, empfiehlt sich das Realitätstraining.

Realitätstraining

Beim Realitätstraining gibt man dem Patienten immer wieder die Information, die der Orientierung über seine Person, Räumlichkeiten, Zeit und sonstigen Lebensumstände dienen. So vermittelt man ihm ständig die Daten, über die er nicht mehr mit der früheren Sicherheit verfügt wie Datum, Namen der betreuenden Personen, Örtlichkeit, an der er sich befindet usw. Die Ausfälle lassen sich mit Orientierungsskalen abschätzen.

Die maßgeschneiderte Behandlung

Eine wirkungsvolle Behandlung soll auf die Eigenschaften und den Zustand des Patienten zugeschnitten sein. Bei Ernährungsstörungen wird man durch Diäten ausgleichen, bei Bewegungsmangel durch körperliche Aktivierung, bei geistigen Leistungseinschränkungen durch möglichst gezielte mentale Behandlungen.

Mentales Training als vorbeugende und begleitende Maßnahme

Unter dem Gesichtspunkt der Vorbeugung ist zu erwägen, daß bei Demenzen vom Alzheimertyp der Eintritt der Erkrankung möglicherweise durch eine optimale geistige Auslastung hinausgezögert wird. Hierzu begünstigt eine positive Einstellung gegenüber geistigen Tätigkeiten. Sie führt auch zur Auswahl fördernder Berufe und Freizeitbeschäftigungen. Derartige Einstellungen und Maßnahmen wie mentale Trainings und Bewegung sollten schon in der Jugendzeit und im frühen Erwachsenenalter erworben bzw. durchgeführt werden. Aber auch im höheren Erwachsenenalter läßt sich einiges vorbeugend tun.

Geistige Übungen sollten insbesondere die Personen täglich durchführen, die nicht ständig und umfassend gefordert werden. Dies trifft für viele ältere Menschen zu. So zeigen Untersuchungen an stationären Patienten, daß bei ihnen Intelligenz, Konzentration sowie Gedächtnis und Stimmung schon innerhalb von fünf Tagen erheblich sinken.

Derartige Minderungen sind bei dementen Patienten noch als Überlagerungen zur eigentlichen Erkrankung zu erwarten.

Je weniger jemand natürlich gefordert wird, desto stärker ist er auf den Ausgleich der geistigen Unterforderung durch Übungen angewiesen. Als Orientierung kann dienen, daß eine Person vormittags und nachmittags je wenigstens einmal, besser zwei- bis dreimal richtig geistig gefordert sein sollte. Bei der geistigen Forderung sollten die Intensität und Dauer aufeinander abgestimmt sein. Bei mittlerer Intensität bzw. Schwierigkeit der zu bewältigenden Probleme können die Anforderungen an Gesunde im Bereich einer Stunde liegen, bei intensiven Anforderungen nur im Minutenbereich. Bei Kranken wird man die Zeitdauer jeweils reduzieren.

Abhängigkeit vom Ausgangsniveau und Schweregrad der Demenz

Meist wird man die Patienten mittelschwer fordern. Welche Aufgaben für sie mittelschwer sind, hängt von ihrer allgemeinen Leistungsfähigkeit und ihrem augenblicklichen gesundheitlichen Gesamtzustand ab. Für jemand mit dem IQ 90 und darunter (25% der Bevölkerung) sind nur leichtere Aufgaben von Intelligenztests, Konzentrationstests oder beim Gehirn-Jogging annähernd bewältigbar. Den Arzt, Verkaufsleiter oder Lehrer kann man dagegen nur mit schwierigeren Aufgaben herausfordern.

Bei Demenzen wird die Ausgangs-Leistungsfähigkeit in Abhängigkeit vom Schweregrad des Syndromes gesenkt. Entsprechend sind die Aufgaben für geistige Belastungen auszuwählen.

Vom Ausgangsniveau wird auch erheblich mitbestimmt, über welches (Allgemein-) Wissen und welche Fertigkeiten man verfügt, für welche Wirklichkeitsbereiche man sich kompetent fühlt und was einem Spaß bereitet.

Bei leichter Demenz sind, wenn man die Interessengebiete anspricht, durchaus noch Eigenmotivationen vorhanden. Die Patienten können sich teilweise unbeaufsichtigt sogar noch selbst trainieren. So haben 86% der Patienten mit Demenz im Alter, die in 62 allgemeinärztlichen Praxen einheitliche (relativ leichte) Gehirn-Joggingaufgaben für vier Wochen mit nach Hause bekamen, angegeben, daß sie weiterüben wollten (Lehrl & Fischer 1990).

Verschiedene Arten des Kompetenztrainings, wie Lernstrategien erwerben oder sich in einer Gruppe geschichtlich bilden, können bei leichter Demenz noch durchgeführt werden, setzen aber voraus, daß diese Trainings bereits auf die Patienten ausgerichtet werden.

Bei mittelschwerer Demenz eignen sich nur noch ganz leichte Aufgaben wie «In der folgenden Reihe alle 'm' durchstreichen: a u m d w m m i r t m d f m m e m r w». Hier beginnt die Domäne des Realitätstrainings, das sich oft auch noch bei schweren Demenzen anwenden läßt.

Bei Demenzen vom Alzheimertyp mit mittelschweren und schweren Ausprägungen ist kaum mit Zustandsverbesserungen bis zum prämorbiden Niveau zu rechnen. Dennoch erzielen sie oft Verbesserungen, die den Betreuer wiederum ermutigen, weiterzumachen. Bei derartigen Demenzzuständen treten emotionale Beziehungen in den Vordergrund der Therapie. Wichtig ist es, dem Patienten das Gefühl zu vermitteln, akzeptiert zu sein.

Die Kombination von Maßnahmen

Die verschiedenen Therapien lassen sich mit Hilfe derselben Zielgrößen (biologische Intelligenz, Generalfaktor der Intelligenz) auf ihre Wirksamkeit vergleichen (Fischer et al. 1988). Aber auch im Einzelfall können Therapiekontrollen mit teilweise rasch, d.h. in zwei bis acht Minuten abnehmbaren Tests durchgeführt werden.

Die Mehrzahl der empirischen Studien mit mentalen Trainings weist für Gesunde und für demente Patienten Erfolge der Methoden innerhalb weniger Wochen nach. Es fehlen allerdings noch systematische Vergleiche verschiedener Verfahren. Wichtiger ist es im Augenblick aber, die gegenwärtig verfügbaren und dabei praktikablen Behandlungsmöglichkeiten einander ergänzend einzusetzen. So erbrachte Gehirn-Jogging bei dementiellen Patienten in ärztlichen Praxen eine zusätzliche Wirkung zur medikamentösen Therapie. Andererseits scheinen die Nootropika erst ab einer geistigen Mindestaktivierung zu wirken (Yesavage et al. 1981). Ein solches Mindestniveau kann man mit mentalen Trainings herstellen.

Die Kombinationen von mentalen Aktivierungstrainings, Medikation, Diät und Bewegung ist günstiger als jede der Therapien für sich allein. Ebenso sollten Ergänzungen durch soziale Hilfen und Milieutherapie Selbstverständlichkeiten werden.

Auch wenn keine kausale Hilfe von den gegenwärtig bekannten Behandlungsmaßnahmen zu erwarten ist, haben sie doch oft einen günstigen Einfluß auf die Symptomatik und können dazu beitragen, die Patienten-Compliance zu erhöhen, die Kommunikationsfähigkeit und insgesamt die Lebensqualität der Patienten, aber auch ihrer Angehörigen zu steigern.

---

9 | Aufgaben und Ziele einer Gedächtnissprechstunde

Annette Richert und Veronika Veltkamp

Die Aufgaben einer Gedächtnissprechstunde umfassen Diagnose und Beratung, gegebenenfalls auch Behandlung, bei Gedächtnisstörungen und dementiellen Erkrankungen. Angestrebt wird eine möglichst frühzeitige Diagnosestellung. Beratungsangebote richten sich sowohl an Erkrankte als auch an Angehörige.

Ein weiterer Tätigkeitsschwerpunkt ist die Forschung.

In den Vereinigten Staaten gibt es Spezialambulanzen zur Früherkennung von dementiellen Erkrankungen schon seit mehr als zehn Jahren. Diese Sprechstunden, in denen sich Personen mit Gedächtnisproblemen vorstellen können und adäquat untersucht und beraten werden, sind den sogenannten Alzheimer Disease Research Centers angegliedert. Patienten, bei denen eine dementielle Erkrankung diagnostiziert wird, erfahren dort Beratung und Betreuung. Auch ihre Angehörigen werden von den Gedächtnissprechstunden beraten und mit den Angeboten der örtlichen Alzheimer-Gesellschaften und anderer Organisationen vertraut gemacht. Viele der Patienten nehmen darüber hinaus an verschiedenen Forschungsvorhaben der jeweiligen Zentren teil (Khatchaturian 1988).

In Europa folgten Gründungen von Gedächtnissprechstunden zunächst in London, am St. Pancras Hospital 1983 und am Maudsley Hospital 1984 (Van der Cammen et al. 1987; Philpot und Levy 1987). Inzwischen existieren weitere solche Einrichtungen auch im deutschsprachigen Raum (München, Köln, Würzburg, Bonn und Basel). In Berlin gibt es seit Oktober 1989 eine Gedächtnissprechstunde, die an die gerontopsychiatrische Abteilung einer geriatrischen Klinik und an die neurologische/neurophysiologische Abteilung eines Krankenhauses der Grundversorgung angeschlossen ist. Die Berliner Gedächtnissprechstunde ist eine mit niedergelassenen Ärzten und anderen Einrichtungen kooperierende Ambulanz zur Früherkennung von dementiellen Erkrankungen und zur Beratung der Patienten und ihrer Angehörigen. Begleitend wird über Aspekte des natürlichen Verlaufs dieser Erkrankung geforscht.

Im folgenden wird zunächst die Tätigkeit der Gedächtnissprechstunde dargestellt, und daran anschließend die Bedeutung und Konsequenz der Frühdiagnose dementieller Erkrankungen diskutiert. Zur Veranschaulichung der praktischen Arbeit und zur abschließenden Darstellung der Beratungsaufgaben der Sprechstunde werden mehrere Fallbeispiele exemplarisch vorgestellt.

Forschung in der Gedächtnissprechstunde

Grundsätzlich lassen sich drei Forschungsansätze unterscheiden, die im Rahmen einer Gedächtnissprechstunde verwirklicht werden können. Der erste ist die Langzeitbeobachtung von Patienten. Es gibt bisher nur wenige Untersuchungen, in denen Patienten mit einer leichten bis mittelschweren Demenz über einen längeren Zeitraum begleitet und beobachtet werden. Hier bietet die Gedächtnissprechstunde die Möglichkeit, ausgewählte Patienten, die mit der Teilnahme an einer Studie einverstanden sind, wiederholt und in regelmäßigen Abständen zu untersuchen, und so verallgemeinerbare Informationen über den Krankheitsverlauf zu gewinnen.

Der zweite Forschungsansatz ist die Erstellung und Überprüfung von Testverfahren und Meßinstrumenten zur Diagnose und Verlaufskontrolle einer Demenz. Um eine Demenz feststellen zu können, werden einheitliche diagnostische Kriterien und zuverlässige Untersuchungsverfahren benötigt. Ideal wäre ein Untersuchungsverfahren, das in relativ kurzer Zeit und ohne größeren Aufwand durchgeführt werden kann und auch weniger erfahrenen Untersuchern eine diagnostische Einordnung ermöglicht. In einer Gedächtnissprechstunde können solche Verfahren auf ihre Praktikabilität und ihre Aussagekraft hin geprüft werden.

Der dritte Forschungsansatz ist die klinische Prüfung von Medikamenten auf Wirksamkeit und Verträglichkeit. Bisher gibt es kein Medikament, das die bei der Demenz auftretenden Gedächtnis- und anderen Einschränkungen intellektueller Fähigkeiten wieder rückgängig macht. Es muß aber die Möglichkeit geben, vorhandene und neu entwickelte Medikamente auf ihre Wirksamkeit und auf Nebenwirkungen zu überprüfen. Auch hier bietet die Gedächtnissprechstunde eine Möglichkeit, mit ausgewählten, über die Risiken aufgeklärten und einverstandenen Patienten entsprechende Studien durchzuführen.

Instrumente zur Objektivierung kognitiver Ausfälle

In der Berliner Gedächtnissprechstunde widmen wir uns bisher den ersten beiden Forschungsschwerpunkten. Dies bedeutet, daß wir neben der unten beschriebenen diagnostischen und Beratungstätigkeit eine ausgewählte Gruppe von Patienten und zur Kontrolle auch eine Gruppe von gesunden älteren Menschen in regelmäßigen Abständen wiederholt testen, einerseits um zu beobachten, wie sich die kognitive Leistungsfähigkeit dieser Personen entwickelt, andererseits um festzustellen, welche Testverfahren für solche Untersuchungen besonders geeignet sind.

Dabei unterscheiden wir Instrumente, die uns einen Überblick über die kognitive Leistungsfähigkeit geben sollen und die wir zusammen mit der von den Patienten und ihren Angehörigen geschilderten Symptomatik zur Diagnosestellung verwenden (die Screening-Verfahren) von solchen, die uns detailliertere Informationen über einzelne Bereiche der kognitiven Leistungsfähigkeit liefern (siehe zu diesem Thema auch den Beitrag von Kühl).

Als Screening-Verfahren setzen wir den SIDAM (Strukturiertes Interview für die Diagnose der Demenz vom Alzheimer-Typ, der Multiinfarkt-Demenz und Demenzen anderer Ätiologie nach DSM-III-R und ICD-10, Zaudig et al. 1990) ein, der neben anderen Aufgaben die Fragen der in Europa und Nordamerika weit verbreiteten Mini Mental State Examination (Folstein et al. 1975) enthält. Mit diesem Test werden Fragen nach Datum, Ort, Situation und zu Inhalten des Langzeitgedächtnisses gestellt, außerdem Aufgaben zur Prüfung des Kurzzeitgedächtnisses, des Abstraktionsvermögens, sprachlicher und rechnerischer und räumlich-konstruktiver Fähigkeiten. Ergebnisse dieses (wie aller anderen Tests) müssen, vor allem in den Grenzbereichen zwischen gesund und krank, immer auf dem Hintergrund der Biographie der Getesteten, der jeweiligen besonderen Fähigkeiten oder schon lange bekannten Unfähigkeiten, bewertet werden. Dies setzt ausführliche Gespräche sowohl mit den (möglicherweise) Erkrankten als auch unter Umständen mit nahestehenden Personen voraus.

Die sonstigen verwendeten Testverfahren versuchen, möglichst gezielt Bereiche wie verbales Gedächtnis, Gedächtnis für Formen und Farben, die Fähigkeit zur Strategiebildung und die Lernfähigkeit, die Geschwindigkeit psychischer und motorischer Abläufe zu untersuchen. Bei diesen Tests handelt es sich z. B. um Wortlisten, die behalten und wiedergegeben (MVG, Ilmberger 1988) oder auf Vorgabe des Anfangsbuchstabens produziert (Benton 1968) werden sollen. Weiterhin setzen wir computerisierte Tests ein, die mit grafischen Mitteln Gedächtnisfunktionen prüfen (Morris et al. 1988). Schließlich untersuchen wir psychomotorische Funktionen, indem wir z. B. die Geschwindigkeit ermitteln, mit der mit einem Griffel auf eine Platte geklopft wird, und Reaktionszeiten bestimmen (Ott et al. 1988).

Für alle diese Testverfahren gilt, daß je spezifischer sie eingegrenzte Funktionen messen, sie umso weniger etwas über die Fähigkeiten des Erkrankten aussagen, mit seinem Alltag zurecht zu kommen. Die alltäglichen Beeinträchtigungen sind aber das, was Patienten und Angehörige stört und beunruhigt, und ohne daß sie bestehen, kann die Diagnose einer Demenz nicht gestellt werden. Das Gespräch mit den Betroffenen und ihre Beobachtung können durch keine noch so umfangreiche und ausgefeilte Testung ersetzt werden.

Bedeutung und Konsequenzen einer Frühdiagnose der Demenz

Die Früherkennung dementieller Erkrankungen unterscheidet sich grundsätzlich von anderen Formen medizinischer Früherkennung, z. B. bei Bluthochdruck, Krebserkrankungen oder perinatalen Störungen. Bei diesen Erkrankungen geht es darum, die Betroffenen so schnell und so früh wie möglich einer angemessenen Behandlung zuzuführen, um die Krankheit zu heilen oder um einer Verschlechterung oder Spätfolgen vorzubeugen.

Die überwiegende Mehrzahl dementieller Erkrankungen kann aber weder geheilt werden, noch gibt es sicher wirksame Methoden, einer Verschlechterung vorzubeugen. Andererseits stellt die Diagnose einer Alzheimer-Krankheit mit ihrer infausten Prognose eine große psychische Belastung für die Betroffenen und ihre Angehörigen dar. Es drängt sich die Frage auf, welchen Sinn unter diesen Umständen eine Früherkennung hat.

Unter medizinischen Aspekten ist eine Früherkennung sinnvoll, da es, wenn auch selten, Formen der Demenz gibt, deren Ursache behandelt werden kann. Diese Formen der Demenz können dadurch wesentlich gebessert oder in ihrem Fortschreiten aufgehalten werden. Zu den Erkrankungen, die eine so behandelbare Demenz verursachen, gehören die Schilddrüsenunterfunktion, ein Vitamin B12- und Folsäuremangel, Hirntumoren oder eine Liquorzirkulationsstörung (Hydrocephalus) (siehe den Beitrag von Reischies), und die späten Stadien der Syphilis. Auch wenn diese Erkrankungen sehr selten sind, muß jeder an einer Demenz Erkrankte so früh wie möglich daraufhin untersucht werden, ob nicht doch eine solche behandelbare Krankheit die Ursache der Demenz ist. Außerdem gibt es Erkrankungen, die eine Demenz vortäuschen können, z. B. Formen der Depression, und die gleichfalls durch eine gezielte Behandlung gebessert werden können.

Ein weiterer Grund für die frühzeitige Diagnosestellung ist auch, daß eine zukünftig vielleicht mögliche kausale medikamentöse Behandlung sicher besonders bei noch nicht zu weit fortgeschrittenen dementiellen Prozessen wirksam werden dürfte. Das diagnostische Instrumentarium und seine effektive Handhabung sollten zur Verfügung stehen und erprobt sein, wenn eine derzeit noch hypothetische Kausaltherapie – etwa für die Alzheimer-Krankheit – zur Prüfung ansteht.

Aber auch für die Mehrzahl der Demenzkranken, für die heute medizinisch nicht viel getan werden kann, ist eine Früherkennung häufig sinnvoll. Im Unterschied zu den oben erwähnten Vorsorgeuntersuchungen zur Erkennung bestimmter Krebs- oder Stoffwechselerkrankungen usw. wird die Früherkennung der Demenz nicht in Form von Reihenuntersuchungen älterer Menschen aufgrund ihres Alters durchgeführt, sondern gezielt auf Wunsch der Untersuchten oder ihrer Angehörigen. Dies bedeutet, daß bestimmte Fragen oder Probleme bereits aufgetreten sind, und ein subjektiver Bedarf an Untersuchung und Beratung besteht.

Zur Gedächtnissprechstunde kommen ältere Menschen, die in der Regel selbst das Gefühl haben, an einer krankhaften Vergeßlichkeit zu leiden, oder auch nur das Gefühl, «daß sich mit ihrem Kopf irgendetwas verändert.» Manche haben die Befürchtung, daß es ihnen ergehen könnte wie Angehörigen oder Bekannten, die sie gepflegt haben, oder die an einer Demenz im Krankenhaus oder Pflegeheim verstorben sind. Die zunehmende Vergeßlichkeit empfinden viele Patienten als sehr beunruhigend und bedrohlich. Nicht erst zum Zeitpunkt der Diagnosestellung, sondern bereits früher hat das Leiden der Patienten begonnen, mit dem sie sich oft alleine auseinandersetzen und es bewältigen müssen. Die meist beruhigend gemeinten Ratschläge der Angehörigen oder Hausärzte, daß ihre Vergeßlichkeit altersbedingt sei, stehen dabei häufig in keinem Verhältnis zum erlebten Leidensdruck, zu dem Bewußtsein, daß etwas nicht in Ordnung ist. Bei bereits stärker nachlassender Gedächtnisfunktion und Leistungsfähigkeit kann für einen noch berufstätigen Menschen eine existentielle Bedrohung entstehen. Auch können sich zunehmende Partnerschaftskonflikte entwickeln, deren Ursache für die Betroffenen unerklärlich ist und die das gemeinsame Leben unerträglich werden lassen.

Die Patienten empfinden aufgrund ihrer zunehmenden Vergeßlichkeit und deren Folgen (z. B. relative Überlastung am Arbeitsplatz, Partnerschaftskonflikte, Depressivität) entweder einen Leidensdruck oder aber sie fühlen sich selbst überhaupt nicht krank, aber ihre Bezugspersonen (Partner, Kinder, Nachbarn) oder Betreuer (Arzt, Sozialdienst) sind aufgrund der zunehmenden intellektuellen Einbußen und Veränderungen beunruhigt, vielleicht auch schon belastet. In dieser Situation scheinen die Außenstehenden, die Angehörigen und Betreuenden, meist einen größeren Leidensdruck als die Patienten selber zu haben. Sie erleben die zunehmende Vergeßlichkeit und die Veränderungen des Verhaltens und des Wesens als etwas Unbegreifliches und Unverständliches.

Der Erkenntnis, daß ihre Angehörigen krank sind, geht meist eine Phase voraus, die von Verwunderung über bestimmte, plötzlich auftretende Verhaltensänderungen (wie z. B. das Verlegen vieler Dinge, Verstimmtheit, Aggressivität, Gereiztheit), die bis zu ernstem Ärger, Auseinandersetzungen oder Hilflosigkeit der Situation gegenüber reichen kann. Bei weiter fortgeschrittenem Krankheitsprozeß kann bereits eine Überlastung der betreuenden Angehörigen bestehen, da sie vielerlei Aufgaben des Partners oder der Eltern (wie z. B. Regelung finanzieller Angelegenheiten, Haushaltsführung) übernehmen mußten. Hier hat meist schon ein Rollenwechsel innerhalb der Beziehung stattgefunden, der in seiner psychodynamischen Bedeutung ebenfalls beachtet werden muß. So kann die Krankheit zur Folge haben, daß eine Frau, die es gewohnt war, daß ihr Mann alle finanziellen Entscheidungen traf und regelte, dies nun alleine, ohne Rücksprachemöglichkeit, über den Kopf des anderen hinweg bewältigen muß; der Ehemann, der nun die gesamte Haushaltsführung übernehmen muß, fühlt sich in dieser Rolle hilflos und überfordert. Kinder, die nun plötzlich viele Entscheidungen für die Eltern treffen müssen, erleben diese absolute Umkehr der Rollenverteilung oft mit großer Verunsicherung. Diese Veränderungen führen nicht nur zu neuen Anforderungen, u. a. an Zeit- und Arbeitsaufwand neben dem eigenen Haushalt, eigenen Beruf, eigener Familie die vielfältigen notwendigen organisatorischen Aufgaben zur Lebensführung (Haushalt, Finanzverwaltung usw.) des Kranken ganz oder teilweise zu übernehmen, sondern auch zu großer psychischer Belastung und persönlicher Destabilisierung und schließlich zu Krisen der Angehörigen. (Zitat: «Die Veränderung meiner Mutter war das Schwerste, was ich im Verlauf des letzten Jahres verkraften mußte und was mich selbst in eine persönliche Krise gestürzt hat.»)

Noch anders stellt sich die Situation für Nachbarn, Freunde und Bekannte dar, die eine Veränderung der Patienten, vor allem wenn die Beziehungen nicht so konstant sind, oft erst später bemerken. Hier spielen vor allem Gefühle der Verunsicherung eine Rolle, daß man sich als Außenstehender nicht in die Privatsphäre des anderen einmischen möchte. Auch für den betreuenden Hausarzt besteht meist eine schwierige Situation. In einem solchen Fall führt häufig erst eine zunehmende Hilflosigkeit des Patienten, z. B. die Unfähigkeit sich zu pflegen, sich selber zu versorgen, oder den eigenen Haushalt zu führen, also erst der fortgeschrittene Verlauf einer dementiellen Erkrankung, schließlich in eine beratende oder betreuende Institution.

Im weiteren, gelegentlich sogar im engeren Sinne des Wortes besteht bei allen, die uns zur Untersuchung und Beratung aufsuchen, eine Krisensituation. Unsere bisherigen Erfahrungen haben dies immer wieder bestätigt.

Eine frühe Diagnosestellung, auch wenn derzeit die Prognose der häufigsten dementiellen Erkrankungen infaust ist, bedeutet in solchen Fällen zunächst eine Klärung einer unbestimmten, nicht ohne weiteres rational faßbaren Situation, die multiple Ängste, Befürchtungen und Konflikte verursacht. Dieses Vorgehen kann zunächst zur Entschärfung der Krise beitragen. Die weitere Verarbeitung und Bewältigungsmöglichkeit der irreversiblen Erkrankung ist einerseits vor allem von der jeweiligen Persönlichkeitsstruktur des Betroffenen und seiner Lebenssituation abhängig, andererseits von der ihm angebotenen Unterstützung und Begleitung durch Angehörige und professionelle Helfer.

In diesem Zusammenhang sind die Erfahrungen mit der (z. T. präsymptomatisch möglichen) Frühdiagnostik und Beratung bei der

Huntingtonschen Krankheit von besonderem Interesse, denn auch bei dieser Erkrankung entwickelt sich im Krankheitsverlauf eine Demenz, die nicht ursächlich behandelbar ist.

So befürwortet Wolff aufgrund seiner Erfahrungen mit Huntington-Patienten eine frühzeitige Information und Diagnosestellung, da Schwierigkeiten infolge von Frühsymptomen der (noch nicht diagnostizierten) Erkrankung nicht selten zu erheblichen innerfamiliären Problemen führen. «Die Ergebnisse einer solchen Diagnostik greifen ... tief in den Bereich der individuellen Autonomie ein. ... Wir können und dürfen also weder uns noch unseren Patienten die zu erwartenden Konflikte ersparen, legen uns damit aber auch die Verpflichtung auf, unsere Patienten auf dem Weg der Konfliktlösung und Entscheidung zu begleiten» (Wolff,1988, S. 37).

Welche Konsequenzen hat nun eine Frühdiagnostik dementieller Erkrankungen für die Patienten und deren Angehörige?

(1) Die Patienten haben die Möglichkeit, sich rechtzeitig mit den auf sie zukommenden Veränderungen und zunehmenden Einschränkungen ihrer Fähigkeiten auseinanderzusetzen und sie in ihre Lebensplanung, wenn möglich gemeinsam mit dem Partner, Kindern, Angehörigen oder Freunden einzubeziehen. Dies kann einerseits private Pläne (mögliche Wünsche wie z. B. die schon immer geplante Reise, die Aufgabe eines bisherigen Verzichts auf Annehmlichkeiten, langfristige finanzielle Investitionen, Lebensabend) als auch berufliche Pläne (Aufgabe eines Arbeitsplatzes, soziale Sicherung, Rente) betreffen. So kann auch ein rechtzeitiger Wohnungswechsel, z. B. in die Nähe betreuender Angehöriger oder in ein Seniorenheim, sinnvoll sein, der zu einem späteren Zeitpunkt mit sehr viel größeren Schwierigkeiten (u. a. bei Orientierungsstörungen) verbunden sein kann.

In diesem Zusammenhang können ebenfalls Überlegungen über die Benennung eines zukünftigen Pflegers anstehen, der das Vertrauen des Patienten besitzt. Auch eine frühzeitige Regelung testamentarischer oder vermögensrechtlicher Verfügungen kann geboten sein.

(2) Die sehr frühe Diagnosestellung bietet darüber hinaus Möglichkeiten der Krankheitsbewältigung, die zu einem späteren Zeitpunkt bei der Demenz nicht mehr möglich sind. Untersuchungen über die Bewältigung chronischer Erkrankungen (wie z. B. Krebs, M. Parkinson) haben eindeutig ergeben, daß die aktive Auseinandersetzung mit der

Krankheit und eine ausreichende soziale Unterstützung die wichtigsten psychosozialen Prädiktoren einer erfolgreichen Krankheitsverarbeitung sind (vgl. BMFT 1984. So spielen bei der Krankheitsbewältigung irreversibler Erkrankungen die Möglichkeit zum Abschiednehmen, zur Beendigung unerledigter Dinge, zur Klärung von Beziehungen und die Zeit zum Trauern, eine wichtige Rolle bei der Lebensbilanzierung und der Bewältigung des Lebensendes.

So weist Jarka, wiederum aufgrund seiner Erfahrungen mit Huntington-Patienten, auf die Wichtigkeit der Kenntnisse über die psychischen Prozesse der Verarbeitung chronischer Erkrankungen und die dadurch veränderte familiäre Interaktion hin und unterscheidet bei der Bewältigung chronischer Erkrankungen intrapsychische (Adaption, Neuorganisation der persönlichen Identität) und interpsychische Veränderungen (u. a. Rollenveränderungen, Beziehungsumstrukturierung in der Familie, Berufsaufgabe). Ziel der Bewältigung ist das (Wieder-) Erreichen eines inneren psychischen und sozialen Gleichgewichtes (Jarka 1988).

Im Gegensatz zu den meisten infausten Erkrankungen, die oft erst im späteren Stadium oder überhaupt nicht zu einer Beeinträchtigung der intellektuellen Fähigkeiten und der Persönlichkeit führen, tritt bei der Demenz bereits im mittleren Stadium eine erhebliche Beeinträchtigung der Gedächtnisfunktionen, der Denkfähigkeit und eine Wesensveränderung auf: Die Demenz bedeutet daher einen Eingriff in die ganze Persönlichkeit des Betroffenen. Eine Diagnosestellung in späteren Phasen der Demenz hat daher zur Folge, daß der Betroffene selbst aufgrund der bereits bestehenden Einbußen keine oder sehr reduzierte Möglichkeiten des Krankheitsverständnisses, der -einsicht und -bewältigung hat. Inwieweit ein emotionales Verstehen vorhanden ist, muß zum jetzigen Zeitpunkt offen bleiben.

Ob diese Folge des sehr schweren Krankheitsprozesses, der ja bis zum Verfall der Gesamtpersönlichkeit fortschreiten kann, eine positive oder negative Begleiterscheinung ist, kann wiederum nur sehr schwer eingeschätzt werden. Dies berührt die Frage nach dem Leidensdruck dementiell Erkrankter. Obwohl für den Außenstehenden viele Patienten in fortgeschrittenen Stadien häufig zufrieden wirken, andere dagegen depressiv, unruhig oder aggressiv, sind verallgemeinerbare Schlußfolgerungen über ihr inneres Erleben daraus nicht unbedingt zu ziehen.

Entscheidet man sich aber gegen eine Frühdiagnose, hat dies zur Folge, daß eine Aufklärung auch der Patienten, die die Bedeutung einer solchen Diagnose noch erfassen können, unterbleibt. Dies stellt letztendlich auch einen Eingriff in die Autonomie und eine Einschränkung des Selbstbestimmungsrechts der Betroffenen dar. Sie werden durch die unterbliebene Aufklärung daran gehindert, auf den weiteren Verlauf ihres Lebens, und sei es auch durch die Krankheit bedingt sehr eingeschränkt, Einfluß zu nehmen. Dies kann, wie bereits erwähnt, die Planung des zukünftigen Lebensraums (z. B. Wohnsituation), der Pflege und Betreuung ebenso wie Erbschaftsangelegenheiten betreffen. Darüberhinaus sind aber sicherlich auch Überlegungen über den Sinn des weiteren Lebens bzw. des Weiterlebens, mit der Möglichkeit des Suizid als Konsequenz, berührt. Gerade dieser Aspekt kann für die betreuenden Ärzte und die Angehörigen, vor allem, wenn sie selbst diese mögliche Konsequenz akzeptieren, bedrohlich und schwer ertragbar sein.

Hinsichtlich der Frage des Suizidrisikos sind wiederum die Untersuchungen von Jarka bei Huntington-Patienten interessant. So liegt die Suizidrate höher als bei anderen chronischen Krankheiten und tritt vor allem in den frühen (oft depressiven) Phasen auf, wenn die geistige Beeinträchtigung noch minimal ist und noch keine Gewöhnung an die Krankheit erfolgte. «Offensichtlich wird Suizid in bestimmten Phasen der Auseinandersetzung von einem Teil der Erkrankten und Risikopatienten als akzeptable Lösung angesehen, erfolgt also nicht unbedingt kurzschlußartig. ... Das Bewußtsein von der Möglichkeit des letzten Rückzugs mag bedeutsam sein, denn es erlaubt, daß der Erkrankte sich auch positiv für ein Leben mit der Krankheit entscheiden kann. Wichtig sind auf jeden Fall rechtzeitige Gespräche über die Gedanken und Gefühle der Risikoperson oder des Erkrankten. In manchen Fällen können dadurch Ängste aufgelöst und Suizide verhindert werden. ... Hier werden auch tieferliegende Fragen nach dem Lebenssinn berührt.» (Jarka 1986).

Wie weit die geschilderten Erfahrungen mit Huntington-Patienten auf Demenzkranke übertragbar sind, ist nicht klar. Für eine unbedingt erforderliche Beratung und Betreuung der Betroffenen und ihrer Angehörigen bedarf es vor allem noch weiterer Untersuchungen über die psychischen Prozesse der Verarbeitung dieser Erkrankung (vgl. den Beitrag von Gutzmann in diesem Band) sowie über die durch Frühdiagnostik und Aufklärung veränderte soziale Situation, wie z. B. die familiären Interaktionen. Wichtig ist aber, daß eine Frühdiagnose der dementiellen Erkrankungen erst die Möglichkeit einer Aufklärung mit all ihren Konsequenzen schafft.

(3) Die Frühdiagnose hat natürlich nicht nur für die Patienten selbst, sondern auch für ihre Angehörigen und Betreuenden weitreichende, und auch entlastende Konsequenzen. Wird die Diagnose erst spät gestellt, und dies ist sicherlich zur Zeit noch die häufigste Situation, ist der Krankheitsprozeß bei der Diagnosestellung meist so weit fortgeschritten, daß die Betreuenden alle Verantwortung alleine tragen müssen. Alle Entscheidungen für den anderen fällen zu müssen, den Partner, die Mutter oder den Vater nun bevormunden zu müssen, wird zusätzlich zur intensiven Betreuung und Pflege als sehr belastend erlebt und ist oft mit Gewissenskonflikten verbunden. Eine Frühdiagnose ermöglicht die bessere Vorbereitung auf diese Situation, obwohl auch dann der Verlust des ebenbürtigen Partners von Angehörigen immer wieder schmerzlich empfunden wird. Darüber hinaus hilft das Wissen über die Erkrankung den Betreuenden beim Umgang mit den Dementen. Partnerschaftskonflikte oder familiäre Schwierigkeiten, die durch die Vergeßlichkeit und die Wesensveränderungen des Dementen verursacht sind, und deren nicht erkannte Ursache bis zur Diagnosestellung vielerlei Folgen haben kann (z. B. Unverständnis, Ärger, Wut, Trennung, Scheidung, Abbruch des Kontaktes zu den Eltern), können geklärt oder sogar gelöst werden.

Beratungsfunktion der Gedächtnissprechstunde

Eine Gedächtnissprechstunde hat, wie bereits angesprochen, neben der Diagnosestellung eine Vielzahl von Beratungs- und Vermittlungsaufgaben zu erfüllen. Die Beratung kann sich im Einzelfall darin erschöpfen, daß nach dem Screening-Verfahren mitgeteilt wird, daß keine objektivierbaren Gedächtnisstörungen festgestellt werden können. Im Fall einer nachgewiesenen Erkrankung spielen aber die folgenden Fragestellungen immer wieder eine besondere Rolle:

In welcher Situation kommen die Patienten und gegebenenfalls ihre Angehörigen? Mit welchen Erwartungen, Wünschen, Problemen? Welche Aufgaben können von der Gedächtnissprechstunde erfüllt werden, welche können nicht erfüllt und müssen, wenn möglich, an andere Institutionen delegiert werden?

Die Beratung von Patienten und Angehörigen umfaßt:
- Informationen über die Erkrankung
- Aufklärung der Patienten und ihrer Angehörigen
- Beratung und mögliche Angebote zur Unterstützung und Entlastung bei bestehenden oder drohenden Krisensituationen
- falls notwendig medikamentöse Therapie von Begleitsymptomen (z.B. Halluzinationen, Depression, Schlafstörung, Störung des Wach-Schlaf-Rhythmus, aggressive Erregungszustände)
- Weitervermittlung an andere beratende und betreuende Einrichtungen und an Selbsthilfeorganisationen für Angehörige.

Darüber hinaus ist es sinnvoll, neben der ambulanten Beratung auch eine Möglichkeit zur stunden- oder tageweisen Betreuung der Patienten zur Entlastung und Stabilisierung der Angehörigen und anderer Pflegender anzubieten.
- Sozio- und beschäftigungstherapeutische Einzel- und Gruppenangebote auf der Basis der Interventionsgerontologie (u.a. Realitätsorientierungstraining)
- psychotherapeutische Einzel- und Gruppentherapie für Patienten oder/und deren Betreuer (u.a. Fokaltherapie zur Krisenintervention, Integrative Bewegungstherapie)
- Angehörigengruppen, die zum einen den Austausch vieler praktischer Hilfen bei der Betreuung bieten, zum anderen die Auseinandersetzung mit der Situation und eigenen Betroffenheit ermöglichen
- Soziale Beratung, die über das Angebot finanzieller öffentlicher Unterstützung informiert und Hilfestellung bei der Antragstellung bietet (z.B. Pflegegeld)
- Rechtliche Beratung (Pflegschaft, Testament usw.).

Um diese vielseitigen Aufgaben erfüllen zu können, ist eine enge Kooperation mit bereits bestehenden Institutionen unbedingt erforderlich.
- Kooperation mit den niedergelassenen Ärzten und Ärztinnen
- Kooperation mit Kliniken und deren Ambulanzen u.a. zur stationären oder teilstationären zeitweiligen Betreuung der Kranken zur Entlastung der Pflegenden bei Überlastung und (drohenden) Krisensituationen, Krankheit oder Urlaub
- Kooperation mit anderen beratenden und betreuenden Institutionen (u.a. Sozialstationen, Tagespflegestätten, Seniorenheimen und Krankenheimen)

- Kooperation mit Angehörigenselbsthilfegruppen, z. B. der Alzheimer-Gesellschaft
- Kooperation darüber hinaus auch mit anderen Forschungsprojekten in diesem Bereich.

In welchem Umfang diese vielfältigen Aufgaben erfüllt werden können, hängt selbstverständlich von der Ausstattung und personellen Besetzung der jeweiligen Gedächtnissprechstunde ab.

Fallbeispiele

Anhand der nun folgenden exemplarischen Fallbeispiele soll ein Einblick in die praktische Arbeit der Gedächtnissprechstunde gegeben werden. Die Darstellung der verschiedenen Situationen und Probleme der Patienten und ihrer Angehörigen, die sich daraus ergebenden Möglichkeiten aber auch Grenzen einer Diagnostik und die Probleme bei der Aufklärung und Beratung werden dabei im Mittelpunkt stehen.

Das Ehepaar H. kommt auf Anraten des behandelnden Internisten in unsere Sprechstunde. Nach kurzer gemeinsamer Begrüßung und Erhebung der Personaldaten, bei der der untersuchenden Ärztin auffällt, daß **Frau H.** ihre Telefonnummer erst nach längerem Nachdenken nennen kann und andere Fragen an ihren Ehemann zur Beantwortung delegiert, wird die sich anschließende Untersuchung mit der Patientin alleine fortgesetzt.

Kaum hat der Ehemann den Raum verlassen, weiht Frau H. die Untersucherin in ihr Problem ein: Ihr Leben mit ihrem Mann mache sie immer unzufriedener und unglücklicher. Im Gegensatz zu früher sei er sehr initiativlos geworden und verbringe die Zeit am liebsten zuhause mit ihr alleine. Sie selber könne daher ihren eigenen Interessen kaum mehr nachgehen, so verbiete er ihr zum Beispiel, an einem Volkshochschulkurs über Literatur teilzunehmen. Sie selber fühle sich noch voller Kraft und Energie und sei bei bester Gesundheit.

Auf ihre Vergeßlichkeit angesprochen berichtet sie überzeugend, daß sie überhaupt keinerlei Gedächtnisstörung habe. Dinge, die sie wirklich interessierten, behalte sie ohne Schwierigkeiten. Demgegenüber seien viele Dinge, wie z. B. ihren Mann interessierende Fernsehsendungen, für sie bedeutungslos, so daß sie deren Inhalt meist schnell vergesse.

Das viele Alleinsein mit ihm sei sie nicht gewöhnt, da sie in einer großen Familie aufgewachsen sei und die meiste Zeit mit ihren Geschwistern verbracht habe. Am meisten sehne sie sich nach den Musikabenden im Kreise ihrer Familie zurück.

Hatte die Untersucherin zu Beginn des Gesprächs noch den Gedanken, daß ein Gespräch mit dem Ehemann, in dem die Wünsche und Bedürfnisse der Ehefrau unterstützt werden könnten, zu einer Entschärfung der anscheinend schwierigen Ehesituation beitragen könnte, so riefen die in dem zwanzigminütigen Erstgespräch auftretenden auffälligen Wiederholungen der Patientin, und vor allem die immer wiederkehrende Beschreibung ihrer glücklichen Kindheitserlebnisse, erste Verdachtsmomente auf eine möglicherweise bestehende dementielle Erkrankung hervor.

Die anschließend durchgeführte Screening-Testung erhärtete diesen Eindruck: Bei Frau H. bestanden zeitliche Orientierungsprobleme, Störungen des Kurz- und Langzeitgedächtnisses und Einschränkungen weiterer intellektueller Fähigkeiten.

Um fremdanamnestische Informationen über den Beginn und das Ausmaß der Störung im Alltag zu erhalten, folgte nun ein Gespräch mit dem Ehemann. Dieses Vorgehen rief bei Frau H. sofort massives Mißtrauen und Protest hervor. Herr H. sah aber wegen der dauernd notwendigen Beaufsichtigung seiner Frau leider auch keine Möglichkeit, alleine in unsere Sprechstunde zu kommen.

In dieser, bei der Beratung von Patienten und deren Angehörigen häufig auftauchenden Konfliktsituation muß von dem Berater versucht werden, die Arzt-Patient-Beziehung, die bei leicht dementen Patienten wegen ihrer meist bewußt erlebten Veränderungen und intellektuellen Einbußen leider schnell von verständlichen Ängsten, Befürchtungen und Mißtrauen geprägt ist, nicht zu sehr zu belasten. Darüberhinaus sollte für die Angehörigen, die von dieser Erkrankung mitbetroffen und belastet sind, zumindestens die Möglichkeit einer Entlastung und Beratung geschaffen werden.

So war Herr H. sehr verzweifelt und fassungslos über die Veränderung seiner Ehefrau. In kurzen Sätzen beschrieb er die aktuelle schwierige Lage; seine Frau vergesse zunehmend alle alltäglichen Dinge und Erlebnisse und lebe vorwiegend mit ihren Gedanken und Gefühlen in der Vergangenheit.

Bei der Führung des Haushaltes sei sie zwar sehr bemüht, doch verliere sie mehr und mehr den Überblick. Sie fände sich in ihrer eigenen Küche kaum mehr zurecht, verlege Dinge, ordne andere neu, so daß sie sie nicht mehr wiederfände. Besonders schwierig sei die finanzielle Situation; obwohl seine Ehefrau früher die gesamte Verwaltung und Buchführung ihres Betriebes durchgeführt habe, seien bei Bankangelegenheiten und Überweisungen zunehmend Schwierigkeiten aufgetreten, so daß er nun die gesamte Verwaltung ihrer finanziellen Mittel übernehmen mußte. Auch bei dem Umgang mit dem nun ihr zugeteilten Haushaltsgeld träten Probleme auf. Seine Ehefrau verlege das Geld, könne beim Einkaufen nicht mehr die ausgegebenen Geldbeträge überblicken und fordere daher innerhalb kurzer Zeiträume immer wieder neues Haushaltsgeld von ihm. Obwohl er sie möglichst unabhängig handeln lassen wolle und die Kontrolle ihm sehr schwer falle, überstiegen die Geldbeträge allmählich ihre finanziellen Möglichkeiten.

Alle Versuche von seiner Seite, sie vorsichtig und behutsam auf ihre Schwierigkeiten anzusprechen, stießen bei ihr auf völliges Unverständnis und Empörung.

Leider blieb in dieser Situation nur die Zeit für eine kurze Information über die erste Verdachtsdiagnose, die durch weitere notwendige Untersuchungen gesichert werden müsse und die Vereinbarung eines zweiten Untersuchungstermines. Schon wenige Tage später meldete sich Herr H. sich noch einmal telefonisch und berichtete, seine Ehefrau lehne alle weiteren Untersuchungen ab, und auch er könne trotz erwünschter weiterer Informationen und Beratung nicht erneut in die Sprechstunde kommen. Da, wie uns Herr H. mitteilte, auch seine Telefongespräche zur Zeit bei der Ehefrau Mißtrauen hervorriefen, verblieb nur die Zeit für eine kurze Empfehlung von informativer Literatur und die Weitergabe der Adressen von Selbsthilfeorganisationen.

Frau S. ist 68 Jahre alt. Sie kommt aufgrund eines Zeitungsartikels gemeinsam mit ihrer Tochter in die Gedächtnissprechstunde.

Im Erstgespräch berichtet sie, daß sie seit dem Tod ihres Ehemannes unter zunehmenden Gedächtnisproblemen leide, die sie sehr beunruhigen und ängstigen. Sie möchte die Ursache ihrer Beschwerden erfahren und behandelt werden.

Nach der langen Krankheit und dem Tod des Ehemannes vor einem Jahr sei sie zunächst sehr deprimiert gewesen. Die Veränderung durch einen Wohnungswechsel in ein Seniorenwohnhaus vor sechs Monaten habe ihr aber wieder neue Kraft gegeben. Sie genieße ihr neues Zuhause, in dem sie sich sehr wohl fühle. Neben der Haushaltsführung nütze sie die freie Zeit zur Verwirklichung ihrer Hobbies, denen sie sich immer schon widmen wollte (z. B. Lesen, Stricken, Handarbeit, Kreuzworträtseln).

Darüber hinaus versorge sie gerne ihre zwei Enkel. Kontakt zu Mitbewohnern des Seniorenhauses habe sie bisher nicht aufgenommen. Zwar bemühten sich ihre Nachbarn um sie, sie wolle aber niemanden zur Last fallen. Am liebsten sei sie alleine zuhause und beobachte von ihrem Fenster das Treiben auf der Straße.

Außer Ihrer Vergeßlichkeit fühle sie sich gesund und mit ihrer neuen Lebenssituation sehr zufrieden.

Die Screening-Tests ergeben eine Einschränkung der zeitlichen Orientierung, des Kurz- und Langzeitgedächtnisses und anderer intellektueller Fähigkeiten (rechnerische, optisch-räumliche Konstruktionsfähigkeit), so daß der Verdacht einer beginnenden dementiellen Erkrankung bestätigt wird.

Bei dem anschließenden Gespräch mit der Tochter, das von der Mutter nach Aufklärung über seine Notwendigkeit akzeptiert wird, wird das Ausmaß der Alltagsbeeinträchtigung und der kognitiven Einbußen deutlich: Die Vergeßlichkeit ihrer Mutter habe vor etwa zwei Jahren begonnen, sei aber erst seit dem Tod des Vaters richtig auffällig geworden. Frau S. vergesse häufig vereinbarte Termine und käme dann zu anderen Zeiten. Fragen, die man gerade noch beantwortet habe, würden oft nach wenigen Minuten erneut gestellt. Vor allem ihre Kinder reagierten inzwischen darauf ungeduldig. Bei der Ferienbetreuung des Hauses der Tochter habe ihre Mutter mehrere Schlüssel verlegt, die die Tochter dann später in der Wohnung der Mutter wiedergefunden habe; auch seien viele Blumen, deren Pflege sie immer mit großer Freude und Zuverlässigkeit durchgeführt hätte, aufgrund übermäßigen Gießens eingegangen.

Zusätzlich fielen seit kurzer Zeit Orientierungsschwierigkeiten auf; so habe ihr Mutter sich auf dem Weg zu einer Freundin verlaufen, so daß sie ihre Verabredung verpaßte.

Darüber hinaus träten Probleme bei der Haushaltsführung und der Körperhygiene auf. Zwar versorge sich Frau S. selbständig, doch vernachlässige sie im Gegensatz zu früher viele Dinge: So sei ihre äußere Erscheinung nicht mehr so gepflegt, vor allem die Haare seien oft ungewaschen und ungekämmt. Das größte Problem bereite zur Zeit die ungenügende Körperpflege, so daß sie und ihre Familie häufig unter dem unangenehmen Körpergeruch der Mutter litten.

Auch die Kleidung wechsele sie seltener, die dadurch häufig verschmutzt sei. Eine neue Waschmaschine, auf deren Installation trotz

Waschgelegenheit im Hause sie mit einer gewissen Starrsinnigkeit ausdrücklich bestanden hätte, stehe ungenutzt in der Küche; höchst wahrscheinlich könne ihre Mutter die Bedienung der verschiedenen Waschprogramme nicht mehr begreifen.

Obwohl sie weiterhin darauf bestehe, ihren Haushalt alleine zu führen und Hilfsangebote (wie z. B. die Übernahme der Wäsche) der Tochter empört ablehne, befinde sich die Wohnung in großer Unordnung. Auch ihre Küche sei ganz im Gegensatz zu früher häufig unaufgeräumt und würde selten zum Kochen benutzt.

Obwohl Frau S. der Tochter gegenüber immer wieder versichere, wie froh sie sei, nun endlich Zeit zum Lesen und Stricken zu haben, scheine sie weder das eine noch das andere zu tun, sondern tatenlos die Tage zu verbringen.

Die Schwierigkeiten und offensichtlichen Probleme und Einbußen anzusprechen, falle ihr besonders schwer, vor allem da ihre Mutter meist ablehnend und verärgert reagiere. Besonders die Thematisierung der unzulänglichen Körperpflege, die die Familie zunehmend belaste, ruft bei der Tochter Unsicherheit, Schamgefühle und Angst, die Mutter zu kränken, hervor.

Bei dieser Patientin konnte durch weitere Untersuchungen die Diagnose einer Alzheimer–Krankheit weitmöglichst gesichert werden. Auffällig war allerdings die Diskrepanz zwischen der relativ geringen kognitiven Einschränkung und der Beeinträchtigung der Alltagskompetenz.

Frau S. nimmt an unserer Studie teil, so daß sie regelmäßig in unsere Sprechstunde kommt. Wegen zunehmender Probleme bei der selbständigen Lebensführung (v. a. zeitlicher Orientierungsstörungen) wurde sie nach Beratung der Tochter mit der morgendlichen Beaufsichtigung der Enkelkinder in der Wohnung der Tochter betraut. Dies ist eine Aufgabe, der sie mit viel Freude nachkommt und die sie noch bewältigen kann. Gleichzeitig ist Frau S. dadurch enger in den Familienalltag eingebunden, ohne daß sie sich kontrolliert und als Last fühlt. Darüber hinaus besucht sie inzwischen zweimal wöchentlich eine beschäftigungstherapeutische Gruppe einer gerontopsychiatrischen Tagesklinik.

Auch die Tochter kommt bei jedem Untersuchungstermin zur Beratung in unsere Sprechstunde und wird demnächst an einer Angehörigen-Selbsthilfegruppe der Alzheimer-Gesellschaft teilnehmen.

Herr B. ist 63 Jahre alt und Abteilungsleiter eines mittelgroßen Betriebes. Er kommt zu uns auf Anraten einer Ambulanz für Bluthochdruck, von der er seit acht Jahren betreut wird. Seit dem 30. Lebensjahr ist bei ihm ein hoher Blutdruck bekannt, der medikamentös schwierig, in den letzten Jahren aber schließlich doch noch befriedigend einzustellen war. Herr B. klagt über Vergeßlichkeit, die in den letzten sechs bis acht Monaten ein nicht mehr normales Ausmaß erreicht habe. Er habe mittlerweile Angst, zur Arbeit zu gehen, da er schon wichtige Termine vergessen habe, wenn ihn seine Sekretärin nicht ausdrücklich kurz davor daran erinnerte. An den Inhalt von Besprechungen könne er sich oft nur bruchstückhaft erinnern, und es koste ihn viel Mühe, das gegenüber seinen Kollegen und Mitarbeitern zu vertuschen. Ebenso vergesse er, daß ihm Schriftstücke zur Unterschrift vorgelegt worden seien, es könne ihm passieren, zu behaupten, daß er sie nie gesehen habe.

In der Testuntersuchung zeigte sich eine deutliche Störung des Kurzzeitgedächtnisses vor allem für Wörter, das Langzeitgedächtnis und die Orientierungsfähigkeit waren nicht betroffen. Dagegen war auch die Konzentrationsfähigkeit beeinträchtigt.

Ein Gespräch mit Angehörigen lehnte Herr B. ab. Er wollte nicht, daß jemand erfuhr, daß er die Gedächtnissprechstunde aufgesucht hatte.

In der Cranialen Computertomographie zeigten sich Spuren von zwei kleinen, von Herrn B. unbemerkt abgelaufenen Hirninfarkten. Dies bestätigte den klinischen Verdacht einer beginnenden Multiinfarktdemenz. Herr B. wurde über diesen Verdacht aufgeklärt, und auch darüber, daß bei dieser Erkrankung eine Stabilisierung auf dem bestehenden Niveau durchaus möglich sei. Wir rieten ihm als Vorbeugungsmaßnahme zur Einnahme von Acetylsalicylsäure zur Herabsetzung der Blutviskosität. Außerdem empfahlen wir ihm, da er sich durch seine Arbeit überlastet fühlte, die Möglichkeit einer vorbeugenden Berentung zu nutzen. Herr B. stellte daraufhin einen Rentenantrag und begann, eine Weltreise für die Zeit nach der Berentung zu planen.

Forschungsaufgaben einer Gedächtnissprechstunde können die Langzeitbeobachtung von an einer Demenz Erkrankten, die Prüfung und Entwicklung von Testverfahren und die klinische Prüfung von Medikamenten sein.

Früherkennung dementieller Erkrankungen ist sinnvoll, weil die seltenen ursächlich behandelbaren Formen rechtzeitig erkannt und einer Behandlung zugeführt werden müssen. Außerdem gibt die Früherkennung den Kranken und ihren Angehörigen die Möglichkeit, sich mit der Erkrankung und ihren Folgen auseinanderzusetzen und ihre Lebensplanung darauf einzustellen.

Die Beratungsfunktion der Gedächtnissprechstunde umfaßt Aufklärung der Patienten und ihrer Angehörigen, Übermittlung von Informationen über die Erkrankung, möglicherweise Intervention zur Unterstützung und Entlastung bei bestehenden oder drohenden Krisensituationen und die Weitervermittlung an andere beratende und betreuende Einrichtungen und Selbsthilfeorganisationen für Angehörige.

Weitergehende Literatur

Feldmann, Lili: Leben mit der Alzheimer-Krankheit. Eine Therapeutin und Betroffene berichten. Piper, München 1989.
Klessmann, E.: Wenn Eltern Kinder werden ... und doch die Eltern bleiben. Die Doppelbotschaft der Altersdemenz. Huber, Bern-Stuttgart 1990.
Sacks, Oliver: Der Mann, der seine Frau mit einem Hut verwechselte. Rowohlt, Reinbek 1987.

10 | Angehörigenarbeit

Eva-Maria Neumann

Dieses Kapitel soll Möglichkeiten der Arbeit mit Angehörigen aufzeigen, und zwar

für professionelle Helfer:
- aus der Kenntnis der Belastungen pflegender Angehöriger von Demenzkranken verschiedene Entlastungsangebote planen
- Inanspruchnahmebarrieren abbauen
- die Expertise der Pflegenden nutzen
- Kompetenz und Selbstwertgefühl stärken
- zur Selbsthilfe befähigen

für Angehörige:
- verschiedene Formen von Hilfe kennenlernen: Information, Beratung, Pflegetraining, Entlastung durch ambulante und teilstationäre Betreuung der Kranken, Besuch von Angehörigengruppen, Erlernen von Entspannungstechniken, Bewältigung des Trauerprozesses, Bearbeitung von Beziehungskonflikten
- Selbsthilfegruppen aufbauen und Expertise weitergeben
- Öffentlichkeitsarbeit betreiben
- gesundheitspolitische Forderungen nach Entlastung der häuslichen Pflege artikulieren

---

Die Arbeit der Angehörigen

Pflegebereitschaft und tatsächliche Pflegeleistung sind – entgegen einem in der Öffentlichkeit weit verbreiteten negativen Stereotyp – in den letzten Jahrzehnten stark gewachsen (BMJFG 1986, Socialdata 1980).

«Die Erhaltung der selbständigen Lebensführung alter Menschen in vertrauter Umgebung hat für die Bundesregierung Priorität. ... Die Bundesregierung erkennt besonders an, daß familiäre Hilfen in ständig wachsendem Umfange und meistens von Frauen erbracht werden. Sie weiß, daß die starke Belastung von den Pflegenden oft nur durch den vollen Einsatz ihrer physischen und psychischen Kräfte bewältigt werden kann. ...» (Deutscher Bundestag 1985, S. 2).

Nachdem hier erstmals offiziell die enorme soziale Dienstleistung von Familien, insbesondere aber von Frauen, anerkannt wurde, werden im Vierten Familienbericht der Bundesregierung (BMJFG 1986) auch die Belastungen von Pflegenden genannt sowie die aus Überforderung resultierenden Risiken: eigene Erkrankung der Pflegenden, Zerrüttung der Familien, Mißhandlung der abhängigen Älteren. Daß die häusliche Pflege in gesundheitspolitischen Planungen dennoch Priorität vor anderen Versorgungsformen behält, wird mit den Wunschvorstellungen vieler älterer Menschen und Forschungsbefunden begründet. Kritische Sozialwissenschaftler verweisen jedoch auf eine ganz andere Motivation, vor allem der Finanzpolitik: Die Familien sind ein «billigeres Ghetto als ein gutgeführtes Pflegeheim» (v. Balluseck & Laue 1982) und daher der «Pflegedienst der Nation» (Igl 1988) und tragen die oft immensen Kosten. Bleiben die materiellen Verluste der Familie durch Pflegebedürftigkeit zumeist unerwähnt, wie sie zuerst Nissel (1984) dargestellt hat, so werden die psychosozialen Folgen zumindest in Ansätzen erkannt.

Daß flankierende Hilfen hinzutreten müssen, um Pflege durch die Angehörigen dauerhaft zu sichern, wurde daher auch in den oben erwähnten politischen Stellungnahmen zugestanden: «Der Ausbau ambulanter sozialer Dienste, der teilstationären Hilfen, der Kurzzeitpflege und anderer Dienste wird die Voraussetzungen für die häusliche Pflege verbessern» (Deutscher Bundestag 1985, S. 3).

Zwischen den erklärten Zielen pflegerischer Versorgung und dem Versorgungsstand bestehen jedoch erhebliche Diskrepanzen. Für die wachsende Zahl pflegender Angehöriger, die Demenzkranke versorgen, ist die angekündigte Verbesserung noch ausgeblieben. Da seit

1978 keine Erhebung zu Anzahl und Situation Pflegebedürftiger mehr stattfand (Igl 1988), stützen sich die Argumentationen auf Hochrechnungen. Man geht von derzeit 2 Millionen pflegebedürftigen alten Menschen in der alten BRD aus, von denen über 1,5 Millionen privat versorgt und gepflegt werden – ohne jegliche Hilfen von außen. Dem steht ein Angebot von etwa 350 000 Plätzen in Alten- und Pflegeheimen gegenüber. Bis auf wenige Modellvorhaben in einzelnen Städten der Bundesrepublik gibt es keine Angebote zur Entlastung, da Heime Demenzkranke in fortgeschrittenen Stadien der Erkrankung zumeist nicht mehr aufnehmen, Tagespflegeheime und Sozialstationen ebenfalls mit dieser Problematik überfordert sind.

Die krankheitsspezifische Belastung von pflegenden Angehörigen Alzheimerkranker ist für die verschiedenen Stadien der Erkrankung in Untersuchungen belegt (z. B. Chenoweth & Spencer 1986) und aufgrund von Fallschilderungen Betroffener beeindruckend veranschaulicht worden (vgl. etwa Mace & Rabins 1991, Feldmann 1989, Fuhrmann 1990, Klessmann 1990, Reisberg 1986, Schillinger 1989). Die Krankheit wird von den Angehörigen im Anfangsstadium oft verkannt. Hierzu trägt das noch immer vorhandene negative Altersbild bei, das Altern und Krankheit gleichsetzt und Vergeßlichkeit als typische Altersbeschwerde sieht. Wird Pflege aufgrund der beeinträchtigten Merkfähigkeit und Verwahrlosungstendenzen unumgänglich, sind es fast immer die Partner oder (Schwieger-) Töchter, die pflegen (Backes & Neumann 1990). Die Berufstätigkeit wird dann häufig eingeschränkt oder ganz aufgegeben – mit negativen finanziellen Folgen für das Familieneinkommen und die eigene Alterssicherung. Schlimmer für die Pflegenden sind jedoch oft die sozialen Folgen: Verlust des Arbeitslebens, der Kollegen. Vielfach ziehen sich Freunde aufgrund des starken Angebundenseins des Pflegenden und der Erkrankung des Dementen immer mehr zurück. Wird nicht rechtzeitig die Pflegeleistung begrenzt – etwa durch Aufteilung in der Familie oder Inanspruchnahme professioneller Dienste –, so daß Raum bleibt für persönliche Entfaltung und Regenerationsmöglichkeiten, dann kann das Angebundensein zu starkem psychischen Beeinträchtigungserleben und zur psychosomatischen Erkrankung führen (Bruder et al. 1981, Schultze-Jena 1986, Wand & Lehr 1986). Die besondere Schwierigkeit für Angehörige, die Demenzkranke pflegen, liegt im Hin- und Hergeworfensein zwischen Hoffnung und Verzweiflung. «Lichte Momente» oder Tage, an denen der Kranke wieder fast «der alte» zu sein scheint, wecken Hoffnung. Die unausbleibliche Verschlechterung ruft

Verzweiflung und Angst hervor: Wie lange schaffe ich das? Über Jahre den Verfall der Persönlichkeit zu erleben, ist ein schmerzhafter und schwieriger Trauerprozeß. Die Rollenübernahme, die in späteren Stadien mit der Pflege verbunden ist, das Ausüben «fürsorglicher Autorität» (Schultze-Jena 1986), können für die Pflegenden vor allem bei langjährigen Paar- oder Eltern-Kind-Konflikten Aufgaben darstellen, die sie ohne Hilfe nicht bewältigen können.

In der Öffentlichkeitsarbeit, zielgruppenspezifischen Fortbildung und Entlastungs- und Versorgungsangeboten pflegender Angehöriger bestehen flächendeckende Defizite, die von Politikern und zuständigen Trägern erst allmählich wahrgenommen werden. Kenntnisse über das Krankheitsbild von Demenzen und die sozialen Folgen für die Kranken und ihre Angehörigen sind in der Öffentlichkeit – anders als in den USA (z. B. Newsweek 1989) noch kaum vorhanden (obwohl sich die Medien in den letzten beiden Jahren endlich des Themas angenommen haben). Die Initiative zur Veränderung der Misere geht jedoch noch immer von Selbsthilfegruppen aus (Gründung regionaler Alzheimergesellschaften, deren Zusammenschluß zu einem nationalen Dachverband 1989). In Fortbildungen für professionelle Helfer (Sozialarbeiter und -pädagogen, Kranken- und Altenpfleger, Ärzte) ist in den letzten beiden Jahren ein großes Informationsbedürfnis zu den Krankheitsbildern der Demenzen und viel Engagement zum Helfen bei gleichzeitiger Hilflosigkeit festzustellen. Diese resultiert aus dem Wissen, daß es derzeit keine Heilung der Krankheit gibt, aber auch aus der Kenntnis bestehender Lücken im Versorgungssystem. Wie soll man Angehörige beraten, wenn kein Heim in der Nähe ist, das Demenzkranke aufnimmt? Wie Angehörigen Schuldgefühle nehmen, damit sie sich nach Jahren zermürbender Pflege bei psychischer und physischer Überlastung endlich entschließen, Hilfe in Anspruch zu nehmen, wenn man genau weiß, daß kaum eine Versorgungseinrichtung für die schwierige Pflege Demenzkranker qualifiziert ist und nur «satt – sauber – sicher» – Verwahrpflege betreibt, ohne ganzheitlichen Ansatz und Berücksichtigung der Biographie des Dementen? Wie kann man Angehörigen neuen Mut machen angesichts einer über die Jahre zu leistenden Trauerarbeit neben der ständigen Pflegebelastung? Wie kann man regelmäßige Entlastung empfehlen, wenn es diese nicht gibt, weil vor allem teilstationäre Angebote (Tagespflege) überhaupt oder aber für diese Klientel fehlen, oder gelegentlichen Urlaub von der Pflegesituation (Kurzzeitpflege), wenn man so gut wie der Pflegende weiß, daß der Kranke aufgrund mangelnder Spezialkenntnisse des Personals oder schlechter Besetzung danach erheblich verschlechtert (z. B. inkontinent) nach Hause kommt und eine noch größere Belastung darstellt? Warum kommen Angehörige nicht in die mancherorts schon angebotenen Angehörigengruppen oder bleiben nach kurzer Zeit weg? Gleichzeitig wird in Angehörigenseminaren (z. B. der «Aktion Ärzte gegen Demenz») und -gruppen ebenfalls ein starkes Informationsbedürfnis, aber auch eine genauso große Nachfrage nach Bewältigungshilfen für den Alltag deutlich.

Im folgenden sollen aus den geschilderten Schwierigkeiten der Angehörigen mit dem Krankheitsprozeß unterschiedliche Interventionsangebote abgeleitet werden. Dies kann Helfern das Verständnis der spezifischen Probleme von Angehörigen Demenzkranker und die Strukturierung ihrer eigenen Arbeit erleichtern. Bislang wird diese Arbeit vor allem von Selbsthilfegruppen, insbesondere den lokalen Alzheimer-Gesellschaften oder anderen Angehörigengruppen und wenigen gerontopsychiatrischen Beratungsstellen (an Universitäten) geleistet. Diese Übersicht soll daher auch einer ersten Orientierung für interessierte Laien und Professionelle dienen, um möglichst viele weitere Beratungs- und Hilfeangebote entstehen zu lassen.

Die Arbeit mit Angehörigen Demenzkranker – Das Spektrum von Angehörigenarbeit

In den USA gibt es seit über 15 Jahren verschiedene Hilfen für Angehörige Demenzkranker. Die Angebote reichen von komplexen Gruppenangeboten (Safford 1980), die Informationen sowie Training bestimmter Fertigkeiten einschließen, wie z. B. Problemlösefertigkeiten (Zarit & Zarit 1982), über Therapiegruppen, die die Artikulation von unterdrückten oder geleugneten Gefühlen in der Pflege fördern (Schmidt & Keyes 1985), bis zu psychodynamisch orientierten Gruppen mit dem Ziel, eine Trennung von der Pflegesituation zu ermöglichen (Altschuler, Jacobs & Shiode 1985). Arbeit mit Angehörigen kann also in unterschiedlichen Formen und von Laien wie Professionellen geleistet werden. Bislang gibt es erst wenige professionell besetzte Beratungsstellen, die eine spezielle Expertise in der Demenzforschung, -diagnostik und -behandlung aufweisen. Diese finden sich fast ausschließlich an Universitätskliniken oder -instituten. Angehörige oder Betreuer können sich dort beraten und den Erkrankten untersuchen lassen. Meist wird auch eine fachkompetente Beratung durch Sozialarbeiter angeboten, zur Unterbringung, zeitweiligen Entlastung, über finanzielle Hilfen, juristische Fragen u. a. (Boche 1984). Von Sozialarbeitern, Ärzten oder Psychologen (an-)geleitete Angehörigengruppen in offener (Neuzugang möglich) oder geschlossener Form (die Gruppe wird von Anfang an oder nach einer gewissen Zeit mit einer festen Klientel geführt und für Neuzugänge geschlossen) ermöglichen Aussprache, Austausch von Erfahrungen, gegenseitige Hilfsangebote u. v. a. m. Häufig werden diese Gruppen gemäß dem Prinzip Hilfe zur Selbsthilfe nach einer gewissen Zeit von den Professionellen abgelöst und treffen sich – meist in größeren Abständen – allein. Gelegentlich wird weiter eine fachliche Begleitung, nicht unbedingt in Form einer Leitung, sondern von Supervision oder Moderation, gesucht. Diese betroffenen Angehörigen bilden damit eine Selbsthilfegruppe, wie sie im medizinischen Bereich inzwischen für sehr unterschiedliche Krankheitsbilder, von Patienten wie von betroffenen Angehörigen, gegründet worden sind.

Gerade in der Arbeit mit Angehörigen Demenzkranker sind Selbsthilfegruppen tragende Stützen. Werden sie nicht – wie erwähnt – von Mitarbeitern aus Gesundheitsberufen ins Leben gerufen und angeleitet, so werden sie häufig von Betroffenen direkt initiiert. Beweggründe für das Engagement der Laien, die sich aufgrund ihrer jahrelangen Beschäftigung mit der Krankheit und den auftretenden Alltagsproblemen oft eine beachtliche Expertise angeeignet haben, sind eigene Erfahrungen mit der Hilflosigkeit und Unkenntnis vieler Mitarbeiter im Gesundheitswesen (z. B. Alzheimer Gesellschaft Berlin e. V. 1990); sie wollen mit anderen Betroffenen Erfahrungen austauschen, Hilfenetze knüpfen und neu Betroffenen ähnliche zermürbende Erfahrungen mit einem Gesundheitswesen ersparen oder doch erleichtern helfen, das das Krankheitsbild von etwa 600 000–800 000 Demenzkranken allein in den alten Bundesländern noch überhaupt nicht zur Kenntnis genommen, geschweige denn Hilfen dafür bereitgestellt hat. Mitarbeiter psychosozialer Berufe werden hierzulande seit etwa fünf Jahren zunehmend für die Problematik sensibilisiert. Dies geschieht zum einen durch die Forschung im angloamerikanischen und skandinavischen Raum, die etwa 10–15 Jahre früher einsetzte sowie beispielhafte Versorgungsmodelle und Pflegestandards in unseren Nachbarländern und die bisher einzigartige Selbsthilfeorganisation der US-amerikanischen ADRDA (Alzheimer's Disease and Related Disorders Association). Zum anderen sind es besonders in den Pflegeberufen und bei Sozialarbeitern die wachsenden Fallzahlen Hilfesuchender und die

Hilflosigkeit der Institutionen angesichts des Pflegenotstands und der mangelhaften Ausbildung und Spezialkenntnisse von Mitarbeitern, die nicht nur rege Nachfrage nach Kursen, Vorträgen, Workshops mit entsprechenden Themen bewirken, sondern auch engagierte Professionelle Initiativen der Selbsthilfe ins Leben rufen oder unterstützen lassen. Neben Aufklärung, Beratung in Alltagsfragen oder Vermittlung von Hilfen wie Unterbringung und Pflegedienste, sind auch praktische Anleitungen zur Pflege, zur Alltagsbewältigung (insbesondere bei Aufgaben und Pflichten, die für den Erkrankten übernommen werden müssen), das Erlernen von Entspannungstechniken zur eigenen Regeneration oder zur Krisenbewältigung sowie die Bearbeitung von durch die Pflege ausgelösten Partnerschafts- und Familienkonflikten oder lebenslang bestehenden Beziehungskonflikten mit dem Gepflegten, nötig, die durch die Pflege virulent werden. Insbesondere aber muß eine «Hilfe zur Inanspruchnahme von Hilfe» (Steiner-Hummel 1988) einsetzen, die Schuld-, Scham- oder Omnipotenzgefühle des «unersetzlich Pflegenden» (Schultze-Jena & Bruder 1984) zu bearbeiten versucht, um den Angehörigen zum Haushalten mit den eigenen Kräften zu veranlassen und somit der Prävention dient. Einen umfassenden Überblick für Gruppenleitungen über Gruppen mit pflegenden Angehörigen allgemein (Zielsetzungen, mögliche Formen und Inhalte, Probleme bei der Gruppenarbeit) gibt Hedtke-Becker (1990). Information über bestehende Seminare und Gesprächskreise für pflegende Angehörige finden sich im Bericht des KDA (1989).

Information

Die meisten Angehörigen oder Pflegenden haben zunächst ein Informationsbedürfnis, wenn sie feststellen, daß das Verhalten eines nahen Verwandten sich allmählich oder auch – wie häufig im Falle einer Multiinfarktdemenz – schlagartig verändert. Nur wenige haben die Erfahrung gemacht, daß der behandelnde Arzt die richtige Diagnose stellt, ihnen den Krankheitsprozeß erläutert, gar Anleitung bei der Bewältigung der Alltagsprobleme gibt oder sie doch an kompetente Beratungsstellen verweist. Noch immer existieren überholte Vorstellungen vom (kognitiven) Altern, die in Symptomen der Demenz normales Altern sehen. Nicht selten wird eine Beratung aus diesem Grunde erst in weit fortgeschrittenen Stadien der Demenz gesucht, wenn sich das Pathologische des Prozesses nicht länger leugnen läßt. Viele Angehörige treibt unausgesprochen die bange Frage «Wann bin ich dran?» in Beratungsstellen. Kinder fragen häufig nach der Erblichkeit der Krankheit. Informationen zum Krankheitsbild, -verlauf, zur Diagnose und Differentialdiagnose, zu diagnostischen Möglichkeiten, zur Pathogenese (Krankheitsentstehung) gehören daher unbedingt zum Angebot von Beratungsstellen. Diese Information kann und sollte in verschiedener Form angeboten werden. Eine länger bestehende Selbsthilfegruppe oder Beratungsstelle wird oft Vorträge oder Rundgespräche zu diesen Themen aus den eigenen Reihen anbieten können. Um neueste Forschung zur Kenntnis zu nehmen und von Laien oft bevorzugten allzu einfachen Erklärungen entgegenzutreten, empfiehlt es sich, zumindest gelegentlich Experten dafür zu gewinnen, vielleicht auch von anderswo einzuladen. Eine gute Vorbereitung hierzu, die sich besonders der lokalen Presse und evtl. des Rundfunks bedient und die Ankündigungen vor allem auch an Multiplikatoren schickt (z. B. Gesundheits- und Sozialämter, Ärzte, Pflegeheime, Krankenhäuser) hilft, die Informationen den Betroffenen, aber auch der Öffentlichkeit zukommen zu lassen. Rege Nachfrage gibt es nach für medizinische Laien verständlich geschriebenen Aufklärungsbroschüren und Ratgebern sowie einschlägiger, über den Buchhandel erhältlicher Literatur. Diese erschien bei uns zuerst in Form von Übersetzungen US-amerikanischer Bücher (Mace & Rabins 1986, Reisberg 1986). Nachdem dann die Alzheimer Gesellschaft München (als erste lokale Gründung in der alten Bundesrepublik) eigene Broschüren herausgab, haben inzwischen mehrere der seitdem entstandenen Alzheimer-Gesellschaften oder ähnliche Zusammenschlüsse wie auch gemeinnützige und private Herausgeber dem Bedarf mit unterschiedlich umfangreichen, meist unentgeltlich erhältlichen, Broschüren entsprochen (Bezugsquellen im Literaturverzeichnis). Seit 1987 gibt es eine eigenständige deutsche Literatur zum Thema Demenz, die allmählich anwächst. Nicht jede(r) Angehörige hat die Möglichkeit oder den Mut, an Gruppen oder Beratung teilzunehmen. Die Lektüre kann ihn informieren, vielleicht aber auch ermutigen oder motivieren, auch andere Formen der Hilfe zu suchen.

Beratung und Hilfevermittlung

Beratung wird von pflegenden Angehörigen oft bei Verhaltensauffälligkeiten des Dementen gesucht, die Selbst- und/oder Fremdgefährdung beinhalten oder die Beziehung in der Pflege oder Familie belasten. Erfahrungsgemäß wenden sich Pflegende erst an Hilfsinstanzen, wenn die eigenen Ressourcen erschöpft sind, ein akuter Zusammenbruch droht oder eingetreten ist. Beim derzeitigen Stand der Versorgung und Pflege sind kurzfristig nur selten bzw. an wenigen Stellen des Landes adäquate Entlastungsmöglichkeiten zu vermitteln. Deshalb muß die frühzeitige realistische Information möglichst aller beteiligten Familienmitglieder über den bevorstehenden Krankheitsprozeß, zu erwartende Probleme, Versorgungsangebote, juristische und finanzielle Hilfen, oberste Priorität haben! Eine rechtzeitige Inanspruchnahme von Beratung ist aber zum einen nur bei einem allgemeinen Bekanntheitsgrad des Krankheitsbildes zu gewährleisten, wie er in den USA erreicht ist, und setzt zum anderen ein erreichbares Netz von Beratungsstellen voraus. Zu den genannten Spezialfragen (etwa juristischer oder finanzieller Art) empfiehlt es sich ebenfalls, Experten einzuladen – auch hier wieder mit der doppelten Zielsetzung, die Fachöffentlichkeit zu mobilisieren und die Betroffenen anzusprechen.

Vermittlung bzw. Optimierung von Pflegekompetenz

Mit den eigenen Kräften hauszuhalten, Pflegefehler zu vermeiden, Sachkompetenz zu gewinnen, können wichtige Ansatzpunkte für Angehörigenseminare sein. Die Vermittlung von Pflegetechniken (z. B. Lagerungs-, Hebetechnik, Dekubitusprophylaxe) durch Experten (Krankenschwestern und Pfleger) eignet sich zur Durchführung in Gruppen. Hierüber können die Betroffenen sich kennenlernen, verständnisvolle Zuhörer für ihre individuellen Probleme finden und über diese eher technischen Hilfen vielleicht auch zur Teilnahme an anderen Gruppenangeboten bewegt werden. Da nach klinischer Erfahrung dem Verhaltensmanagement und der therapeutischen Gestaltung der Umgebung die entscheidende Bedeutung zukommt (Haugen 1985, Rabins 1985, Winograd & Jarvik 1986), muß Beratung auf Stärkung oder Erwerb von Verhaltenskompetenzen bei Pflegenden zielen. Eine Grundlage bieten verschiedene schriftliche Ratgeber (z. B. Mace & Rabins 1991, Romero & Kurz 1989, Zgola 1989). Das Einüben von hilfrei-

Abbildung 1: Beeinträchtigungen des Verhaltens und der Persönlichkeit durch die Demenz, Reaktionen der Umwelt und anzustrebende therapeutische Verhaltensänderung (hilfreiches Verhalten)

Symptom	Problematische Verhaltensweisen	Reaktion der Umwelt	Hilfreiches Verhalten
zunehmende Störung des Kurzzeitgedächtnisses «Vergeßlichkeit»	dauernde Fragen, Suchen nach Gegenständen > Beschuldigung von anderen Fehlhandlungen (Selbst- und Fremdgefährdung)	Ungeduld, Ärger, Fehlattribution als «Schikane»	Gedächtnisstützen, Konzentrationsübungen, Strukturierung der Umwelt, Strukturierung des Tagesablaufs, Beruhigung, Vermittlung von Sicherheit
Orientierungsstörungen	Sich-Verlaufen, Nichterkennen enger Bezugspersonen	Einweisung in die Institution Angst, Besorgnis, Ratlosigkeit, Trauer	Sicherung der Umgebung, des Ausgangs, Markierung von Räumen, Aktivierung des Altgedächtnisses
Störung der Einsicht und Kritikfähigkeit	Überschätzung der eigenen Kompetenz, Leugnen des Abbaus, Vertuschen von Fehlern	Ärger, Wut, Angst, Besorgnis	Übernahme «fürsorglicher Autorität»: Entscheidungen und Maßnahmen zur notwendigen Sicherung treffen und dabei Würde und Individualität soweit möglich wahren
Störung (bis zur Umkehr) des Schlaf-Wach-Rhythmus	Dösen am Tage, Schlaflosigkeit, ruheloses Wandern nachts	Schlafstörungen der Betreuer, Erschöpfung, Affekthandlungen, Heimunterbringung	Integration in den natürlichen Tagesablauf: einfache Aufgaben, an vertraute Gewohnheiten anknüpfend, Bewegung an frischer Luft, Hausmittel, Nachtbeleuchtung zur Orientierung

chem Verhalten in problematischen Situationen (Abb. 1) erfolgt auch hier am günstigsten in Kursen oder bestehenden Angehörigengruppen. Daneben sollten Beratungsstellen eine einzelfallorientierte Beratung anbieten, deren Grundlage eine Verhaltens- und Situationsanalyse sowie eine Bestandsaufnahme verfügbarer personeller und materieller Ressourcen bildet, die idealerweise vor Ort erhoben wird. Bei Demenzkranken muß die Erhaltung von Fähigkeiten oberstes Gebot sein, da einmal verlernte Fertigkeiten durch Überpflege nur noch mühsam, später gar nicht mehr, wieder erworben werden können. Ist dem Angehörigen der Zusammenhang zwischen Fehlverhalten des Kranken und den kognitiven Beeinträchtigungen nahegebracht worden, so können ihm Konsequenzen für die Pflege vermittelt werden (Abb. 1). Die Integration in den natürlichen Tagesablauf verschafft dem Kranken nicht nur das Gefühl der Nützlichkeit, sie strukturiert den Tag sinnvoll (Abb. 2 und 3). Pflegekonzepte, die dies beachten, machen durchgängig die Erfahrung, daß die Bewegungsunruhe und das Umherirren vieler Dementer, auch nachts, dadurch gedämpft bzw. in sinnvolle Tätigkeiten umgelenkt werden. Sie berichten ebenso, daß auf die «chemische Fi-

Abbildung 2: Milieutherapeutische Umweltgestaltung zur Kompetenzerhaltung

- Strukturierung der Umgebung › Orientierung im Raum
- Strukturierung der Zeit › Orientierung im Tagesablauf
- Aufgaben, die an die Lebensgeschichte anknüpfen › Erhaltung von Fertigkeiten und Stärkung des Selbstwertgefühls
- Schaffen positiver Erlebnisse (Spaziergänge und Ausflüge zu vertrauten Orten; Zoobesuche oder Begegnung mit Tieren; Spiele; gemeinsames Singen und Musizieren; Besuche von/bei kleinen Kindern, (Ur-)Enkeln; Restaurant- und Cafébesuche › Aktivierung des Altgedächtnisses, Erleben von Zuwendung

Abbildung 3: Grundregeln bei der Integration Demenzkranker in Alltagsaufgaben

Zeitdruck vermeiden
Ablenkung (Störreize) ausschalten
Aufgaben übersichtlich gestalten, d. h.
- Aufgabe in Einzelschritte gliedern
- zu jedem Einzelschritt Anweisungen in sprachlich einfacher Form geben
alle Bemühungen loben, auch wenn kein perfektes Ergebnis entsteht

173

xierung», die aus Ratlosigkeit zur Entlastung der Pflegenden viel zu oft – zum Nachteil der ohnehin beeinträchtigten kognitiven Fähigkeiten – angewandt wird, meist völlig verzichtet werden kann. Dies wird in Institutionen trotz aller Aktivierungs- und Rehabilitationsdiskussionen im Pflegealltag viel zu wenig beachtet.

In der Familie bestehen aufgrund der Kenntnis der Pflegenden über die Biographie, Idiosynkrasien, Fertigkeiten des Demenzkranken besondere Chancen, Kompetenzen zu erhalten. Auch Demenzkranke zeigen Stolz und Freude, wenn sie Aufgaben meistern und von der Umwelt für ihre Handlungen gelobt werden. Dabei gilt es, einige Grundregeln zu beachten, die sich aus der eingeschränkten Aufnahme- und Verarbeitungsfähigkeit des Kranken ergeben (siehe Abb. 2). In Angehörigenseminaren hat die von der Autorin bisher in Trainings von Pflegekräften verwendete Methode der Arbeit mit Video auch bei pflegenden Angehörigen großen Anklang gefunden (Modellszenen aus der häuslichen Pflege zum Aufbau bzw. der Erhaltung von Verhaltenskompetenz, zur Wahrung von Autonomie und Würde des Kranken). Grundlage einer solchen Beratung im Einzelfall ist eine gründliche Diagnostik des Kranken, die sich nicht auf die üblichen psychiatrischen Checklisten beschränkt, sondern Defizite wie verbliebene Kompetenzen sorgfältig dokumentiert.

Psychologische Begleitung: Bewältigungsstrategien und Trauerarbeit

Manchmal stehen der Förderung von Autonomie und Selbständigkeit bei den Kranken – aus anderen Gründen als in der Institution-psychische Widerstände entgegen. Hat der Pflegende etwa seinen Beruf (mit allen Sozialkontakten, Anerkennung und Prestige) aufgegeben, ist die Pflege oft zum einzigen Lebensinhalt geworden, aus dem Selbstwertgefühl gewonnen wird. Andererseits zermürbt sie, kostet physische und psychische Kraft. Häufig bleibt auch eine Beratung zu Entlastungsmöglichkeiten ohne Folgen, da sich der Inanspruchnahme verschiedene Widerstände der Pflegenden wie der Gepflegten entgegenstellen (Schultze-Jena & Bruder 1984). Das Erkennen und Akzeptieren der Grenzen eigener Belastungsfähigkeit und der krankheitsbedingten Persönlichkeitsveränderungen des Kranken wird in Eltern-Kind-Konstellationen durch unvollständige Ablösung von den Eltern mit resultierenden Schuldgefühlen oft unmöglich; in Paarbeziehungen erschweren langjährige Symbiosen, aber auch ungelöste Partnerschafts-konflikte, einen Ablösungs- und Trauerprozeß. «Alte Rechnungen», die in der Pflege beglichen werden können, können in Eltern-Kind- wie in Partnerpflegen zur Mißhandlung des abhängigen Dementen führen – ein Thema, das hierzulande noch kaum enttabuisiert wurde. Die Gruppe ist der ideale Ort, die Pflegenden zur Bearbeitung der Wi-dersprüche in den Gefühlen zu motivieren, da sie hier die Erfahrung machen können, mit ihren Problemen nicht allein dazustehen.

Hilfesuchende sollten neben therapeutischer Kompetenz von Grup-penleitern, seien es Psychologen, Sozialpädagogen oder Ärzte, eine fundierte Information über den neuesten Forschungsstand vorausset-zen dürfen (wäre dies selbstverständlich, bedürfte es hier keiner Er-wähnung!). Abenteuerliche Vorstellungen der Pathogenese (wer zu lei-stungsbewußt war und sein Gehirn zermartert hat, wird dement; oder war es auch hier die frühkindliche Störung in der Mutter-Kind-Beziehung? – als Beispiele von Helfern geäußerter Hypothesen bei Fortbildungen) entbehren nicht nur jeglicher wissenschaftlicher Fun-dierung, sondern helfen den Ratsuchenden auch überhaupt nicht, ver-stärken u. U. nur das bei den meisten ohnehin vorhandene latente Schuldgefühl. Die Gruppenleiter sollten vielmehr bei allen Gruppen versuchen, das Selbstwertgefühl der Pflegenden zu stärken, da dies ein wichtiger Faktor der psychischen Stabilität ist. Wenn es gelingt, den Teilnehmern zu vermitteln, daß diese durch ihren Kompetenzer-werb bzw. die Optimierung ihrer Verhaltensfertigkeiten aus der passi-ven Rolle des Erleidens eines Pflegeschicksals zur aktiven Gestaltung der Pflegebeziehung gelangen und damit die Bedeutsamkeit ihrer so-ziotherapeutischen Rolle als der einzigen bislang wirksamen Therapie-möglichkeit auffassen, sind die wichtigsten Ziele der Intervention er-reicht: kompetente Betreuung des Kranken sicherzustellen sowie psy-chische Stabilisierung und durch den Erwerb von Bewältigungsstrate-gien Selbsthilfefähigkeit beim Pflegenden zu bewirken.

Spezielle therapeutische Kompetenzen, z. B. in Entspannungstech-niken oder zur kreativen Bearbeitung der Pflegekonflikte, z. B. über Psychodrama, Musik oder Malen, können zusätzlich hilfreich sein, um eine Verarbeitung des Krankheitsprozesses und der im Verlauf immer schwieriger und umfassender werdenden Pflegeanforderungen zu er-leichtern.

Aktivierung der Angehörigen am Beispiel der Alzheimer-Gesellschaft Berlin (AGB e. V.)

An der Arbeit der AGB e. V. können nicht nur Beispiele der Arbeit für Angehörige illustriert werden, sondern die aus dem Mangel gesundheits- und sozialpolitischer Angebote geborene Selbsthilfe von Angehörigen wird als aktive Bewältigungsstrategie des Pflegeschicksals begreifbar. Obwohl die Berliner Alzheimer-Gesellschaft erst Mitte 1989 von einer Gruppe betroffener Angehöriger und Mitarbeitern der Abt. Gerontopsychiatrie der FU gegründet wurde, entfaltete sie bereits in den ersten 1½ Jahren eine rege Arbeit, die hier als Anregung für andere Gruppen oder Beratungsstellen dienen soll. Sie unterhält inzwischen ein zentral gelegenes Büro in einem Selbsthilfezentrum, das an drei Tagen in der Woche mit einer hauptamtlichen Mitarbeiterin (Psychologin) besetzt ist. Zu festen Zeiten gibt es einen Telefondienst, Sprechstunden und notfalls auch Beratung zu Hause, wenn die Pflegenden nicht in der Lage sind, die Beratungsstellen aufzusuchen. Aufgrund des engen Kontaktes zur Abt. Gerontopsychiatrie der FU gibt es gute Diagnostikmöglichkeiten, auch die Möglichkeit einer tages- oder poliklinischen Betreuung für die Kranken sowie Teilnahme an den dort angebotenen Angehörigengruppen. Die AGB e. V. betreibt rege Öffentlichkeitsarbeit: Kontakte zur Presse, zu anderen Selbsthilfegruppen, Gesundheitsämtern, Heimen, Beratungsstellen u. a., Informationsstände bei Stadtteilfesten und Tagungen.

Neben Broschüren zu krankheits- oder pflegebezogenen Themen und einer laufend aktualisierten Literaturliste gibt die AGB e. V. eine regelmäßig erscheinende Mitgliederzeitschrift heraus, die Angehörige (und einen Verteilerkreis im Gesundheits- und Sozialwesen) über Aktivitäten des Vereins und Fortbildungsangebote landesweit informiert, Schwerpunktthemen behandelt sowie ein Forum für Leser und in jedem Heft einen Adressenservice anbietet. Regelmäßig finden kostenlose Fortbildungen für Angehörige statt, zu denen Experten geladen werden, z. B. Gerontopsychiater, Juristen, Referenten von Krankenkassen u. a. Speziell für Pflegekräfte und Heimleiter veranstaltet die AGB e. V. zusammen mit der zuständigen Senatsverwaltung eine Reihe von Kursen, um über die Krankheit aufzuklären, neue Pflegekonzepte vorzustellen und über Fortbildung bei Heimen die Bereitschaft zur Aufnahme Demenzkranker zu wecken.

Die Beratungsstelle ist auch Vermittlungsstelle einer «Betreuungsbörse», die laufend erweitert wird, u. a. durch Anzeigen bei ehrenamtlichen Organisationen. Hierbei handelt es sich um eine Adressenkartei für stundenweise Beaufsichtigung von Demenzkranken durch andere pflegende Angehörige – auf Gegenseitigkeit – sowie Menschen, die Erfahrung mit Betreuung alten kranken Menschen haben und die Betreuung gegen Aufwandsentschädigung oder ein geringes Entgelt übernehmen. Angehörige, die kurzfristig Termine wahrnehmen müssen und keine Beaufsichtigung finden oder die hohen Stundensätze der professionellen Pflegedienste nicht zahlen können, können hier Betreuung abrufen. Weitere spezialisierte Dienstleistungen der AGB bestehen z. B. in Beratung zu Pflegegeldansprüchen, Widersprüchen gegen die fast durchgängig falsche (zu niedrige) amtsärztliche Einstufung in Pflegestufen (nach dem Berliner Pflegegeldgesetz), Vermittlung von Heimberatung und Kurzzeitpflege. Um den Entlastungsbedarf pflegender Angehöriger zu dokumentieren und Politiker und Träger der Wohlfahrtspflege auf ihre Versäumnisse aufmerksam zu machen und über das Krankheitsbild zu informieren, wurde auch ein Workshop mit pflegenden Angehörigen, Vertretern der Spitzenverbände und Gesundheitspolitikern durchgeführt. Die Angehörigen artikulierten einen differenzierten Entlastungsbedarf, z. B. an stundenweiser Betreuung (dies war Anlaß für die AGB e. V., die oben vorgestellte «Betreuungsbörse» einzurichten), an Tagespflege, Nachtpflege und Kurzzeitpflege. Sie entwickelten aber auch neue Betreuungskonzepte, z. B. Mitarbeit von Angehörigen in der Tagespflege, um den für diese Klientel notwendigen hohen Betreuungsschlüssel zu sichern oder Begleitung von Demenzkranken ins Krankenhaus bei dringend notwendigen Einweisungen, um das fast durchgängig uninformierte Personal über das Krankheitsbild aufzuklären, Pflegehilfen zu geben, dem Kranken seine vertraute Bezugsperson zu erhalten und damit Komplikationen im Verhalten vorzubeugen, die das Personal nicht auffangen kann. Dies kann der Entlastung des Personals, aber auch des Angehörigen dienen, der nach Krankenhausaufenthalten den Demenzkranken oft nur mit verstärktem Pflegeaufwand weiterbetreuen kann. Beide Innovationen sind aus Beispielen der Selbsthilfe einer anderen Gruppe entlehnt – der Eltern, die mit der Kinderladenbewegung bzw. der Begleitung kranker Kinder ins Krankenhaus neue, angemessenere Betreuungsformen gefunden haben.

Aufgrund von Nachfragen und Initiativen von Angehörigen werden auch gezielte politische Aktionen der Beiräte der AGB e. V. durchgeführt, z. B. eine Eingabe an die Senatsverwaltung, um für die Pflegeleistung der Angehörigen im Berliner Gesetz über Pflegeleistungen Rentenansprüche zu berücksichtigen oder Ausarbeitung eines Kriterienkatalogs für die Amtsärzte, um die allein auf körperliche Gebrechlichkeit abgestellten Untersuchungen für das Pflegegeld den speziellen Defiziten Demenzkranker anzupassen.

Angehörige wirken an allen Aktivitäten mit. Die Keimzelle der breit gefächerten Angehörigenarbeit, die ursprüngliche Selbsthilfegruppe, besteht weiter und bietet Entlastung durch Gespräche in einer Runde Gleichbetroffener. Deren Teilnehmer sowie weitere durch die Öffentlichkeitsarbeit angesprochene Betroffene werden zur Mitarbeit bei den anderen Formen der Arbeit motiviert. Auch ehemals pflegende Angehörige, deren Kranke inzwischen verstorben sind oder einen Heimplatz gefunden haben, bewältigen nicht nur ihre Trauer oder Schuldgefühle durch Weitergabe ihrer Erfahrungen in der Selbsthilfegruppe, Mitarbeit im Redaktionsteam der Zeitschrift, bei Informationsständen u. a. Sie können gemäß ihren persönlichen Neigungen ihren oftmals hohen (autodidaktisch erworbenen) Wissensstand und ihre langjährige Pflegekompetenz für andere Angehörige nutzbringend einsetzen und darüber eine Anerkennung ihrer enormen Leistung erlangen, die ihnen aufgrund des Krankheitsbildes von den Kranken selbst zumeist versagt bleiben muß, von der restlichen Familie aber oft auch nicht erfolgt. Erst über die Ausweitung des Engagements auf politische Arbeit – z. B. wie oben beschrieben – wird auch eine – späte – gesellschaftliche Anerkennung zu erreichen sein.

Notwendige Erweiterung der Angehörigenarbeit

In Ansätzen wird bereits in drei Bereichen Angehörigenarbeit praktiziert, in denen gerade für die Angehörigen Demenzkranker eine Systematisierung wünschenswert ist: Es sind dies die ärztliche Sprechstunde/Beratung, Einzelfallhilfe und Gruppen in der ambulanten Betreuung durch Gemeinden und Sozialstationen sowie in der institutionellen Pflege Demenzkranker in Heimen und Krankenhäusern.

Dem Haus- wie dem Facharzt kommt besondere Bedeutung zu, da Ärzte fast immer als erste von Angehörigen konsultiert werden. Hier die richtigen Weichen für eine optimale Betreuung, aber auch eine realistische Begrenzung der Angehörigenpflege zu stellen, ist eine wichtige ärztliche Aufgabe. Gegen «therapeutischen Nihilismus» hat Haugen (1985) Aufklärung und Beratung zum gezielten Verhaltenstraining gefordert. Winograd & Jarvik (1986) legen neben der regelmäßigen Untersuchung des Patienten auf andere Erkrankungen wie auf Verlauf der Demenz auch eine fürsorgliche Betreuung der Angehörigen nahe, um Anzeichen von Überforderung rechtzeitig zu erkennen und Prävention (psycho-)somatischer Erkrankungen zu betreiben. Ambulante Dienste blicken am besten hinter die Kulissen, da sie die häusliche Situation ihrer Klientel kennen. Im Gemeindezentrum oder der Sozialstation sollten Angehörigengruppen daher nach Möglichkeit einen festen Platz haben. Gemeinde- und Stadtteilbezogenheit kann für Angehörige die Hürde bei der Inanspruchnahme senken, da sie aufgrund der räumlichen Nähe zeitlich eher abkömmlich sind und die Betreuer kennen. Angehörigenarbeit muß hier noch stärker zugehend oder aufsuchend vorgehen, um die mangelnde Inanspruchnahme von Dienstleistungen zu verbessern. Ein von Angehörigen häufig genannter Grund für das Fernbleiben von der Gruppe ist die notwendige Rundum-die-Uhr-Betreuung des Kranken. Auch hier könnte – wie im vorigen Kapitel beschrieben – die Betreuung von Kindern Modell sein, indem z. B. bei Informationsabenden oder regelmäßigen Gruppensitzungen in einem Nebenraum eine Betreuung der Kranken erfolgt. In Modellversuchen zur Betreuung Demenzkranker in Heimen gibt es ermutigende Ansätze der Angehörigenarbeit als integrativem Bestandteil der Pflege. Im Konzept der Gruppenpflege, bei dem ein festes Team eine kleine Anzahl Patienten betreut, gehört dann die Begleitung/Betreuung der Angehörigen dazu. Den Trauer- und Ablösungsprozeß, das Rückzugsverhalten mancher Angehöriger, lernen Pfleger in Supervisionen verstehen, so daß nicht feindselige Ablehnung die seltener werdenden Besuche noch seltener werden läßt. Die einfühlsame Erläuterung scheinbar unverständlichen Verhaltens des Kranken kann beim Angehörigen Verständnis für den Krankheitsprozeß wecken, zur Erleichterung über eine gewisse Regelhaftigkeit des Abbaus jenseits individueller Beziehungskonflikte führen und in einer neu zu findenden Form der Zuwendung letztlich dem Kranken zugute kommen. Wenn Angehörige sich in der Institution willkommen fühlen, steigt die Besuchsfrequenz häufig wieder an, gleichzeitig sinken die Schuldgefühle. Die Konfrontation zwischen Pflegern und Angehörigen wird abgebaut; Angehörige werden in biographiebezogene Pflege mit ihrem Wissen um die Lebensgeschichte des Kranken einbezogen. Neben der Einzelarbeit erfüllen auch Stations- oder Heimabende, die regelmäßig das Geschehen dokumentieren oder an denen Krankheits- und Pflegekonzepte vorgestellt werden, eine wichtige Funktion bei der Information und Integration der Angehörigen. In allen Formen der Arbeit gilt es, Angehörige nicht einfach als eine weitere Klientengruppe, sondern als «in ihrem Bereich erfahrene Laienkollegen» zu akzeptieren (Steiner-Hummel 1989).

Angehörige sind durch die Krankheit psychisch belastet. Sie haben einen verlängerten Trauerprozeß zu Lebzeiten des Kranken zu bewältigen: den zunehmenden Verfall der Persönlichkeit des Kranken.

Pflegende Angehörige sind körperlich, materiell, sozial und psychisch belastet.

Hilfe für Angehörige muß in verschiedenen Formen angeboten werden:
- Information zur Krankheit
- Beratung über Entlastungsmöglichkeiten, finanzielle und juristische Implikationen
- Anleitung (Training) der Pflegekompetenz zur Erhaltung der Selbständigkeit des Kranken
- milieutherapeutische Umweltgestaltung
- Einüben von Entspannungstechniken
- Gruppenarbeit zur psychischen Entlastung: unterdrückte Gefühle, Beziehungsprobleme, Probleme des Rollenwechsels.

Angehörigenarbeit stärkt das Selbsthilfepotential.

Angehörige bewältigen Pflegeprobleme, indem sie sich als aktive Gestalter der Situation begreifen lernen.

Angehörigenarbeit muß auch Teil der ärztlichen Arbeit, der gemeindebezogenen Arbeit (z. B. durch Sozialstationen), der gemeinwesenorientierten Versorgung der Kranken in der Institution sein.

Angehörigenarbeit ist wichtige gesundheits- und sozialpolitische Arbeit!

Angehörigenarbeit und Angehörigenselbsthilfe können dennoch nur Ergänzung, nicht Ersatz für gesundheitspolitische Konzepte der Dementenbetreuung sein!

Weiterführende Literatur

Hedtke-Becker, A. (1990). Die Pflegenden pflegen. Eine Arbeitshilfe für Gesprächsgruppen. Lambertus, Freiburg.

Mace, N. L., Rabins, P. V. (1991, 3. erweiterte Aufl.). Der 36-Stunden-Tag. Die Pflege des verwirrten älteren Menschen, speziell des Alzheimerkranken. Huber, Bern-Stuttgart-Toronto.

11 Juristische und soziale Probleme bei der Demenz vom Alzheimer-Typ

Burkhard Peglow

Es soll ein Überblick über den Anspruch auf finanzielle Hilfen und deren Voraussetzungen gegeben werden. Finanzielle Hilfen, die spätestens dann notwendig werden, wenn die Betreuung durch Angehörige allein nicht mehr ausreichend ist, und zur Unterstützung fremde Hilfe in Anspruch genommen werden muß.

Die Mehrzahl der Betroffenen, bei denen eine Alzheimer Erkrankung diagnostiziert wurde, werden zu Hause von Angehörigen betreut. Mit dem Fortschreiten der Erkrankung wachsen auch die Betreuungs- und Versorgungsaufgaben. Um den Umfang der Aufgaben bewältigen zu können, wird von Seiten der Angehörigen auf ein eigenes Leben immer mehr verzichtet. Kontakte zu Freunden und Verwandten werden abgebrochen. Teilweise werden auch Einschränkungen im Berufsleben auf sich genommen, entweder wird die Arbeitszeit verkürzt oder die Arbeit ganz aufgegeben. Es wird auch über Jahre auf einen Erholungsurlaub verzichtet.

Die Betreuung geht teilweise an den Rand des Machbaren, an die Grenzen der körperlichen und seelischen Belastbarkeit. Häufig erst bei eigenen Krisensignalen, die sich in körperlichem oder seelischem Mißempfinden oder konkreten Erkrankungen manifestieren, sind Angehörige bereit, fremde Hilfe in Anspruch zu nehmen. Erst wenn der Schritt vollzogen wurde, sich einzugestehen, daß fremde Hilfe in Anspruch genommen werden muß, um eine weitere Betreuung aufrechterhalten zu können, wenn ethische und moralische Vorbehalte an die Seite geschoben wurden, erkundigen sich die Angehörigen nach Hilfsangeboten.

Bei der Inanspruchnahme von fremder Hilfe stoßen Familien in der Regel an die Grenzen ihrer finanziellen Möglichkeiten. Nachfolgend sollen die verschiedenen Regelungen aufgezeigt werden, die eine längerfristige Finanzierung von fremder Hilfe im Einzelfall möglich machen können.

Zuerst werden Hilfsmöglichkeiten vorgestellt, die unabhängig von eigenen Einkommens- und Vermögensverhältnissen gewährt werden. Anschließend daran werden die Hilfsangebote dargestellt, die im Rahmen des Bundessozialhilfegesetzes vorhanden sind. Neben eventuellen Finanzierungsschwierigkeiten können sich auch Probleme auf Seiten der Erkrankten ergeben, die sich gegen eine Inanspruchnahme fremder Hilfe wehren. Einige der Erkrankten leben hauptsächlich in ihrer Vergangenheit; sie haben in der Regel jeglichen Bezug zur gegenwärtigen Situation verloren. Sie haben dabei das Empfinden, daß sich in den letzten Jahren durch ihre Erkrankung nichts verändert hat. Sie leben in dem guten Glauben, daß sie sich noch immer selber versorgen und für sich Entscheidungen treffen können. Wenn man sie auf ihre Defizite bei der Bewältigung von alltäglichen Lebensaufgaben aufmerksam macht, bestreiten sie diese. Diese Verleugnung kann soweit gehen, daß sie sich nicht mehr selber ausreichend versorgen und sich damit selber gefährden. Bedingt dadurch lehnen sie fremde Hilfe, die etwas kostet und nach ihrer Meinung nicht erforderlich ist, ab. Gerade Angehörige kommen dann häufig in Konfliktsituationen, wenn sie versuchen, dem Erkrankten die Wirklichkeit zu verdeutlichen, um Veränderungen einleiten zu können. In dieser Situation sollte überlegt werden, ob es nicht von Vorteil für den Erkrankten ist, wenn für ihn eine Betreuung beim Amtsgericht beantragt wird, um dann in seinem Interesse handlungsfähig sein zu können. Die nachfolgenden Ausführungen sollen die Angst vor einer solchen Maßnahme nehmen und im Bedarfsfall die Entscheidung dafür oder dagegen erleichtern.

Leistungen der gesetzlichen Krankenkasse

Die Reform des Gesundheitsgesetzes will den erhöhten Krankenkassenleistungen Rechnung tragen, um durch eine größere finanzielle Selbstbeteiligung der Versicherten eine weitere Erhöhung der Beiträge zu vermeiden. In der Diskussion um dieses Gesetz standen bisher die Einschränkungen für den Versicherten im Vordergrund. Wenig Beachtung dabei fand die mit diesem Gesetz eingeleitete Umverteilung der zur Verfügung stehenden Mittel für chronisch Kranke. Diese Umverteilung will den hohen Einsatz der Angehörigen bei der Pflege und Betreuung berücksichtigen und durch finanzielle Hilfen unterstützen. Durch die Stärkung der häuslichen Betreuung soll auch die Fehlbelegung in Krankenhäusern vermieden werden. Zu den sogenannten Fehlbelegungen kam es bisher immer dann, wenn aus den unterschiedlichsten Gründen Angehörige die Betreuung zu Hause nicht mehr aufrecht erhalten konnten und unter dem Zeitdruck und bestehenden Handlungszwang zu Betreuende in ein Krankenhaus eingewiesen wurden, ohne daß eine zwingende ärztliche Notwendigkeit für eine solche Einweisung vorlag.

Vor der Gesetzesreform waren Leistungen für chronisch Kranke in diesem Umfang nicht vorgesehen. Die Leistungsfähigkeit des Gesundheitswesens und das Niveau der gesundheitlichen Versorgung werden auch daran gemessen, ob und wieweit es gelingt, eine bedarfsgerechte, angemessene und humane Betreuung Pflegebedürftiger sicherzustellen.

Privatversicherte müssen bei ihrer jeweiligen Krankenversicherung nachfragen, ob die nachfolgend vorgestellten Leistungen der gesetzlichen Krankenversicherung auch zum Leistungsspektrum der Versicherung gehören.

Häusliche Krankenpflege

Die Gewährung von häuslicher Krankenpflege soll eine Betreuung zu Hause im Krankheitsfall gewährleisten. Dadurch sollen Krankenhausaufenthalte verkürzt oder als vorbeugende Maßnahme vermieden werden. Eine entsprechende Verordnung muß der behandelnde Arzt (Hausarzt oder Stationsarzt) ausstellen. Diese Verordnung muß bei der zuständigen Krankenkasse zur Genehmigung vorgelegt werden, erst dann kann eine entsprechende Pflegekraft beauftragt werden.

Die häusliche Krankenpflege soll die ärztliche Behandlung unterstützen und im akuten Krankheitsfall zur Heilung, Besserung, Linderung oder Verhütung einer Verschlimmerung beitragen.

Zum Leistungsumfang der häuslichen Krankenpflege gehört die Grundpflege (Betten und Lagern, Körperpflege, Inkontinenzpflege, Tag- und Nachtwachen), die Behandlungspflege (Einreibungen, Dekubitusversorgung, Krisenintervention, Betreuung von Selbstmordgefährdeten, Überwachung der Medikamenteneinnahme, Injektionen) sowie hauswirtschaftliche Versorgung (Zubereitung von Mahlzeiten usw.).

Die Betreuung und Pflege muß von einer geeigneten Pflegekraft ausgeführt werden. Geeignet ist derjenige, der im speziellen Falle ordnungsgemäß die Behandlung und Betreuung verrichten kann. Die Anforderungen zur Eignung richten sich dabei nach Art und Schwere der Erkrankung. Im begründeten Einzelfall können auch die angemessenen Kosten für eine selbstbeschaffte geeignete Pflegekraft gewährt werden.

Wenn die Maßnahme medizinisch erforderlich ist, kann sie je Krankheitsfall bis zu 4 Wochen gewährt werden. In begründeten Einzelfällen kann sie auch über einen längeren Zeitraum bewilligt werden.

Haushaltshilfe

Wenn bei der Versorgung eines Erkrankten in seiner Wohnung die hauswirtschaftlichen Verrichtungen im Vordergrund stehen, kann ergänzend auch zur häuslichen Krankenpflege Haushaltshilfe beantragt werden, sofern nicht eine andere im Haushalt lebende Person diese Arbeiten ausführen kann.

Anspruchsvoraussetzungen sowie Antragstellung und Dauer siehe unter «häusliche Krankenpflege».

Anders als bei der häuslichen Krankenpflege schränkt der Versicherungsträger bei der Haushaltshilfe den Einsatz einer selbstbeschafften Ersatzkraft ein. Bei dem Einsatz von Verwandten oder Verschwägerten bis zum zweiten Grad werden nur die Kosten in Form von Verdienstausfall sowie entstehende Fahrtkosten bis zur Kostenhöhe einer vergleichbaren Pflegekraft erstattet.

Pflegehilfsmittel

Die Kosten für Pflegehilfsmittel können bei ärztlicher Verordnung und im Zusammenhang mit der Behandlung einer Erkrankung übernommen werden.

Zu den Pflegehilfsmitteln gehören z. B. Verbände, Unterlagen, Katheter und Windeln. Bei Inkontinenzartikeln (Windeln, Unterlagen) kann die Kostenübernahme auch dann gewährt werden, wenn neben der Blasen- und Darminkontinenz so schwere Funktionsstörungen

186

vorliegen, daß der Erkrankte Harn- und/oder Stuhlabgabe nicht kontrollieren kann und sich auch nicht bemerkbar machen kann, um somit zu verhindern, daß Harn und/oder Stuhl länger auf seine Haut einwirken und diese dadurch schädigen können.

Leistungen bei Schwerpflegebedürftigkeit

Bereits in Kraft ist die Leistung der häuslichen Pflegehilfe bei Urlaub oder Verhinderung der Pflegeperson.

Zusätzliche Leistungen bei Schwerpflegebedürftigkeit sind am 1. Januar 1991 in Kraft getreten und stellen einen Beitrag zur Umverteilung der den Krankenkassen zur Verfügung stehenden Mittel zugunsten der Versorgung von chronisch Kranken dar.

Voraussetzung ist, daß der Pflegebedürftige mindestens 45% seines Arbeitslebens krankenversichert war und während der letzten fünf Jahre vor Eintritt des Pflegefalls mindestens drei Jahre lang Beiträge gezahlt hat. Ferner muß bei dem Versicherten eine Schwerpflegebedürftigkeit auf Dauer vorliegen.

Eine Schwerpflegebedürftigkeit liegt dann vor, wenn vom behandelnden Arzt festgestellt wurde, daß der Versicherte für die gewöhnlichen wiederkehrenden Verrichtungen des täglichen Lebens einer ständigen Hilfe bedarf und sich in seinem Alltag nahezu in allen Bereichen nicht selbst versorgen kann, sondern auf ständige, intensive Pflege und auch auf hauswirtschaftliche Versorgung durch andere angewiesen ist.

Die Unfähigkeit zur Ausübung lediglich einzelner nachfolgend aufgeführter Tätigkeiten reicht nicht aus, um eine Schwerpflegebedürftigkeit zu begründen. Erst das dauernde Zusammentreffen nahezu aller Einschränkungen führt zur Erfüllung der Anspruchsvoraussetzungen: An- und Auskleiden, Waschen, Baden, Kämmen, Rasieren, Essen mit Hilfe, Zerkleinern der Speisen, Trinken, Verrichten der Notdurft, Bewegen im Raum und außerhalb, Aufstehen, Hinsetzen, Hinlegen, hauswirtschaftliche Verrichtungen.

Um diese Leistungen erhalten zu können, muß der behandelnde Arzt einen entsprechenden Antrag stellen. Dieser Antrag muß bei der Krankenkasse vorgelegt werden. Der medizinische Dienst der Krankenkasse prüft die Anspruchsvoraussetzungen. In der Regel wird ein Hausbesuch durchgeführt.

Leistungsumfang

– Nicht über 750 DM im Kalendermonat können als Sachleistung für den Einsatz einer häuslichen Pflegehilfe im begründeten Fall in Anspruch genommen werden.
– Wenn die Pflegeleistung ohne fremde Hilfe erbracht wird, also nur durch den Angehörigen, und der Angehörige auch bei Ausübung einer Erwerbstätigkeit zu einer ausreichenden Pflege in der Lage ist, können je Kalendermonat 400 DM in Anspruch genommen werden.
– Leistungen bei Urlaub oder Verhinderung der Pflegeperson können zu den beiden vorgenannten Leistungen gewährt werden. Die Leistung kann auch in Anspruch genommen werden, wenn der Versicherte nicht in seiner Wohnung betreut wird. Die Höchstdauer beträgt bis zu vier Wochen im Kalenderjahr. Die Leistung kann auch tageweise in Anspruch genommen werden. Die Höhe der Leistung ist auf 1 800 DM im Kalenderjahr beschränkt.

Beschäftigungstherapie und Krankengymnastik

Der behandelnde Facharzt kann zur Unterstützung seiner Behandlung Beschäftigungstherapie und/oder Krankengymnastik verordnen. Diese Maßnahme soll zur Linderung und Verhinderung einer Verschlimmerung des Krankheitsbildes dienen.

Mit der niedergelassenen Fachkraft muß abgeklärt werden, ob sie für das Krankheitsbild entsprechende Therapien anbieten kann und ob gegebenenfalls auch die Verordnung in der eigenen Wohnung ausgeführt werden kann. Adressen von niedergelassenen Beschäftigungstherapeuten und Krankengymnasten sind bei den zuständigen Krankenkassen erhältlich.

Befreiung von Zuzahlungen

Das Gesetz sieht auch eine vollständige Befreiung von Zuzahlungen für einkommensschwächere Versicherte vor. Zuzahlungen sind zu leisten bei Arznei-, Verband- und Heilmitteln sowie zu stationären Vorsorge- und Rehabilitationsleistungen, ferner bei der Versorgung mit Zahnersatz und Fahrtkosten. Auf Antrag bei der Krankenkasse kann eine Befreiung bekommen, wer nachfolgend aufgeführte monatliche Bruttoeinkommen unterschreitet (Stand 1991):

Alleinstehende bis 1 344 DM
Ehepaare bis 1 848.50 DM
für jeden weiteren Angehörigen 336 DM

Auch für Versicherte mit einem höheren Einkommen sind Zuzahlungen nicht in unbegrenzter Höhe zu leisten. Eine Überforderungsklausel legt fest, daß bei einem jährlichen Bruttoeinkommen von zur Zeit bis zu 58 500 DM nur 2% dieses Betrages als Eigenleistung zu erbringen sind. Versicherte, die über ein höheres Bruttojahreseinkommen verfügen, müssen 4% als Eigenleistung erbringen.

Versicherte, die für Zuzahlungen bei notwendigen ärztlichen Leistungen die Grenze ihrer Eigenbeteiligung erreicht haben, können für übersteigende Leistungen eine Kostenerstattung bei ihrer zuständigen Krankenkasse beantragen.

Eine vollständige Befreiung kann auch beantragt werden, wenn ein Versicherter für die Kosten der Unterbringung in einem Heim oder einer ähnlichen Einrichtung Leistungen von einem Träger der Sozialhilfe oder der Kriegsopferfürsorge erhält oder ein Versicherter, der laufende Hilfe zum Lebensunterhalt nach dem Bundessozialhilfegesetz oder ergänzende Hilfe zum Lebensunterhalt im Rahmen der Kriegsopferfürsorge erhält.

Gesetz über Pflegeleistungen

Die Pflegeleistungen finden nur Anwendung in den Bundesländern Berlin, Bremen und Nordrhein-Westfalen. In den anderen Bundesländern werden diese Leistungen im Rahmen des Bundessozialhilfegesetzes gewährt, Anspruchsvoraussetzungen sind im Abschnitt zum BSHG aufgeführt. Die Leistungen nach diesem Gesetz werden *einkommens- und vermögensunabhängig* gewährt. Der Antragsteller muß seinen ersten Wohnsitz sowie seinen ständigen Aufenthalt in einem der genannten Bundesländer haben. Der Antrag muß bei dem zuständigen Sozialamt gestellt werden. In der Regel erfolgt dann ein Hausbesuch durch einen Amtsarzt, der prüft, ob die Anspruchsvoraussetzungen erfüllt sind.

Bei dem Antragsteller muß eine Hilflosigkeit vorliegen, die es ihm unmöglich macht, die regelmäßig wiederkehrenden Verrichtungen ohne fremde Hilfe durchzuführen. Zu den täglich wiederkehrenden Verrichtungen zählen: Betten und Lagern, Körperpflege, Anziehen,

Auskleiden, Essen. Ansprüche nach diesem Gesetz ruhen für die Zeit, in der sich ein Anspruchsberechtigter in einem Krankenhaus befindet und die Kosten dort von der Krankenkasse oder dem Sozialamt geleistet werden. Es ist unbedingt erforderlich, Veränderungen des Aufenthaltsortes dem Sozialamt mitzuteilen.

Wer regelmäßig Leistungen erhält, kann zusätzlich einmalige Sachleistungen beantragen für den Fall, daß der pflegende Angehörige für einen bestimmten Zeitraum die Pflege nicht mehr erbringen kann. Es können im Kalenderjahr bis zu 48 Einsätze einer erforderlichen Pflegekraft erstattet werden.

Angehörige, die wegen der zu erbringenden Pflegeleistungen ihre Berufstätigkeit aufgeben müssen, können, wenn der zu Pflegende anspruchsberechtigt ist, nach dem Gesetz über Pflegeleistungen Erstattungen freiwilliger Beiträge zur Rentenversicherung oder zu einer privaten Lebensversicherung beantragen; diese Leistungen werden erst ab der Pflegegeldstufe IV gewährt. Die Pflegegeldstufen, die einem Anspruchsberechtigten gewährt werden, richten sich nach dem Grad seiner Einschränkungen im täglichen Leben (Pflegegeldstufen I–VI).

Wenn nach der Gewährung einer Pflegegeldstufe eine erhebliche Verschlimmerung der Einschränkungen eingetreten ist, kann ein Verschlimmerungsantrag beim zuständigen Sozialamt gestellt werden.

Beihilfen bei Pflegebedürftigkeit

Da die Beihilferegelungen nicht auf jeden betroffenen Angehörigen zutreffen, soll hier nur kurz auf die Leistungen, nicht auf die Anspruchsvoraussetzungen, eingegangen werden.

Beihilfeberechtigte Personen, die auch jetzt schon Beihilfen für die ärztliche Versorgung und Verordnungen erhalten sowie deren anspruchsberechtigte Angehörige können auch Beihilfen erhalten, wenn eine Pflegebedürftigkeit vorliegt.

Wenn ein naher Angehöriger mindestens eine halbtägige Berufstätigkeit aufgibt, um die häusliche Pflege durchführen zu können, kann eine Vergütung von der Beihilfe gewährt werden bis zur Höhe des ausgefallenen Arbeitseinkommens.

Ansonsten wird dem nahen Angehörigen, der die häusliche Pflege durchführt, eine Vergütung in Höhe von z. Z. 400 DM gewährt, sofern dadurch eine dauernde Unterbringung in einer stationären Einrichtung vermieden wird. Dies wird von einem Amts- oder Vertrauensarzt geprüft.

Ist eine dauernde Unterbringung in einem Kranken-, Heil- oder Pflegeheim notwendig, können anspruchsberechtigte Personen anteilige Beihilfen für die Aufwendungen erhalten.

Sozialhilfe – finanzielle Hilfen nach dem Bundessozialhilfegesetz (BSHG)

Die Inanspruchnahme von Sozialhilfe ist bis heute gerade bei älteren Menschen eher ein heikles Thema. Für viele Menschen ist der Gang zum Sozialamt mit Begriffen wie Peinlichkeit, Versagen, Offenbarung, Almosenempfang und Entwürdigung verbunden. Zum anderen ist die Angst bei den älteren Menschen sehr groß, daß ihre Kinder bei Inanspruchnahme von Sozialhilfe mit zu den Unterhaltsleistungen herangezogen werden.

Dies führt in unserer Gesellschaft dazu, daß ältere Menschen häufig unter einer verschämt verborgenen Armut zu leiden haben, unter teilweise menschenunwürdigen Bedingungen.

Es soll deshalb hier ausdrücklich darauf hingewiesen werden, daß Sozialhilfe kein Almosen ist, sondern daß auf die Regelungen im BSHG ein Rechtsanspruch besteht.

Es kann nachfolgend nicht auf alle Aspekte von Anspruchsvoraussetzungen eingegangen werden. Dazu sind die Regelungen zu umfangreich, ihre Auflistung würde den Rahmen dieses Kapitels sprengen. Es werden aber die einzelnen Rechte und Möglichkeiten aufgezeigt, die im BSHG vorgesehen sind.

Im konkreten Bedarfsfall sollte eine Beratung in Anspruch genommen werden. Diese kann im zuständigen Sozialamt, aber auch z. B. beim Sozialdienst einer Sozialstation, erfolgen.

Wer eine unabhängige Beratung wünscht, sollte sich erkundigen, ob es in seiner näheren Umgebung einen Verein oder eine Selbsthilfegruppe gibt, wo Beratung und Informationsbroschüren zum Thema Sozialhilfe angeboten werden. In Berlin wäre dies z. B. der Verein Sozialhilfeberatung e. V., Bethaniendamm 25, 1000 Berlin 36, Telefon 61892–96/96.

Nachrangigkeit

Wesentlich bei der Sozialhilfe ist, daß sie nur nachrangig gewährt wird, d. h. daß der Antragsteller selber nicht über ein ausreichendes Einkommen oder Vermögen verfügt, um die notwendige Leistung selber erbringen zu können, keine vergleichbaren Ansprüche gegenüber anderen Leistungsträgern geltend machen kann und Angehörige ersten Grades (Eltern, Ehepartner, Kinder) keine oder nicht ausreichende Unterhaltsleistungen erbringen können.

Einkommen

Zum Einkommen zählen alle Einnahmen mit Ausnahme z. B. einer Grundrente vom Bundesversorgungsamt, einer Entschädigung, die wegen eines Schadens (Schmerzensgeld, kein Vermögensschaden) gewährt wird oder eines Erziehungsgeldes. Zur Berechnung der Anspruchsvoraussetzungen wird das bereinigte Nettoeinkommen herangezogen. Vom Bruttoeinkommen sind abzusetzen:

– auf das Einkommen zu entrichtende Steuern
– Pflichtbeiträge zur Sozialversicherung (Renten-, Kranken- und Arbeitslosenversicherung)
– Beiträge zu gesetzlich vorgeschriebenen öffentlichen oder privaten Versicherungen (z. B. Privat- und/oder Kraftfahrzeughaftpflicht)
– Werbungskosten (z. B. Arbeitsfahrt- und Berufskleidungskosten).

Aus der Tabelle 1 sind die einzelnen Einkommensgrenzen zu entnehmen. Die Beträge beziehen sich auf die bestehenden Regelsätze in Berlin. In den anderen Bundesländern gelten zumeist niedrigere Sätze.

Vermögen

Die entsprechenden Vermögensfreigrenzen sind der Tabelle 1 zu entnehmen. Des weiteren zählt jedes verwertbare Vermögen ebenfalls zum Besitzstand mit Ausnahme:

– eines angemessenen Hausrates, dabei sind die bisherigen Lebensverhältnisse zu berücksichtigen

192

Tabelle 1: Einkommensvoraussetzungen (Stand 1.7.1990, Sätze gelten für Berlin)

| | Alleinstehende | | Ehepaare | | |
	unter 60 Jahre	über 60 Jahre	beide unter 60 Jahre	einer über 60 Jahre	beide über 60 Jahre
Hilfe zum Lebensunterhalt	462.– DM + Miete	554.40 DM + Miete	832.– DM + Miete	924.40 DM + Miete	998.40 DM + Miete
Hilfen in besonderen Lebenslagen (z. B. Hauspflege)	860.– DM + Miete	860.– DM + Miete	1230.– DM + Miete	1230.– DM + Miete	1230.– DM + Miete
Pflegegeld (gilt nicht in den Bundesländern Berlin, NRW, Bremen)	2502.– DM + Miete	2502.– DM + Miete	2872.– DM + Miete	2872.– DM + Miete	2872.– DM + Miete

Vermögens-Freigrenzen bei der Hilfe zum Lebensunterhalt a) Alleinsteh. 2500.– DM b) Ehepaare 4500.– DM Vermögens-Freigrenzen bei der Hilfe in besonderen Lebenslagen 3700.– DM 5700.– DM

- von Gegenständen, die zur Aufnahme oder Fortsetzung der Berufs-
  ausbildung oder Erwerbstätigkeit unentbehrlich sind
- von Gegenständen, die zur Befriedigung geistiger, besonders wissenschaftlicher oder künstlerischer Bedürfnisse dienen und deren Besitz
  nicht Luxus ist
- von Familien- oder Erbstücken, deren Veräußerung für den Hilfesu-
  chenden oder seine Familienangehörigen eine besondere Härte bedeuten würde
- eines kleinen Hausgrundstückes, besonders eines Familienheimes,
  wenn der Hilfesuchende das Hausgrundstück allein oder zusammen
  mit Angehörigen, denen es nach seinem Tode weiter als Wohnung
  dienen soll, ganz oder teilweise bewohnt.

Hilfe zum Lebensunterhalt

Anspruch auf laufende Leistungen zum Lebensunterhalt hat derjenige, der unter den in der Tabelle genannten Beträgen mit seinem Einkommen liegt, sofern die Nachrangigkeit erfüllt ist.

Anspruchsberechtigte erhalten die Differenz zwischen ihrem Einkommen und dem genannten Betrag in der Tabelle vom Sozialamt.
Ein entsprechender Antrag auf Hilfe zum Lebensunterhalt muß beim

zuständigen Sozialamt gestellt werden, die Zuständigkeit richtet sich nach dem ständigen Aufenthaltsort.

Nachfolgend aufgeführte Unterlagen sind für die Antragstellung unbedingt beizubringen, dies gilt auch bei der Beantragung von Leistungen für Hilfen in besonderen Lebenslagen. Notwendige Unterlagen: Personalausweis, aktuelle Einkommensnachweise, Vermögensnachweise, Mietvertrag, Mietquittung, Mietnebenkostenabrechnung, Versicherungsverträge (Hausrat-, Haftpflicht-, Kranken- und Sterbeversicherung), Nachweis über evtl. vorhandene Ratenverträge.

Hilfen in besonderen Lebenslagen

Für die Inanspruchnahme von Hilfen in besonderen Lebenslagen sind höhere Einkommens- und Vermögensfreigrenzen vorgesehen als bei Hilfen zum Lebensunterhalt (siehe dazu die genannten Beträge in der Tab. 1).

Bei diesen Hilfen gilt auch das Grundprinzip der Nachrangigkeit. Eine Selbstbeteiligung an den einmaligen oder laufenden Kosten sieht das Gesetz bei den Hilfen in besonderen Lebenslagen auch vor, und zwar auch dann, wenn man mit dem Einkommen unter der Einkommensgrenze liegt:

- wenn zur Deckung des Bedarfes nur geringfügige Mittel erforderlich sind
- wenn durch die Betreuung in einem Heim oder einer teilstationären Einrichtung Kosten für den häuslichen Lebensunterhalt eingespart werden.

Beim Einsatz des Einkommens über der Einkommensgrenze sind bei der Prüfung des Einzelfalles zu berücksichtigen die Art des Bedarfs, die Dauer und die Höhe der erforderlichen Aufwendungen.

Einmalige Beihilfen

Um einem Erkrankten ein Verbleiben in seiner Wohnung zu ermöglichen, sind teilweise Veränderungen in der Wohnung notwendig. Es können Hilfen zur Beschaffung und Erhaltung der Wohnung, die den besonderen Bedürfnissen des Erkrankten entsprechen, gewährt werden.

194

Zur Erhaltung einer Wohnung zählen z. B. folgende Veränderungen: Anbringen von Ein- und Ausstiegshilfen an der Badewanne, Stützgriffe am WC, aber auch Entfernung von Türschwellen, um das Gehen in der Wohnung zu erleichtern.

Verhinderung der pflegenden Angehörigen

Wenn ein pflegender Angehöriger vorübergehend die Pflege nicht gewährleisten kann und keine Leistungen bei der gesetzlichen Krankenkasse geltend gemacht werden können oder die gewährten Leistungen der Krankenkasse nicht ausreichen, um die weitere Pflege zu gewährleisten, ist es möglich, beim Sozialamt die Kostenübernahme einer notwendigen Pflegekraft zu beantragen.

Die Hilfe umfaßt die persönliche Betreuung und die notwendigen Verrichtungen zur *Weiterführung des Haushaltes.*

Reicht bei der Verhinderung eines pflegenden Angehörigen die Betreuung des Pflegebedürftigen in seiner häuslichen Umgebung nicht aus, so können die angemessenen Kosten für eine *anderweitige Versorgung* in einem anderen Haushalt, in einem Krankenheim oder in einer Krankenwohnung vorübergehend übernommen werden. Das gilt nur, sofern die Höhe der anfallenden Kosten den Betrag übersteigt, den die gesetzliche Krankenkasse für diesen Fall bei Schwerpflegebedürftigkeit gewährt oder wenn die Leistung von der Kasse abgelehnt wird.

Häusliche Pflege

Ist aus Alters- oder Krankheitsgründen dauernde Hilfe zur Weiterführung des Haushaltes und/oder eine persönliche Pflege notwendig, so können die angemessenen Kosten vom Sozialhilfeträger für eine Pflegekraft übernommen werden.

Auch Aufwendungen, die durch die Betreuung eines nahestehenden Angehörigen und/oder durch Nachbarschaftshilfe entstehen, werden vom Sozialamt erstattet. Es können auch Beiträge für die Pflegepersonen für eine angemessene Alterssicherung übernommen werden.

Pflegegeld

In Berlin, Nordrhein-Westfalen und Bremen findet diese Leistung nach dem BSHG keine Anwendung. Dort gelten entsprechende Gesetze über Pflegeleistungen (siehe Gesetz über Pflegeleistungen).

Bei Inanspruchnahme des Pflegegeldes gelten höhere Einkommensgrenzen als bei den anderen vorgenannten Leistungen nach dem BSHG (siehe Tab. 1).

Pflegegeld kann dem Pflegebedürftigen gewährt werden, der so hilflos ist, daß er für die gewöhnlichen und regelmäßig wiederkehrenden Verrichtungen im täglichen Leben (Aus- und Anziehen, Betten, Waschen, Essen usw.) dauernd und in erheblichem Umfang der Wartung und Pflege bedarf. Diese Leistung wird unabhängig davon erbracht, wer die Pflege durchführt.

Zusätzlich zum Pflegegeld können Beiträge für eine Alterssicherung der Pflegeperson gewährt werden.

Ist die Höhe des Pflegegeldes nicht ausreichend für die Deckung der tatsächlich entstehenden Kosten für eine Pflegekraft, sind diese Aufwendungen zusätzlich vom Sozialamt zu übernehmen, dann kann das Pflegegeld um bis zu 50% gekürzt werden. Die Höhe des Pflegegeldes richtet sich nach Art und Schwere der Erkrankung und der sich daraus ergebenden Pflege.

Heimkosten

Kann die häusliche Betreuung eines Pflegebedürftigen nicht mehr gewährleistet werden und muß die weitere dauernde Betreuung in einem Heim erfolgen, reicht zumeist zur Deckung der dort entstehenden Kosten das eigene Einkommen und Vermögen nicht aus. Der Differenzbetrag, der zur Deckung der erforderlichen Kosten notwendig ist, kann beim Sozialamt beantragt werden. Abzüglich möglicher Unterhaltsverpflichtungen an Angehörige muß der Antragsteller sein gesamtes ihm zur Verfügung stehendes Einkommen für die Unterbringungskosten einbringen. Auch das vorhandene Vermögen muß bis zur in der Tabelle 1 genannten Freigrenze eingesetzt werden. Bei dieser Hilfe gilt auch das Grundprinzip der Nachrangigkeit (siehe Abschnitt Nachrangigkeit).

Zusätzlich zum Differenzbetrag erhalten Antragsteller einen Barbetrag (Taschengeld). Die Höhe des Barbetrages richtet sich nach der Höhe der Eigenleistung zu den Kosten. Momentan wird ein Barbetrag in Höhe von 138 DM bis 207.90 DM in Berlin gezahlt.

Betreuungsgesetz – Reform des Vormundschafts- und Pflegschaftsrechtes

Am 1. Januar 1992 löste das neue Betreuungsgesetz das bestehende Vormundschafts- und Pflegschaftsrecht für Volljährige ab. Bestehende Vormundschaften und Pflegschaften wurden mit Inkrafttreten des Gesetzes nach den neuen gesetzlichen Bestimmungen umgewandelt.

Eine Betreuung kann von Amts wegen oder vom Betroffenen beim Amtsgericht beantragt werden, wenn ein Volljähriger aufgrund einer psychischen Krankheit oder einer körperlichen, geistigen oder seelischen Behinderung seine Angelegenheiten ganz oder teilweise nicht besorgen kann.

Denkbare Problem- und Konfliktsituationen, bei denen überlegt werden sollte, ob eine Betreuung notwendig ist:

- Wenn der Erkrankte seine finanziellen Angelegenheiten nicht mehr selber regeln und/oder überblicken kann und er nicht dazu bereit ist, einer Person seines Vertrauens diese Aufgaben zu übertragen.
- Wenn der Erkrankte finanzschädigende Rechtsgeschäfte eingeht und/oder im überhöhten Maß Geld für nicht benötigte Dinge ausgibt oder überhöhte Trinkgelder oder Schenkungen gewährt, die erheblich sein Vermögen schädigen und er nicht dazu bereit ist, von einer Person seines Vertrauens die Gelder verwalten zu lassen.
- Wenn der Erkrankte es ablehnt, seine Wohnsituation zu verändern, obwohl seine Versorgung in der Wohnung mit Hilfe nicht mehr gewährleistet werden kann und er sich dadurch selber gefährdet.
- Wenn der Erkrankte es ablehnt, sich wegen einer akuten Erkrankung in ärztliche ambulante/stationäre Behandlung zu begeben und er sich dadurch selber gefährdet.

Ein Betreuer soll vornehmlich aus dem näheren Angehörigen- oder Bekanntenkreis ausgewählt werden. Bei der Auswahl eines Betreuers werden die Wünsche des zu Betreuenden sowie mögliche Interessenkonflikte berücksichtigt. Das neue Betreuungsgesetz sieht eine Abstufung der Betreuung nach der Erforderlichkeit vor.

Personensorge

Bei Anordnung einer Personensorge vertritt der Betreuer die Interessen des zu Betreuenden bei der Durchsetzung seiner sozialen Rechte und Leistungsansprüche, und er hilft beratend bei der alltäglichen Lebensführung.

Erweiterung der Personensorge – Einwilligunsvorbehalt

Zur Abwendung einer erheblichen Gefahr für die Person (Heilbehandlung, Veränderung der Wohnsituation) oder das Vermögen des zu Betreuenden kann das Vormundschaftsgericht die Personensorge auf Antrag erweitern. Das Gericht ordnet für einen genau bezeichneten Aufgabenkreis an, daß der zu Betreuende zu einer Willenserklärung die Einwilligung des Betreuers benötigt (Einwilligungsvorbehalt). Trotz Anordnung eines Einwilligungsvorbehaltes kann der zu Betreuende geringfügige Angelegenheiten des täglichen Lebens frei entscheiden.

Bei gravierenden Eingriffen in das Leben des zu Betreuenden (Kündigung der Wohnung, Unterbringung zur Heilbehandlung, bei freiheitsentziehenden Maßnahmen) ist die Einwilligung des Vormundschaftsgerichtes einzuholen.

Leistungen, die bei den Krankenkassen, der Beihilfestelle oder über das Gesetz über Pflegeleistungen geltend gemacht werden können, sind einkommens- und vermögensunabhängig.

Die Inanspruchnahme von Leistungen nach dem Bundessozialhilfegesetz setzt die Überprüfung der Nachrangigkeit voraus.

Für die Gewährung von Hilfen nach dem BSHG gibt es entsprechend der unterschiedlichen Inanspruchnahme differenzierte Einkommens- und Vermögensfreigrenzen.

Das neue Betreuungsgesetz löst das bisherige Pflegschaftsrecht ab. Gegenüber dem alten Recht sollen die Wünsche und Bedürfnisse des zu Betreuenden bei Entscheidungen mehr Berücksichtigung finden.

Bei einschränkenden Maßnahmen oder gravierenden Eingriffen in das Leben des zu Betreuenden ist immer die Zustimmung des Vormundschaftsgerichts einzuholen.

Literatur

Adams, A. E. (1971). Experimente über mnestische Entropie bei Gesunden und Hirnkranken. Archiv für Psychiatrie und Nervenkrankheiten, 214, 137–149.

Adams, J. (1969). On reconciling the multidimensional and unitary concepts of brain damage. Perceptual and Motor Skills, 29, 579–598.

Ajuriaguerra, J. de, Kluser, J. P., Velghe, J. & Tissot, R. (1965). Praxies idatoires et permanence de l'objet. Quelques aspects de leur desintégration conjointe dans les syndromes démentiels du grand âge. Psychiat. Neurol. (Basel), 150, 306–319.

Aktion Ärzte gegen Demenz (Hrsg.) (1990). Mit neuem Mut Demenzkranke betreuen. Ein Leitfaden für Angehörige und Pflegende. Merck, Darmstadt.

Altschuler, J., Jacobs, S. & Shiode, D. (1985). Psychodynamic time-limited groups for adult children of aging parents. American Journal of Orthopsychiatry, 55, 397–404.

Alzheimer Gesellschaft Berlin e.V. (1990). Mitteilungen 1, November 1990.

Alzheimer, A. (1907): Über eine eigenartige Erkrankung der Hirnrinde. Allgemeine Zeitschrift für Psychiatrie und Psychisch-Gerichtliche Medizin, 64, 146–148.

Amaducci, L. A., Fratiglioni, L., Rocca, W. A. et al. (1986). Risk factors for clinically diagnosed Alzheimer's disease: A case control study of an Italian population. Neurology, 36, 922–931.

American Psychiatric Association (1987). DSM-III-R: Diagnostic and statistical manual of mental disorders (3rd ed.). Washington DC: American Psychiatric Association.

Ames, D., Ashby, D., Mann, A. H. & Graham, N. (1988). Psychiatric illness in elderly residents of Part III homes in one London borough: Prognosis and review. Age and Ageing, 17, 249–256.

Antonarakis, S. E., Kittur, S. E., Netaxoton, C., Watkins, P. C. & Patel, S. S. (1985). Analysis of DNA haplotypes suggests a genetic predisposition to trisomy 21 associated with DNA sequences on chromosome 21. Proceedings of the National Academy of Sciences, USA, 82, 3360–3364.

Apple, S. (1981). Alzheimer's disease. In: Enna S. (ed.): Brain neurotransmitters and receptors in aging and age related disorders (S. 203–207). Raven Press, New York.

Auer, L. M., Oberbauer, R. W. & Schalk, H. V. (1983). Human pial vascular reactions to intravenous nimodipine-infusion during EC-IC bypass surgery. Stroke, 14, 210–213.

Backes, G. & Neumann, E.-M. (1990). Lebenssituation älterer und alter Frauen in Berlin (West). Wissenschaftliches Gutachten im Auftrag der Senatsverwaltung für Frauen, Jugend und Familie, Berlin.

Bartus, R. T., Dean, R. L. & Beer, B. (1983). An evaluation of drugs for improving memory in aged monkeys: Implications for clinical trials in humans. Psychopharmacology Bulletin, 19, 168–184.

Baumel, B., Eisner, L. S., Karukin, M., MacNamara, R. & Raphan, H. (1989). Nimodipine in the treatment of Alzheimer's disease. In: M. Bergener & B. Reisberg (eds.): Diagnosis and treatment of senile dementia (S. 366–373). Springer, Berlin.

Bayles, K. A. & Boone, D. R. (1982). The potential of language tasks for identifying senile dementia. Journal of Speech and Hearing Disorders, 47, 210–217.

Becker, K. & Hoyer, S. (1966). Hirnstoffwechseluntersuchungen unter der Behandlung mit Pyrithioxin. Deutsche Zeitschrift für Nervenheilkunde, 188–200.

Belmont, J. M. & Butterfield, E. C. (1971). What the development of short-term memory is. Human Development, 14, 236–248.

Benton, A. L. (1968). Der Benton-Test. Handbuch (Bearb.: O. Spreen). 3. Aufl. Huber, Bern.

Bergmann, K. (1986). The role of medical treatment in the prevention and reduction of psychiatric impairment in old age. In: H. Häfner, G. Moschel & N. Sartorius (eds.): Mental health in the elderly. A review of the present state of research (pp. 203–207). Springer, Berlin.

Berrios, G. E. (1989). Non-cognitive symptoms and the diagnosis of dementia: Historical and clinical aspects. British Journal of Psychiatry, 154 (suppl 4), 11–16.

Beyreuther, K., Multhaup, G., Salbaum, J. M., Weidemann, A., Dyrks, T., Hilbich, C., Fischer, P., Bunke, D., König, G., Mönning, U., Beer, J., Schubert, W. & Masters, C. L. (1989). The role of the amyloid (PAD/APP)gene in Alzheimer's disease: Molecular pathology and therapeutic implications. In: H. Kewitz, T. Thomsen & U. Bickel (eds.): Pharmacological interventions on central cholinergic mechanisms in senile dementia (Alzheimer's disease) (S. 65–72). Zuckschwerdt, München.

Bickel, H. (1987). Psychiatric illness and mortality among the elderly: Findings of an epidemiological study. In: B. Cooper (ed.): Psychiatric epidemiology: Progress and prospects (pp.192–211). Croom Helm, London.

Bienwald, W.: Vormundschafts- und Pflegschaftsrecht in der sozialen Arbeit. Müller, Heidelberg.

Blennow, K., Wallin, A., Davidsson, P., Fredman, P., Gottfries, C. G. & Svennerholm, L. (1990). Intra-blood-brain-barrier synthesis of immunoglobins in patients with dementia of the Alzheimer type. In: R. J. Wurtman et al. (eds.): Alzheimer's disease and associated disorders (pp. 79–86), Vol. 4, No. 2.

Boche, U. (1984). Der psychisch kranke Mensch in der Familie: Begründung und Praxis der Arbeit mit Angehörigen. In: R. Schmidt, R. Stephan (Hrsg.): Der dementiell erkrankte ältere Mensch – Probleme der praktischen Altenhilfe (S. 135–146). Deutsches Zentrum für Altersfragen, Berlin Bd. 54.

Bowen, D. M., Smith, C. B., White, P. & Davison, A. N. (1976). Neurotransmitter-related enzymes and indices of hypoxia in senile dementia and other abiotrophies. Brain, 99, 459–496.

Bowen, D. M., Allen, S. J., Benton, J. S., Goodhardt, M. J., Haan, E. A. et al. (1983). Biochemical assessment of serotonergic and cholinergic dysfunction and cerebral atrophy in Alzheimer's disease. Journal of Neurochemistry, 41, 266–277.

Brayne, C., Calloway, P. (1988). Normal ageing, impaired cognitive function, and the senile dementia of the Alzheimer type: A continuum? Lancet, i, 1265.

Breitner, J. C. S., Silverman, J. M., Mohs, R. C. & Davis, K. L. (1988). Familial aggregation in Alzheimer's disease: Comparison of risk among relatives of early- and late-onset cases, and among male and female relatives in successive generations. Neurology, 38, 207–212.

Brill, K.-E.: Zum Wohle des Betreuten. Beiträge zur Reform des Vormundschafts- und Pflegschaftsrechtes: Betreuungsgesetz. Psychiatrie Verlag, Bonn.

Brown, R. G. & Marsden, C. D. (1984). How common is dementia in Parkinson's disease? Lancet, ii, 1262–1265.

Bruder, J., Klusmann, D., Lauter, H. & Lüders, I. (1981). Beziehungen zwischen Patienten und ihren Familienangehörigen bei chronischen Erkrankungen des höheren Lebensalters. Hamburg: Bericht an die Deutsche Forschungsgemeinschaft.

Buchsbaum, M. S., Dotman, C., Kesslak, P., Lynch, G., Chin, H., Wu, J., Sicotte, N. & Hazlett, E. (1990). Decreased hippocampal metabolic rate in patients with SDAT assessed by positron emission tomography during olfactory memory task. In: K. Maurer, P. Riederer & H. Beckmann (eds.): Alzheimer's disease, epidemiology, neuropathology, neurochemistry and clinics (S. 459–472). Springer, Wien.

Bucht, G., Adolfson, R. & Winblad, B. (1983). Changes in blood glucose and insulin secretion in patients with senile dementia of the Alzheimer type. Acta Medica Scandinavica, 213, 387–392.

Bucht, G. & Sandman, P.-O. (1990). Nutritional aspects of dementia especially Alzheimer's disease. Age and Ageing, 19, 32–36.

Bundesminister für Jugend, Familie, Frauen und Gesundheit (Hrsg.) (1986). Vierter Familienbericht. Die Situation der älteren Menschen in der Familie. Universitätsdruckerei, Bonn.

Bundesministerium für Forschung und Technologie (Hrsg.) (1984). Rehabilitation von Krebskranken. Universitätdruckerei, Bonn.

Burns, A., Jacoby, R. & Levy, R. (1990). Behavioural abnormalities and psychiatric symptoms in Alzheimer's disease. International Psychogeriatrics, 2, 25–36.

Buschke, H. (1973). Selective reminding for analysis of memory and learning. Journal of Verbal Learning and Verbal Behavior, 29, 543–550.

Chandra, V., Philipose, V., Bell, P. A., Lazaroff, A. & Schoenberg, B. S. (1987). Case control study of late onset probable Alzheimer's disease. Neurology, 37, 1295–1300.

Chapuis, F. (1959). Der Labyrinth-Test. Huber, Bern.

Chenoweth, B. & Spencer, B. (1986). Dementia: The experience of family caregivers. The Gerontologist, 26, 267–272.

Chouinard, D., Annable, L., Ross-Chouinard, A., Olivier, M. & Fontaine, F. (1983). Piracetam in elderly psychiatric patients with mild diffuse cerebral impairment. Psychopharmacology, 81, 100–106.

201

Christensen, A. L. (1975). Luria's neuropsychological investigation. Spectrum, New York.

Coblentz, J. M., Mattis, S., Zingesser, H., Kasoff, S. S., Wisnievski, H. M. & Katzman, R. (1973). Presenile dementia. Archives of Neurology, 29, 299–308.

Coffman, S. A., Torello, M. W., Bornstein, R. A., Chakeres, O., Burns, E. & Nasrallah, H. A. (1990). Leukoaraiosis in asymptomatic adult offspring of individuals with Alzheimer's disease. Biological. Psychiatry, 27, 1244–1248.

Cohen, D., Kennedy, G. & Eisdorfer, C. (1984) Phases of change in the patient with Alzheimers disease. Journal of the American Geriatric Society, 32, 11–15.

Cole, M. G., Dastoor, D. P. & Koszycki, D. (1983) The hierarchic dementia scale. Journal of Clininal and Experimental Gerontology, 5, 219–234.

Committee for Geriatric Diseases and Asthenias at BGA (1986). Impaired brain functions in old age. AMI-Heft 1, 1–264.

Cooper, B. & Bickel, H. (1984). Population screening and the early detection of dementia disorders in old age: A review. Psychological Medicine, 14, 81–95.

Cooper, B. & Bickel, H. (1989). Prävalenz und Inzidenz von Demenzerkrankungen in der Altenbevölkerung. Ergebnisse einer populationsbezogenen Längsschnittstudie in Mannheim. Nervenarzt, 60, 472–482.

Coper, H., Jänicke B. & Schulze G. (1986) Biophysiological research on adaptivity across the life-span of animals. In: P. D. Baltes, D. L. Featherman & R. M. Lerner (eds.): Life-span development and behavior (pp. 207–232). Erlbaum, Hillsdale NJ.

Crapper, D. R., Krishnan, S. S. & Dalton, A. J. (1973). Brain aluminium distribution in Alzheimer's disease and experimental neurofibrillary degeneration. Science, 10, 925–933.

Crapper, D. R., Krishnan, S. S. & Quittkat, S. (1976). Aluminium, neurofibrillary degeneration and Alzheimer's disease. Brain, 99, 67–79.

Creasey, H., Schwartz, M., Frederickson, M., Maxby, J. V. & Rapoport, S. (1986). Quantitative computed tomography in dementia of the Alzheimer type. Neurology, 36, 1563–1568.

Crook, T., Ferris, S. & Bartus, R. (eds.) (1983). Assessment in geriatric psychopharmacology. Mark Powley, New Canaan CT.

Cross, A. J., Crow, T. J., Perry, R. H., Blessed, G. & Tomlinson, B. E. (1981). Reduced dopamin-beta-hydroxylase activity in Alzheimer's disease. British Medical Journal, 1, 93–94.

Davies, P. (1986). The genetics of Alzheimer's disease: A review and a discussion of the implications. Neurobiology of Aging, 7, 459–466.

DeLeon, M. J., George, A. E., Styloponlos, L. A., Smith, G. & Miller, D. C. (1989). Early markers for Alzheimer's disease: The atrophic Hippocampus. Lancet, ii, 672–673.

Denzler, P., Kessler, J. & Markowitsch, H.-J. (1986). Möglichkeiten und Mängel der psychopathometrischen Demenz-Diagnostik. Fortschritte in Neurologie und Psychiatrie, 54, 382–392.

Deutscher Bundestag (Hrsg.) (1985). Lebenssituation und Zukunftsperspektiven älterer Menschen. Antwort der Bundesregierung auf eine Große Anfrage. Drucksache 10/2784.

Dieck, M. (1986). Die soziale Situation von Familien mit pflegebedürftigen Angehörigen – Zu den Bedingungen häuslicher Pflege und den Ansatzpunkten für das Hilfeangebot sozialer Dienste. Vortrag auf dem Workshop Angehörige pflegen Angehörige des Senators für Gesundheit und Soziales, Berlin, 5./6.11.1986.

Duara, R., Grady, C., Haxby, J., Sunderam, M., Cutler, N. R., Heston, L., Moore, A., Schlageter, N., Larson, S. & Rapoport, S. (1986). Positron emission tomography in Alzheimer's disease. Neurology, 36, 878–887.

Eikelenboom, P., Hack, C. E., Rozemuller, J. M. et al. (1980). Complement activation in amyloid plaques in Alzheimer's dementia. Virchow's Archiv (Cell. Pathol.), 56, 563–564.

Erkinjuntti, T., Ketonen, L., Sulkava, R., Vuorialko, M. & Palo, J. (1987). CT in the differential diagnosis between Alzheimer's disease and vascular dementia. Acta Neurolologica Scandinavica, 75, 262–270.

Esiri, M. M. (1988). Typical and atypical viruses in the aetiology of senile dementia of the Alzheimer type. Interdisciplinary Topics, Gerontol, 25, 119–139.

Eslinger, P. J., Damasio, H., Graff-Radford, N. & Damasio, A. R. (1984). Examining the relationship between computed tomography and neuropsychological measures in normal and demented elderly. Journal of Neurology, Neurosurgery, and Psychiatry, 47, 1319–1325.

Eysenck, H. J. (1986). Toward a new model of intelligence. Personality and Individual Differences, 7, 731–736.

Feldmann, L. (1989). Leben mit der Alzheimer-Krankheit. Eine Therapeutin und Angehörige berichten. Piper, München.

Fischer, B., Weidenhammer, W. & Lehrl, S. (1986). The correlation between physical and intellectual performance in old age. Geriatrics-Pregeriatrics-Rehabilitation, 2, 72–84.

Fischer, P.-A. & Jacobi, P. (1978). Diagnostik hirnorganischer Störungen. In: L. J. Pongratz (Hrsg.). Handbuch der Psychologie. Klinische Psychologie (2. Halbband, S. 1756–1782). Verlag für Psychologie, Göttingen.

Fischhoff, P. K., Wagner, G., Littschauer, L., Rüther, E., Apecechea, M., Hiersemenzel, R., Röhmel, J., Hoffmeister, F. & Schmage, N. (1989). Therapeutic results with nimodipine in primary degenerative dementia and multi-infarct dementia. In: M. Bergener & B. Reisberg (eds.): Diagnosis and treatment of senile dementia (pp. 350–359). Springer, Berlin.

Flaten, T. P. (1989). Geographical associations between aluminium in drinking water and registered death rates with dementia (including Alzheimer's disease) in Norway. Proceedings from the Second International Symposium on Geochemistry and Health, London.

Fleischmann, U. M., Oswald, W. D., Kanowski, S. & Kanowski, S. (1991). Senile Demenz vom Typ Alzheimer und Multi-Infarkt-Demenz – Eine explorative Analyse zur psychometrischen Differentialdiagnostik. Zeitschrift für Gerontopsychologie und -psychiatrie, 4, 143–160.

Foley, P., Bradford, H. F., Docherty, M. et al. (1988). Evidence for the presence of antibodies to cholinergic neurons in the serum of patients with Alzheimer's disease. Journal of Neurology, 235, 466–471.

Folstein, M. F., Folstein, S. E. & McHugh, P. R. (1975). Mini-Mental State. A practical method for grading the cognitive state of patients for the clinician. Journal of Psychiatric Research, 12, 189–198.

Frackowiak, R. S. J., Pozilli, C., Legg, N. J., DuBoulay, G. M., Marshall, J., Lenzi,

G. L. & Jones, T. (1981). Regional cerebral oxygen supply and utilization in dementia: A clinical and physiological study with oxygen-15 and positron tomography. Brain, 104, 753–778.

Francis, P. T., Palmer, A. M., Sims, N. R., Bowen, D. M., Davison, A. N. et al. (1985). Neurochemical studies of early onset Alzheimer's disease. Possible influence on treatment. New England Journal of Medicine, 313, 7–11.

Frank, H. (1959). Informationsästhetik – Grundlagenprobleme und erste Anwendung auf die Mime pure. Hess, Waiblingen.

Fröstl W. & Maitre, L.(1989). The families of cognition enhancers. Pharmacopsychiatry, 22, 54–100.

Fuhrmann, A. (1990). Das Alzheimer-Schicksal meiner Frau: Lebendig begraben im Bett? Thieme/Trias, Stuttgart.

Galasko, D., Kwo-on-Yuen, P. W., Klauber, M. R. & Thal, L. (1990) Neurological findings in Alzheimer's disease and normal aging. Archives of Neurology, 47, 625–627.

Gedye, A., Beattie, B. L., Tuokko, H., Horton, A. & Korsarek, E. (1989). Severe head injury hastens age of onset of Alzheimer's disease. Journal of the American Geriatrics Society, 37, 970–973.

George, L. K., Gwyther, L. P. (1986). Caregiver well-being: A multidimensional examination of family caregivers of demented adults. The Gerontologist, 26, 253–259.

Gertz, H.-J., Schoknecht, G., Krüger, H., Cervos-Navarro, J. (1989): Stability of cell size and nucleolar size in tangle bearing neurons of the hippocampus in Alzheimer's disease. Brain Research, 487, 373–375.

Giurgea, C. E. (1972). Vers une pharmacologie de l'activité intégrative du cerveau. Tentative du concept nootrope en psychopharmacologie. Actualités Pharmacologiques (Paris), 25, 115–157.

Glenner, G. G., Wong, C. W., Quaranta, V. & Eanes, E. D. (1984). The amyloid deposits in Alzheimer's disease: Their nature and pathogenesis. Applied Pathology, 83, 7308–7312.

Goldgaber, D., Lerman, J. I., Mc Bride O. W., Saffiotti, U. & Gajdusek, D. C. (1987). Characterization and chromosomal localization of a cDNA encoding brain amyloid of Alzheimer's disease. Science, 235, 877–880.

Goncalves, N. (1979). Pyritinol bei ambulanten geriatrischen Patienten. Eine Placebo-kontrollierte Verbundstudie. Medizinische Welt, 30, 494–498.

Goudsmit, J., Morrow, C. H., Asher, D. M., Yanagihara, R. T. et al. (1980). Evidence for and against transmissibility of Alzheimer's disease. Neurology, 30, 945–950.

Grässel, E. (1989). Gehirn-Jogging: Aktivierung von Geist und Gedächtnis. Ergebnisse des Vergleichs zweier Trainingsprogramme. Vless, Ebersberg.

Grossberg, G. T., Nakra, R., Woodward, R. N. & Trent Russel, B. S. (1989). Smoking as a risk for Alzheimer's disease. Journal of the American Geriatrics Society, 37, 819.

Gurland, B. J. (1980). The assessment of the mental status of older adults. In: J. E. Birren & R. B. Sloane (eds.): Hand-book of mental health and aging (pp. 671–700). Prentice-Hall, Englewood-Cliffs NJ.

Gustafson, B. & Wigstrom, H. (1988). Physiological mechanisms underlying long-term potentiation. Trends in Neurosciences, 11, 156–162.

Gustafson, L. & Nilsson, L. (1982). Differential diagnosis of presenile dementia on clinical grounds. Acta Psychiatrica Scandinavica, 65, 194–209.

Gutzmann, H. (1984) Frontallappensyndrome bei (prä)senilen Demenzen vom Alzheimer-Typ. Zeitschrift für Gerontologie, 17, 128–131.

Gutzmann, H. (1988). Senile Demenz vom Alzheimer-Typ. Enke, Stuttgart.

Gutzmann, H. (1990). Therapie der Demenzen aus psychiatrischer Sicht. In: Akademie für ärztliche Fortbildung und Weiterbildung der Landesärztekammer Hessen (Hrsg.): Demenz im Alter (S. 73–80). Bad Nauheim: Akademie für ärztliche Fortbildung und Weiterbildung der Landesärztekammer Hessen.

Gutzmann, H. & Kühl, K.-P. (1987a). Emotion control and cerebellar atrophy in senile dementia. Archives of Gerontology and Geriatrics, 6, 61–71.

Gutzmann, H. & Kühl, K.-P. (1987b). Klinische Beurteilungsebenen hirnorganischer Psychosyndrome: Zum Problem einer differenzierten Befunderhebung. In: H. Coper, H. Heimann, S. Kanowski & H. Künkel (Hrsg.): Hirnorganische Psychosyndrome im Alter III (S. 29–53). Springer, Berlin.

Gutzmann, H., Klimitz, H. & Avdaloff, W. (1982). Correlations between psychopathology, psychological test results, and computerized tomography changes in senile dementia. Archives of Gerontology and Geriatrics, 1, 241–255.

Gutzmann, H., Krüger, H. & Neumann, E.-M. (1990). Organic including symptomatic mental disorders (Section FO) – results of the ICD-10 field trial. Pharmacopsychiatry, 23 (Suppl. IV), 146–150.

Hachinski, V. C., Iliff, L. D., Zilkha, E., DuBoulay, G. H., McAllister, V. L., Marshall, J., Ross-Russell, R. W. & Symon, L. (1975). Cerebral blood flow in dementia. Archives of Neurology, 32, 632–637.

Häfner, H. (1986a). Mental health in the elderly: Recommendations for research. In: H. Häfner, G. Moschel & N. Sartorius (eds.): Mental health in the elderly. A review of the present state of research (pp. 259–273). Springer, Berlin.

Häfner, H. (1986b). Psychische Gesundheit im Alter. Gustav Fischer, Stuttgart.

Häfner, H. (1990). Epidemiology of Alzheimer's disease. In: K. Maurer, P. Riederer, and H. Beckmann (eds.): Alzheimer's disease. Epidemiology, neuropathology, neurochemistry, and clinics (pp. 23–39). Springer, Wien.

Hagnell, O., Lanke, J., Rorsman, B., Oehman, R. & Oejesjoe, L. (1983). Current trends in the incidence of senile and multiinfarct dementia. A prospective study of a total population followed over 25 years: The Lundby study. Archiv für Psychiatrie und Nervenkrankheiten, 233, 423–438.

Hamster, W., Langner W. & Mayer, K. (1980). Tübinger Luria-Christensen Neuropsychologische Untersuchungsreihe. Beltz, Weinheim.

Hascovek, L., Jirak R. & Srutova L. (1977). Organisches Psychosyndrom im Alter. Ergebnisse einer klinischen Doppelblindprüfung. Ärztliche Praxis, 97, 3959–3961.

Haugen, P. K. (1985). Behavior of patients with dementia. Danish Medical Bulletin, 32, 62–65.

Haupt, M. & Kurz, A. (1990) Alzheimersche Krankheit: Erleben, Empfinden und Reaktionsformen der Kranken. Zeitschrift für Gerontologie, 23, 211–213.

Hedde, J. P. & Reischies, F. M. (1986). Bildgebende Hirndiagnostik in der Psychiatrie. Nervenarzt, 57, 65–79.

Hedtke-Becker, A. (1990). Die Pflegenden pflegen. Eine Arbeitshilfe für Gesprächsgruppen. Lambertus, Freiburg.

Heiss, W. D., Ilsen H. W., Wagner R., Pawlik G. & Wienhardt K. (1983). Remote functional depression of glucose metabolism in stroke and its altering by activating drugs. In: W. D. Heiss & M. E. Phelps (eds.): Positron emmission tomography of the brain (pp. 162–168). Springer, Berlin.

Henderson, A. S. (1988). The risk factors for Alzheimer's disease: A review and hypothesis. Acta Psychiatrica Scandinavica, 78, 257–275.

Henderson, A. S. (1989). Methodological issues in standardized assessment. In: T. Hovaguimian, S. Henderson, Z. Khachaturian & J. Orley (eds.): Classification and diagnosis of Alzheimer's disease (pp. 78–86). Hogrefe & Huber, Toronto.

Herrschaft, H. (1978). Die Wirkung von Piracetam auf die Gehirndurchblutung des Menschen. Medizinische Klinik, 73, 195–202.

Herskey, L. A., Modic, M. T., Greenough, P. G. & Jaffe, D. F. (1987). Magnetic resonance imaging in vascular dementia. Neurology, 37, 29–36.

Heston, L. L. (1985). Clinical genetics of Alzheimer's disease. In: Senile dementia of the Alzheimer type (pp. 197–203). Liss, New York.

Heston, L. L., Mastri, A. R., Anderson, E. & White, J. (1981). Dementia of the Alzheimer type. Clinical genetics, natural history, and associated conditions. Archives of General Psychiatry, 31, 1085–1090.

Heyman, A., Wilkinson, W. E., Hurwitz, B. J., et al. (1983). Alzheimer's disease. Genetic aspects and associated clinical disorders. Annals of Neurology, 14, 507–515.

Hock, F. J. (1987) Drug influences on learning and memory in aged animals and humans. Neuropsychobiology, 17, 145–160.

Holz, G.(1978). Die Alterslast – ein Gewinn für andere. Bd. I u. II, Deutsches Zentrum für Altersfragen.

Hoyer, S., Oesterreich, K. & Stoll, K. D. (1977). Effects of pyritinol-HCl on blood flow and oxidative metabolism of the brain in patients with dementia. Arzneimittel-Forschung, 27, 671–674.

Husain, M. M. & Nemeroff, C. B. (1990). Neuropeptides and Alzheimer's disease. Journal of the American Geriatrics Society, 38, 918–925.

Igl, G. (1988). Die verschleppte Reform der Pflegesicherung. Zentralblatt für Sozialversicherung, Sozialhilfe und Versorgung 10.

Ilmberger, J. (1988): Münchner Verbaler Gedächtnistest. Institut f. Med. Psych. München.

Ingvar, D. M., Risberg, J. & Schwartz, M. S. (1975). Evidence of subnormal function of association cortex in presenile dementia. Neurology, 25, 964–974.

Itil, T. M., Menon, G. N., Bozak, M. & Songar, A. (1982). The effects of oxiracetam (ISF 2522) in patients with organic brain syndrome (a double-blind controlled study with piracetam). Drug Development Research, 2, 447–461.

Jacobs, R. W., Duong, R. E., Jones, R. E., Trapp, G. A. & Scheibel, A. B. (1989). A reexamination of aluminium in Alzheimer's disease: Analysis by energy dispersive X-ray microprobe and flameless atomic absorption spectrometry. Canadian Journal of Neurological Sciences, 16, 498–503.

Jänicke, B. & Schulze, G. (1987). Influence of normobaric hypoxia on learning capacity of different aged rats. Neurobiology of Aging, 8, 495–500.

Jänicke, B., Schulze, G. & Coper, H. (1983). Motor performance achievements in rats of different ages. Experimental Gerontology, 18, 393–407.

Jarka M. (1986) Zur Psychodynamik der Krankheitsverarbeitung. In: H. Oepen (Hrsg.): Die Huntingtonsche Krankheit. Stuttgart: Hippokrates.

Jorm, A. F., Korten, A. E. & Henderson, A. S. (1987). The prevalence of dementia: A quantitative integration of the literature. Acta Psychiatrica Scandinavica, 76, 465–479.

Kahn, R. L. & Miller, N. E. (1978). Assessment of altered brain function in the aged. In: M. Storandt, I.C. Siegler & M.F. Elias (eds.): The clinical psychology of aging (pp. 43–69). Plenum Press, New York.

Kahn, R. L., Goldfarb, A. I., Pollack, M. & Peck, A. (1960). Brief objective measures for the determination of mental status in the aged. American Journal of Psychiatry, 117, 326–328.

Kane, R. A. & Kane, R. L. (1983). Assessing the elderly. Lexington, MA: Lexington Books.

Kanowski, S., Fischhof, P., Hiersemenzel, R., Röhmel, J. & Kern, U. (1989). Therapeutic efficacy of nootropic drugs – a discussion of clinical phase III studies with nimodipine as a model. In: M. Bergener & B. Reisberg (eds.): Diagnosis and treatment of senile dementia (pp. 339–349). Springer, Berlin.

Katschnig, H. & Konieczna, T. (1984). Angehörigenprobleme im Spiegel von Selbsterfahrungsgruppen. In: M. C. Angermeyer & A. Finzen (Hrsg.): Die Angehörigengruppe. Familien mit psychisch Kranken auf dem Weg zur Selbsthilfe (S. 100–109). Enke, Stuttgart.

Katzman, R. (1976). The prevalence and malignancy of Alzheimer's disease. Archives of Neurology, 33, 217–218.

Katzman, R., Aronson, M., Fuld, P., Kawas, C., Brown, T., Morgenstern, H. & Frishman, W. (1989). Development of dementing illnesses in an 80-year-old volunteer cohort. Annals of Neurology, 25, 317–324.

Kessler, J., Denzler, P. & Markowitsch, H. J. (1988). Demenz-Test. Beltz, Weinheim.

Khatchaturian, Z. S. (1988). A report on the Alzheimer's Disease Research Centers in the USA. In: Proceedings of the International Symposium on Alzheimer's Disease, Kuopio, 1988 (pp. 65–68).

Klessmann, E. (1990). Wenn Eltern Kinder werden und doch die Eltern bleiben. Huber, Bern.

Kockott, G. (1987). Psychotherapy in the advanced. In: M. Bergener (ed.): Psychogeriatrics. An international handbook (pp. 377–403). Springer, New York.

Kohlmeyer, K. (1982). Computertomographischer Beitrag zur Differentialdiagnose vaskulär bedingter Demenz (Multiinfarkt-Typ) und primär degenerativer Demenz (Alzheimer-Typ). Zeitschrift für Gerontologie, 15, 321–324.

Kokmen, E., Chandra, V. & Schoenberg, B. S. (1988). Trends in incidence of dementing illness in Rochester, Minnesota, in three quinquennial periods, 1960–1974. Neurology, 38, 975–980.

Kokmen, E., Beard, M., Offord, K. P. & Kurland, L. T. (1989). Prevalence of medically diagnosed dementia in a defined United States population: Rochester, Minnesota, January 1, 1975. Neurology, 39, 773–776.

Konsistorium der Evangelischen Kirche und Arbeitsgemeinschaft der Diakoniestationen in Berlin-Brandenburg (Hrsg.) (1991). Und sie vergessen einfach alles. Information und Hilfe für Pflegepersonen dementer Patienten. Dt. Bearbeitung von M. Jee & L. Reason (eds.): Who Cares. London: Health Authority. Berlin.

Kugler, J. (1985). Hirnleistungsstörungen im vorgerückten Alter. Diagnostische und pharmakotherapeutische Probleme. Münchener Medizinische Wochenschrift, 127, 974–977.

Kugler, J., Oswald, W. D., Herzfeld, U., Seus, R., Pingel, J. & Welzel, D. (1978). Langzeittherapie altersbedingter Insuffizienzerscheinungen des Gehirns. Deutsche Medizinische Wochenschrift, 103, 456–462.

Kuratorium deutsche Altershilfe (Hrsg.) (1989). Gesprächskreise und Seminare für pflegende Angehörige. Projektberichte und Kurzbeschreibungen. Köln.

Kurland, L. T. (1988). Amyotrophic lateral sclerosis and Parkinson's disease complex on Guam linked to an environmental neurotoxin. Trends in Neurosciences, 11 (2), 51–54.

Larsson, T., Sjogren, T. & Jacobson, G. (1963). Senile dementia: A clinical, sociomedical and genetic study. Acta Psychiatrica Scandinavica, 39, Supplementum 167.

LaRue, A. & Jarvik, L. F. (1987). Cognitive function and prediction of dementia in old age. International Journal of Aging and Human Development, 25, 79–89.

Lauter, H. & Kurz, A. (1989) Demenzerkrankungen im mittleren und höheren Lebensalter. In: K. P. Kisker et al. (Hrsg.): Alterspsychiatrie. Psychiatrie der Gegenwart (3. Aufl.) Band 8 (S. 135–200). Springer, Berlin.

Lehrl, S. & Fischer, B. (1990). Selber denken macht fit. Grundlagen und Anleitung zum Gehirn-Jogging (2. überarb. Aufl.). Vless, Ebersberg.

Lehrl, S., Gallwitz, A., Blaha, L. & Fischer, B. (1991). Biologische Intelligenz: Theorie und Messung der Intelligenz mit dem Kurztest KAI. Ebersberg: Vless.

Lifschitz, K. (1960). Problems in the quantitative evaluation of patients with psychoses of the senium. Journal of Psychiatry, 49, 295–303.

Mace, N. L. & Rabins, P. V. (1991). Der 36-Stunden-Tag. Die Pflege des verwirrten älteren Menschen, speziell des Alzheimerkranken (3. Auflage). Huber, Bern.

Magnusson, H. (1989). Mental health of octogenarians in Iceland. An epidemiological study. Acta Psychiatrica Scandinavica, 79, Supplementum 349.

Mann, D. M. (1989). The pathogenesis and progression of the pathological changes of Alzheimer's disease. Annals of Medicine, 21, 133–136.

Mann, D. M. & Esiri, M. M. (1989). Regional acquisition of plaques and tangles in Down's syndrome patients under 50 years of age. Journal of Neurological Sciences, 89, 169–179.

Maragos, W. F., Greenamyre, J. T., Penney, J. B. & Young, A. B. (1987). Glutamate dysfunction in Alzheimer's disease: An hypothesis. Trends in Neurosciences, 10, 65–68.

Markstein, R. & Wagner, H. R. (1978). Effect of dihydroergotoxine on cyclic-AMP-generating systems in rat cerebral cortex slices. Gerontology, 24, 94–105.

Martyn, C. N. & Pippard, E. C. (1988). Usefulness of mortality data in determining the geography and time trends of dementia. Journal of Epidemiology and Community Health, 42, 134–137.

Martyn, C. N., Barker, D. J. P., Osmond, C., Edwardson, J. A. & Lacey, R. F. (1989). Geographical relation between Alzheimer's disease and aluminium in drinking water. Lancet, i, 59–62.

Masters, C. L., Gajdusek, D. C. & Gibbs, C. J. (1981). The familial occurence of Creutzfeldt-Jakob's disease and Alzheimer's disease. Brain, 104, 535–558.

Masters, C. L., Simms, G., Weiman, N. A., Multhaup, G., McDonald, B. L. & Beyreuther, K. (1985). Amyloid plaque core protein in Alzheimer's disease and Down syndrome. Proceedings of the National Academy of Sciences, 82, 4245–4249.

Masters, C. L., Martins, R., Simms. G., Rumble, B., Fuller, S., Hutchinson, L., Beer, J., Hilbich, C., Dyrks, T., Fischer, P., Weidemann, A., Monning, U., Multhaup, G., Cramer, M., Salbaum, J. M., Wehr, S. & Beyreuther, K. (1988): The molecular basis of cerebral amyloidosis in Alzheimer's disease and the unconventional virus diseases. In: A. Pouplard-Barthelaix, J. Emile & Y. Christen (eds.): Immunology and Alzheimer's disease (pp. 88–95). Springer, Berlin.

Matejcek, M., Knorr, K., Piguet P. V. & Weil C.(1979). Electroencephalographic and clinical changes as correlated in geriatric patients treated three months with an ergot alkaloid preparation. Journal of the American Geriatric Society, 27, 198–202.

Mattis, S. (1976). Mental status examination for organic mental syndrome in the elderly patient. In: L. Bellak & T. B. Karasu (eds.): Geriatric Psychiatry (pp. 77–121). New York: Grune & Stratton.

Mayer-Gross, W., Slater, E. & Roth, M. (1969). Clinical psychiatry (3rd. ed.). London: Bailliere, Tindall, Carsell.

McDonald, R. J. (1979). Hydergine: A review of 26 clinical studies. Pharmacopsychiatry, 12, 407–422.

McGeer, P. L., Kamo, H., Harrop, R., McGeer, E. G., Martin, W. R. W., Pate, B. D. & Li, D. K. B. (1986). Comparison of PET, MRI, and CT with pathology in a proven case of Alzheimer's disease. Neurology, 36, 1569–1574.

McGeer, P. L., Akiyama, H., Itagaki, S. & McGeer, E.G. (1989). Immune system response in Alzheimer's disease. Canadian Journal of Neurological Sciences, 16, 516–527.

Meese, W. & Grumme, T. (1980). Die Beurteilung hirnatrophischer Prozesse mit Hilfe der Computertomographie. Fortschritte der Psychiatrie und Neurologie, 48, 494–509.

Meier-Ruge, W. (Hrsg.) (1988). Der ältere Patient in der Allgemeinpraxis (2. Aufl.). Karger, Basel.

Meier-Ruge, W., Enz, A., Gygax, P., Hunziker, O., Iwangoff, P. & Reichlmeier, K. (1975). Experimental pathology in basic research of the aging brain. In: S. Gershon & A. Raskin (eds.): Genesis and treatment of psychologic disorders in the elderly (pp. 55–126). Raven Press, New York.

Meyer, J. S., Judd, B. W., Tawakina, T., Rogers, R. L. & Mortel, K. F. (1986). Improved cognition after control of risk factors for multi-infarct dementia. Journal of the American Medical Association, 256, 2203–2209.

Mindus, P., Cronholm, B., Levander, S. E. & Schalling, D. (1976). Piracetam-induced improvement of mental performance. A controlled study on normally aging individuals. Acta Psychiatrica Scandinavica, 54, 150–160.

Misurec, J., Slama, B. & Nahunek, K. (1976). Pirithioxin/Encephabol bei der Behandlung von Patienten mit organischem Psychosyndrom in der Involution. Klinische, elektroenzephalographische und experimentell-psychologische Studie. Psychiatrie, 72, 14–23.

Möller, H.-J. & von Zerssen, D. (1982). Psychopathometrische Verfahren: I. Allgemeiner Teil. Nervenarzt, 53, 493–503.

Mölsä, P. K., Marttila, R. J. & Rinne, U. K. (1982). Epidemiology of dementia in a Finnish population. Acta Neurologica Scandinavica, 65, 541–552.

Morris, C., Drazner, M., Fulling, K., Grant, E. A. & Goldring, J. (1989). Clinical and pathological aspects of parkinsonism in Alzheimers disease. Archives of Neurology, 46, 651–657.

Morris, R. G., Downes, J. J., Sahakian, B. J., Evenden, J. L. et al. (1988). Planning and spatial working memory in Parkinson's disease. Journal of Neurology, Neurosurgery and Psychiatry, 51, 757–766.

Müller-Schweinitzer, F. & Weidmann, H. (1978). Basic pharmacological properties. In: B. Berde & O. Schild (eds.): Ergot alkaloids and related compounds (pp. 87–232). Springer, Berlin.

Murray, R. M., Greene, J. G., Adams, J. H. (1971). Analgesics abuse and dementia. Lancet, ii, 242–245.

Nee, L. E., Eldridge, R., Sunderland, T., Thomas, C. B., Katz, D., Thompson, K. E., Weingartner, H., Weiss, H., Julian, C. & Cohen, R. (1987). Dementia of the Alzheimer type: Clinical and family study of 22 twin pairs. Neurology, 37, 359–363.

Newsweek 18.12.1989: The brain killer (pp. 44–46). Trapped inside her own world (pp. 46–47). Medical mystery tour (pp. 48–50).

Nielsen, J. A., Bjoern-Henriksen, T. & Bork, B. R. (1981). Incidence and disease expectancy for senile and arteriosclerotic dementia in a geographically delimited Danish rural population. In: G. Magnussen, J. Nielsen & J. Buch (eds.): Epidemiology and prevention of mental illness in old age (pp. 52–54). Hellerup: Nordisk Samrad for Eldreaktivitet.

Nilsson, L. V. (1984). Incidence of severe dementia in an urban sample followed from 70 to 79 years of age. Acta Psychiatrica Scandinavica, 70, 478–486.

Nissel, M. (1984). The family costs of looking after handicapped elderly relatives. Ageing and Society, 4, 185–204.

Olbrich, E. (1987). Kompetenz im Alter. Zeitschrift für Gerontologie, 20, 319–330.

Ortof, E. & Crystal, H. A. (1989). Rate of progression of Alzheimer's disease. Journal of the American Geriatrics Society, 387, 511–514.

Oswald, W. D. & Fleischmann, U. M. (1986). Das Nürnberger-Alters-Inventar NAI. Universität Erlangen-Nürnberg.

Ott, H., Seitz, O., Voet, B. & Bösel, R. (1988). Standardization of a computersupported psychoexperimental test-battery covering psychological functions, psychomotor performance, cognition, visumotor coordination and mood. Poster-Presentation, IV World Conference on Clinical Pharmacology.

Overall, J. E. (1989). A guide to the main instruments. In: T.Hovaguimian, S. Henderson, Z. Khachaturian & J. Orley (eds.): Classification and diagnosis of Alzheimer's disease (pp. 65–77). Hogrefe & Huber, Toronto.

Perry, E. K., Gibson, P. H., Blessed, G., Perry, R. H. & Tomlinson, B. E. (1977). Neurotransmitterenzyme abnormalities in senile dementia. Journal of Neurological Sciences, 34, 247–265.

Pfeiffer, E. (1975). A Short Portable Mental Status Questionnaire for the assessment of organic brain deficits in elderly patients. Journal of the American Geriatrics Society, 23, 433–441.

Philpot, M. P. & Levy, R. (1987). A memory clinic for the early diagnosis of dementia. International Journal of Geriatric Psychiatry, 2, 195–200.

Prusiner, S. B. (1984). Some speculations about prions, amyloid and Alzheimer's disease. New England Journal of Medicine, 310, 661–663.

Rabins, P. V. (1985). Dementia and the family. Danish Medical Bulletin, 32 (Suppl. 1), 81–83.

Reichlmeier, K. & Iwangoff, P. (1974). Influence of phosphodiesterase inhibitors on brain protein kinases in vitro. Experientia, 30, 691.

Reisberg, B. (1984). Stages of cognitive decline. American Journal of Nursing, 84, 225–228.

Reisberg, B. (1986). Hirnleistungsstörungen: Alzheimersche Krankheit und Demenz. Beltz, Weinheim.

Reisberg, B., Ferris, S. H., DeLeon, M. J. & Crook, T. (1982). The global deterioration scale for assessment of primary degenerative dementia. American Journal of Psychiatry, 139, 1136–1139.

Reisberg, B., Ferris, S. H. & DeLeon, M. J. (1985). Senile dementia of the Alzheimer type: Diagnostic and differential diagnostic features with special reference to functional assessment staging. In: J. Traber & W. H. Gispen (eds.): Senile dementia of the Alzheimer type (pp. 18–37). Springer, Berlin.

Reischies, F. M. (1987). Formen der Demenz – differentialdiagnostische Erwägungen. In: R.-M. Schütz (Hrsg.): Praktische Geriatrie 7. Bericht über die 7. Fortbildungstage in Travemünde vom 14.–16. Mai 1987 (S. 212–220). Graphische Werkstätten, Lübeck.

Reischies, F. M. & v. Spieß, P. (1990). Katamnestische Untersuchungen zur depressiven Pseudodemenz. In: E. Lungershausen, W. P. Kaschka & R. J. Wittkowski (Hrsg.): Affektive Psychosen (S. 248–253). Schattauer, Stuttgart.

Reischies, F. M., Hedde, J. P. & Gutzmann, H. (1987). The investigation of dementia by dynamic Xenon Single Photon Emission Tomography. Neurosurgery Review, 10, 105–108.

Reischies, F. M., Baum, K., Bräu, H., Hedde, J. P. & Schwindt G. (1988). Cerebral magnetic resonance imaging findings in multiple sclerosis – relation to disturbance of affect, drive, and cognition. Archives of Neurology, 45, 1114–1116.

Reitan, R. M. (1958). Validity of the trail making test as an indicator of organic brain damage. Perceptual and Motor Skills, 8, 271–276.

Reitan, R. M. & Davison, L. A. (1974). Clinical neuropsychology: Current status and applications. Winston, Washington DC.

Riege, W. H. & Metter, E. J. (1988). Cognitive and brain imaging measures of Alzheimer's disease. Neurobiology of Aging, 9, 69–86.

Roberts, M. A. & Caird, F. (1976). Computerised tomography and intellectual impairment in the elderly. Journal of Neurology, Neurosurgery and Psychiatry, 39, 986–989.

Romero, B. & Kurz, A. (1989). Kommunikationswege für Alzheimer-Kranke. In: V. M. Roth (Hrsg.): Kommunikation trotz gestörter Sprache. Narr, Tübingen.

Rosen, W. G. (1983). Clinical and neuropsychological assessment of Alzheimer's disease. In: R. Mayeux & W. G. Rosen (eds.): The dementias (pp. 51–73). Raven, New York.

Rosen, W. G., Terry, R. D., Fuld, P. A., Katzman, R. & Peck, A. (1980). Pathological verification of ischemic score in differentiation of dementias. Annals of Neurology, 7, 486–488.

Rosen, W. G., Mohs, R. C. & Davis, K. L. (1984). A new rating scale for Alzheimer's disease. American Journal of Psychiatry, 141, 1356–1364.

Rosenblueth, A. & Wiener, N. (1945) The role of models in science. Philosophical Sciences, 12, 316–321.

Safford, F. (1980). A program for families of the mentally impaired elderly. The Gerontologist, 20, 656–660.

Schalling, D., Cronholm, B. & Levander, S. (1975). On models and measures of alertness and noetic functions. In: A. Agnoli (Hrsg.): Proceeding of the Symposium Nooanaleptic and Nootropic Drugs. 3rd Congress of the International College of Psychosomatic Medicine: Rome.

Schellhorn, W.: Lexikon der sozialen Hilfe. Luchterhand, Frankfurt.

Schillinger (1989). Das Lächeln des Narren. Herder, Freiburg.

Schmidt, G. L. & Keyes, B. (1985). Group psychotherapy with family caregivers of demented patients. The Gerontologist, 25, 347–350.

Schultze-Jena, H. (1986). Emotionale Belastungen der Familie mit pflegebedürftigen Angehörigen. Vortrag auf dem Workshop Angehörige pflegen Angehörige des Senators für Gesundheit und Soziales, Berlin, 5./6.11.1986.

Schultze-Jena, H., Bruder, J. (1984). Hilfestellung für Familien mit alterskranken Angehörigen. Vortrag auf der 12. Tagung der Europäischen Arbeitsgemeinschaft für Gerontopsychiatrie, Kassel, 7./8. Sept. 1984.

Schulze, G. &. Jänicke, B. (1986). Effects of chronic hypoxia on behavioral and physiological parameters. Neurobiology of Aging, 7, 199–203.

Schulze, G., Coper, H. & Jänicke, B. (1988). Animal models for evaluation of age-related changes in behaviour. Drug Development Research, 14, 363–368.

Schuurman, T., Klein, H., Beneke, M. & Traber, J. (1987). Nimodipine and motor deficits in the aged rat. Neuroscience Research Communications, 1, 9–16.

Shore, D. & Wyatt, R. J. (1983). Aluminum and Alzheimer's disease. Journal of Nervous and Mental Disease, 171, 553–558.

Sjögren, T., Sjögren, H. & Lindgren, A. G. H. (1952) Morbus Alzheimer and Morbus Pick. Acta Psychiatrica Scandinavica, Supplementum 82.

Socialdata (Hrsg.) (1980). Anzahl und Situation zu Hause lebender Pflegebedürftiger. Schriftenreihe des BMJFG, Bd. 80. Kohlhammer, Stuttgart.

St. George-Hyslop, P., Tanzi, R., Polinski, R. et al. (1987). The genetic defect causing familial Alzheimer's disease maps on chromosome 21. Science, 235, 885–890.

St. George-Hyslop, P. H., Myers, R. H., Haines, J. L., Farrer, L. A., Tanzi, R. E. et al. (1989). Familial Alzheimer's disease: Problems and progress (1989). Neurobiology of Aging, 10, 417–425.

Steffes, R. & Thralow, J. (1987). Visual field limitation in the patient with dementia of the Alzheimer's type. Journal of the. American Geriatrics Society, 35, 198–204.

Steiner-Hummel, I. (1988). Angehörigenarbeit in Einrichtungen der Altenhilfe. Archiv für Wissenschaft und Praxis der sozialen Arbeit, 3, 198–211.

Stertz, G. (1921). Zur Frage der Alzheimerschen Krankheit. Allgemeine Zeitschrift für Psychiatrie, 77, 336.

Sturm, W. & Hartje, W. (1982). Aufgaben und Untersuchungsverfahren der allgemeinen Psychodiagnostik bei Hirnschädigungen. In: K. Poeck (Hrsg.): Klinische Neuropsychologie (S. 51–65). Thieme, Stuttgart.

Talamo, B. R., Rudel, R., Kosik, K. S., Lee, V. M., Neff, S., Adelman, L. & Kauer, J. S. (1989). Pathological changes in olfactory neurons in patients with Alzheimer's disease. Nature, 337, 736–739.

Tazaki, Y. , Omae, T., Kuromaru, S., Ohtomo, E., Hasegawa, K., Mori, A., Kurihara, M., Kutsusawa, N. & Okada, T. (1980). Clinical effects of Encephabol (Pyritinol) in the treatment of cerebrovascular disorders. Journal of International Medical Research, 8, 118–126.

Terry, R. D., Hansen, L. A., DeTeresa, R., Davies, P., Tobias, H. & Katzman, R. (1987). Senile dementia of the Alzheimer type without neocortical neurofibrillary tangles. Journal of Neuropathology and Experimental Neurology, 46, 262–268.

Tierney, M. C., Snow, W. G., Reid, D. W., Zorzitto, M. L. & Fisher, R. H. (1987). Psychometric differentiation of dementia. Replication and extension of the findings of Storandt and coworkers. Archives of Neurology, 44, 720–722.

Tobares, N., Pedromingo, A. & Bigorra, J. (1989). Nimodipine treatment improves cognitive functions in vascular dementia. In: M. Bergener & B. Reisberg (eds.): Diagnosis and treatment of senile dementia (pp. 361–365). Springer, Berlin.

Tomlinson, B. E., Blessed, G. & Roth, M. (1970). Observations on the brains of demented old people. Journal of the Neurological Sciences, 11, 205–242.

Tomlinson, B. E., Irving, D. & Blessed, G. (1981) Cell loss in the locus coeruleus in senile dementia of the Alzheimer type. Journal of the Neurological Sciences, 49, 419–426.

Treves, T., Korczyn, A. D., Zilber, N., Kahana, E., Leibowitz, Y., Alter, M. & Schoenberg, B. S. (1986). Presenile dementia in Israel. Archives of Neurology, 43, 26–29.

Uchida, Y. & Tomonaga, M. (1989). Neurotrophic action of Alzheimer's disease brain extract is due to loss of inhibitory factors for survival and neuritic formation of cerebral cortical neurons. Brain Research, 481, 190–193.

Ulrich, G. (1987). Zur Wirkung von Nimodipin auf die topische Verteilung der absoluten alpha-Leistung im EEG sowie die aktuelle Befindlichkeit gesunder Probanden. Arzneimittel-Forschung, 37, 541–544

v. Balluseck, H. & Laue, G. (1982). Überlegungen zum Bedarf an sozialen Diensten für ältere Menschen in Berlin(West) (unveröffentl. Manuskript).

Van Der Cammen T. J. M., Simpson J. M., Fraser R. M., Preker A. S. & Exton-Smith A. N. (1987). The Memory Clinic: A new approach to the detection of dementia. British Journal of Psychiatry, 150: 359–364.

Vogt, T. (1986). Water quality and health-study of a possible relationship between aluminium in drinking water and dementia (Sosiale og okonomiske studier 61, English Abstract), Oslo: Central Bureau of Statistics of Norway.

Wagner, O. (1984). Psychometrische und psychopathometrische Verfahren zur Untersuchung hirnorganischer Psychosyndrome bzw. der Demenz. In: W.-D. Heiss (Hrsg.): Diagnosemethoden beim hirnorganischen Psychosydrom (S. 77–110). Merck, Darmstadt.

Wand, E. & Lehr, U. (1986). Ältere Töchter alter Eltern. Schriftenreihe des Bundesministers für Jugend, Familie, Frauen und Gesundheit, Band 183. Kohlhammer, Stuttgart.

Wechsler, D. (1958). The measurement and appraisal of adult intelligence. Williams & Wilkins, Baltimore MD.

Wechsler, D. (1964). Die Messung der Intelligenz Erwachsener. Textband zum Hamburg-Wechsler-Intelligenztest für Erwachsene (HAWIE). Huber, Bern.

Weidlich, S. & Lamberti, G. (1980). DCS – Diagnostikum für Cerebralschädigung. Huber, Bern.

Welz R., Lindner, M., Klose, M. & Pohlmeier, H. (1989). Psychische Störungen und körperliche Erkrankungen im Alter. Fundamenta Psychiatrica, 3, 223–228.

Weyerer, S. (1983). Mental disorders among the elderly. True prevalence and use of medical services. Archives of Gerontology and Geriatrics, 2, 11–22.

Wilson, B. A. & Moffat, N. (eds.) (1984). Clinical management of memory problems. Croom Helm, London.

Winograd, C. H. & Jarvik, L. (1986). Physician management of the demented patient. Journal of the American Geriatrics Society 34, 295–308.

Wolff G. (1988). Genetische Beratung bei Huntingtonscher Krankheit. In: G. Deuschl, G. Oepen und G. Wolff (Hrsg.): Die Huntingtonsche Krankheit. Springer, Berlin.

Wolfram, H., Neumann, J. & Wieczorek, V. (1986). Psychologische Leistungstests in der Neurologie und Psychiatrie. Methoden und Normwerte. Thieme, Leipzig.

World Health Organization (1985) Dementia in later life: Research and action. WHO Technical Report Series, 730, 7–77.

World Health Organization (1989). ICD-10 – Mental and behavioural disorders (including disorders of psychological development): Research diagnostic criteria. Geneva: World Health Organization.

Wurzer, I. (1987, 1988, 1989). GeJo-Übungsprogramme 1 bis 3. Vless, Ebersberg.

Yesavage, J. A., Westphal, J. & Rush, L. (1981). Senile dementia: Combined pharmacologic and psychological treatment. Journal of the American Geriatric Society, 24, 164–171.

Zarit, S. H. & Zarit, J. M. (1982). Families under stress: Interventions for caregivers of senile dementia patients. Psychotherapy: Theory, Research and Practice, 19, 461–469.

Zaudig, M., Mittelhammer, J. & Hiller, W. (1990). SIDAM – Strukturiertes Interview für die Diagnose der Demenz vom Alzheimer-Typ, der Multiinfarkt-Demenz und Demenzen anderer Ätiologie nach DSM-III-R und ICD-10. Logomed, München.

Zerssen, D. von (1980). Psychopathometrische Verfahren und ihre Anwendung in der Psychiatrie. In: U. H. Peters (Hrsg.): Die Psychologie des 20. Jahrhunderts. Band X. Ergebnisse für die Medizin (2) (S. 149–169). Kindler, Zürich.

Zgola, J. (1989). Etwas tun! Die Arbeit mit Alzheimerkranken und anderen chronisch Verwirrten. Huber, Bern.

Zimmer, R., Bossert, S. & Lauter, H. (1986). Pathometrische Verfahren in der Geriatrie. In: H. Lauter, H.-J. Möller & R. Zimmer (Hrsg.): Untersuchungs- und Behandlungsverfahren in der Gerontopsychiatrie (S. 3–50). Springer, Berlin.

Glossar

Acetylcholin
Substanz, die die Erregungsüberleitung bei speziellen (cholinergen) Nervenzellen ermöglicht

Agnosie
Unfähigkeit des (Wieder-)Erkennens von z. B. Personen, Gegenständen oder Körperteilen trotz ungestörter Funktion der Sinnesorgane und des Gedächtnisses

Agraphie
Störung der Schreibfähigkeit bei intakter Motorik und normalem Intellekt

Akalkulie
Störung der Fähigkeit zu rechnen bei sonst intakten kognitiven Funktionen

Alexie
Störungen des Schriftverständnisses bei hinreichendem Sehvermögen und Intellekt

Allocortex
Stammesgeschichtlich alte Anteile der Großhirnrinde (z. B. Hippocampus)

ALS
Amyotrophe Lateralsklerose; Erkrankung des Rückenmarks, die zu Muskelatrophie und Hirnnervenstörungen führt

Amyloid
Eiweiß, das sich unter Krankheitsbedingungen (z. B. DAT) im Gewebe
ablagert

Anamnese
Krankheitsvorgeschichte, die entweder vom Patienten selbst (Eigen-
A.) oder von Bezugspersonen (Fremd-A.) erhoben wird

Angiopathie, kongophile
Erkrankung kleiner Hirngefäße, bei der sich ein spezifisch färbbares
Amyloid auf den Gefäßwänden ablagert

Anticholinergika
(= Parasympathikolytika) Stoffe (Medikamente), die die durch Acetylcholin vermittelte Reizübertragung hemmen

Antigen
Jede Substanz, die vom Körper als fremd erkannt wird und in der Lage
ist, eine Reaktion des Immunsystems auszulösen

Antikörper
Eiweißkörper, die der Körper als spezifische Reaktion gegen ein Antigen bildet

Aphasie
Störung des erworbenen Sprachvermögens und/oder Sprachverständ-
nisses bei erhaltener Fähigkeit, Sprachlaute zu bilden; Ursache ist eine
mehr oder weniger umschriebene Hirnschädigung; Unterformen:
motorische A.(Sprachproduktionsstörung)
sensorische A.(Sprachverständnisstörung)
amnestische A.(Wortfindungsstörungen)

Approximation
Näherung

Apraxie
Schwierigkeiten, trotz ungestörter Motorik und Sensibilität
Handlungsentwürfe umzusetzen

Arachnoidea
Spinnwebhaut, Teil der Hirnhaut; bedeckt Gehirn und Rückenmark

Assoziationscortex
Bereiche der Hirnrinde, die der Verknüpfung anderer (z. B. sensibler, motorischer) Zentren dienen

Ätiologie
Lehre von den Ursachen der Krankheiten

Axon
Achsenzylinder; von der Nervenzelle ausgehende lange Fortsätze, die der Weiterleitung von Nervensignalen zu anderen Zellen dienen

Babinski-Zeichen
Langsame Streckung der Großzehe nach Bestreichen des Fußsohlenrandes; Hinweis auf Pyramidenbahnschädigung

Bioverfügbarkeit
Verfügbarkeit eines Arzneimittels am Wirkort (z. B. Blut, Gewebe)

Blut-Liquor-Schranke
Schutzeffekt von Glia und Hirnkapillaren gegenüber mit dem Blut anflutenden Fremd- und Gefahrenstoffen

Bradycardie
langsamer Herzschlag, weniger als 60/min

CAT
Cholin-Acetyltransferase; Enzym, das zur Bildung des Acetylcholins aus Cholin benötigt wird

Cerebellum
Kleinhirn

Cholin
Grundbausteins des Acetylcholins

cholinerg
Bezeichnung für durch Acetylcholin vermittelte Reizübertragung

Cholinergika
Substanzen (Medikamente), die die Wirkung des Acetylcholins verstärken können

Cholinesterase
Enzym, das Acetylcholin spaltet und damit unwirksam macht

Chorea Huntington
Dominant-erbliche, mit Demenz einhergehende Form einer extrapyramidalen Bewegungsstörung (Veitstanz)

Chromosomen
In Paaren geordnete Träger der Erbinformation (Gene) wesentliche Bestandteile des Zellkerns jeder Körperzelle; Zahl beim Menschen: 46

Compliance
Hier: Kooperationswilligkeit des Patienten bei diagnostischen oder therapeutischen Maßnahmen (z. B. Medikamenteneinnahme)

Cortex
(Großhirn-)Rinde (graue Substanz)

CT
Radiologisches bildgebendes Verfahren zur Weichteildarstellung des Gehirns, wobei Röntgenstrahlen verwendet werden

DAT
Demenz vom Alzheimer Typ

Degeneration
Abbau mit Fehlfunktion oder Funktionsverlust

Dekubitus
Druckgeschwür; Wundliegen

Demenz
Im späteren Leben durch eine organische Hirnerkrankung erworbene Defekte der Intelligenz, der Auffassung und des Gedächtnisses; in der Regel entsprechend der Dynamik der Grundkrankheit chronisch-fortschreitend, jedoch nicht zwingend irreversibel

Dendrit
Kleine, meist stark verästelte (Dendron = Baum) Fortsätze der Nervenzelle, die Nervensignale empfangen; die Weiterleitung erfolgt über das Axon

Differentialdiagnose
Diagnose, die besonders die Abgrenzung gegenüber in ihrem Erscheinungsbild ähnlichen Erkrankungen berücksichtigt

Diskrimination
Unterscheidung (z. B. von optischen Mustern, akustischen Reizen o. ä.)

DNA
= DNS; Desoxyribonukleinsäure; enthält die Basen Adenin, Thymin, Guanin und Zytosin, die in ihrer Abfolge (DNA-Sequenz) auf dem langkettigen, zu einer Doppelhelix verdrillten Molekül die Erbinformation repräsentieren

Dopamin
Substanz, die die Erregungsüberleitung bei speziellen (dopaminergen) Nervenzellen ermöglicht

Down-Syndrom
= Trisomie 21 (Mongolismus); Vorhandensein des Chromosoms 21 in dreifacher (statt zweifacher) Form; geht mit geistiger Behinderung und spezifischen Körperauffälligkeiten einher

EEG
Elektroenzephalogramm; Verfahren zur Aufzeichnung von Hirnstromwellen

Evaluation
Auswertung, Beurteilung

excitatorisch
erregend (z. B. Neurotransmitter)

Expertise
Spezialkenntnisse und Erfahrungen; Sachverstand

Exploration
Erkundung; ärztliche Befragung

extrapyramidal
Außerhalb der Pyramidenbahn gelegen; die unwillkürliche langsame
Haltungs- und Bewegungsmotorik betreffend

frontal
Zur Stirn hin gelegen

GABA
Gamma-Amino-Buttersäure; Substanz, die die Erregungsüberleitung
bei speziellen (GABAergen) Nervenzellen ermöglicht

Glia
Zwischen Nervenzellen und Blutgefäßen zu beobachtendes Stütz- und
Nährgewebe, das auch die Markscheiden bildet

Granulum
Körnchen(-förmiges Gebilde)

Häusliche Krankenpflege
Unterstützung der ärztlichen Behandlung im akuten Krankheitsfall
zur Heilung, Besserung, Linderung oder Verhütung einer Verschlimmerung

Hauspflege
Hilfe bei den hauswirtschaftlichen Versorgungen (Haushaltshilfe)

Hippocampus
Ammonshorn; Teil des limbischen Systems; wichtige Rolle bei
Gedächtnisprozessen

Hypokinese
(krankhafter) Mangel an Muskelbewegung

Idiosynkrasie
Verhaltenseigentümlichkeit; bes. Überempfindlichkeit oder Ablehn-
nung

IgG
Für die körpereigene Abwehr verantwortliches Eiweiß

in vitro
Im Reagenzglas; z. B. ein am Modell ausgeführter Versuch

in vivo
Im Leben; z. B. ein am lebenden Organismus ausgeführter Versuch

Indikation
Grund für die Anwendung einer diagnostischen oder therapeutischen Maßnahme

Inkontinenz
Mangelnde Urin- oder Stuhlkontrolle

Inkubationszeit
Zeit zwischen der Infektion und dem Auftreten von Krankheitszeichen

Insult, ischämischer
Schlaganfall durch Verschluß eines hirnversorgenden Gefäßes

Inzidenz
Anzahl der neu auftretenden Krankheitsfälle in der Bevölkerung während eines bestimmten Zeitintervalls (gewöhnlich ein Jahr). Dividiert man die Anzahl der Neuerkrankungen durch die Gesamtzahl der Bevölkerung, die zu Beginn des Zeitintervalls noch nicht unter der betreffenden Erkrankung gelitten hat, so erhält man die Inzidenzrate. Die Inzidenzrate beziffert somit die jährliche Erkrankungswahrscheinlichkeit in der Gesamtbevölkerung.

irreversibel
Unumkehrbar; bei Krankheiten: unheilbar

Kachexie
Unterernährung bis hin zur Auszehrung; Atrophie der gesamten Muskelmasse

kognitiv
Die geistigen Fähigkeiten betreffend

Kompetenz
Fähigkeit, sich mit etwas angemessen auseinanderzusetzen

Kontraktur
Unwillkürliche, langsam entstehende Verkürzungen von Muskeln bei Lähmungen oder Unbeweglichkeit, die zu irreversiblen Fehlstellungen von Gelenken führen können

Koordination
Ordnung verschiedener Systeme mit dem Ziel eines komplexen Zusammenwirkens (z. B. Auge und Hand beim Zeichnen)

Limbisches System
Stammesgeschichtlich alter Hirnanteil; umfaßt z. B. Hippocampus und Mandelkern; wichtig u. a. für gefühlshaftes Erleben und Handeln, Gedächtnis

Lymphom
Lymphknotenschwellung

Marklager
Teil des Zentralnervensystems, der durch markhaltige Nervenfasern gebildet wird; zwischen dem die beiden Hirnhälften verbindenden Balken und der Hirnrinde gelegen (Centrum semiovale, weiße Substanz)

Markscheide
Im Zentralnervensystem durch Glia gebildete, die Fortsätze der Nervenzellen umhüllende Isolierschicht; sichert die Erregungsübertragung

MER
Muskeleigenreflex; reflektorische Kontraktion eines Muskels bei Dehnung seiner Sehne

Metabolit
Zwischenprodukt im Stoffwechsel

MID
Multi-Infarkt-Demenz; Syndrom, das nach einer Reihe kleinerer

Schlaganfälle auftritt, wenn die Summe des untergegangenen Hirngewebes einen kritischen Schwellenwert überschreitet

morphologisch
Die Gestalt von Lebewesen und ihren Organen betreffend

MRT
Radiologisches bildgebendes Verfahren zur Weichteildarstellung des Gehirns, wobei starke Magnetfelder verwendet werden

multidimensional
Verschiedene (Funktions-)ebenen desselben komplexen Systems umfassend; bei Tests: weitgefächerte Prüfung möglichst verschiedenartiger Funktionen

Myoklonien
Unwillkürliche blitzartige Muskelzuckungen

Neuron
Nervenzelle

Neurotransmitter
Substanz, die im Zentralnervensystem an der Synapse auf chemischem Weg die Erregung von einer Nervenzelle auf die nächste weiterleitet

NGF
nerve growth factor = Nervenwachstumsaktor (in Zukunft evtl. therapeutische Bedeutung)

Nootropika
Medikamente, die die Hirnleistung positiv beeinflussen sollen

nosologisch
Die systematische Ordnung der Krankheiten betreffend

occipital
Zum Hinterhaupt hin gelegen

Parameter
Meßgröße, die für eine bestimmte Funktion aussagekräftig ist

parietal
Zum Scheitel hin gelegen

Parkinson-Syndrom
Nervenzellschwund in der Substantia Nigra mit Verminderung des Neurotransmitters Dopamin; Symptome u. a.: Hypokinese, kleinschrittiger Gang, Rigor, Beugehaltung, Tremor, psychische Veränderungen bis hin zum Demenz-Syndrom

Pathogenese
Entstehung und Entwicklung eines krankhaften Geschehens

pathologisch
Krankhaft

Penetranz
Hier: Manifestationswahrscheinlichkeit einer Erbanlage

perzeptiv
Die Wahrnehmung betreffend

PET
Positronen-Emissions-Tomographie. Bildgebendes Untersuchungsverfahren, das schwache, radioaktiv strahlende Substanzen verwendet, um z. B. die Hirndurchblutung oder Stoffwechselveränderungen des Gehirns darzustellen.

PHF
paired helical filaments; Bündel von in Form einer Doppelspirale (Helix) gewundenen fadenförmigen Gebilden aus Amyloid

PMR
Palmo-Mental-Reflex; gleichseitiges Zusammenziehen der Kinnmuskulatur bei Reizung des Daumenballens (Primitivreflex)

präklinisch
vor dem routinemäßigen Einsatz am Patienten (z. B. Medikamente)

prämorbid
Vor dem Auftreten einer Erkrankung

Prävalenz
Anzahl der Krankheitsfälle in der Bevölkerung zu einem bestimmten Zeitpunkt. Dividiert man die Anzahl der Erkrankten durch die Bevölkerungszahl, so erhält man die Prävalenzrate, d. h. den Bevölkerungsanteil, der unter der betreffenden Krankheit leidet.

Primaten
Angehöriger der am höchsten entwickelten Säugetiere (Affe, Mensch)

Primitivreflexe
Gruppe von entwicklungsgeschichtlich frühen Reflexen, die in der Regel beim Erwachsenen nicht mehr zu beobachten sind (z. B. PMR); sie können auf eine krankheitsbedingte Hirnschädigung hinweisen

Progredienz
Fortschreiten (z. B. einer Erkrankung)

Prophylaxe
Vorbeugung; Verhütung von Krankheit

Protein
Eiweiß

Pseudo-Demenz
Syndrom, das eine Demenz vortäuscht (z. B. bei Depressionen)

Pyramidenbahnzeichen
Neurologische Symptome, die bei einer Schädigung der Pyramidenbahn (verantwortlich für Willkürmotorik) auftreten; z. B. Babinski-Zeichen

Pyramidenzelle
Große Nervenzelle in der Pyramidenschicht der motorischen Großhirnrinde; ihre Neuriten (= Axone) bilden die Pyramidenbahn

Reliabilität
Zuverlässigkeit einer Messung (z. B. bei verschiedenen Untersuchern)

Restitution
Wiederherstellung (auch: Genesung)

Rigor
Krankhaft erhöhte Muskelspannung, z. B. bei Parkinson-Krankheit

Sachleistungen
Zweckgebundene, in der Höhe begrenzte, unbare oder finanzielle Leistungen

Schwerpflegebedürftigkeit
Erkrankte, die nach ärztlicher Feststellung für die gewöhnlichen und regelmäßigen täglichen Verrichtungen auf Dauer in hohem Maße fremder Hilfe bedürfen.

Sedation
Beruhigung

semantisch
Den Bedeutungsgehalt einzelner Worte betreffend

Serotonin
Substanz, die die Erregungsüberleitung bei speziellen (serotonergen) Nervenzellen ermöglicht

somatisch
körperlich

Sozialstationen
Einrichtungen, die ambulante Pflege und Versorgungsleistungen für einen Versorgungsbereich anbieten

SPECT
Single-Photon-Emissions-Computertomographie. Bildgebendes Untersuchungsverfahren, das schwache, radioaktiv strahlende Substanzen verwendet, um z. B. die Hirndurchblutung oder Stoffwechselveränderungen des Gehirns darzustellen.

Stimulus
Reiz

supportiv
stützend (z. B. Psychotherapie)

Symptom
Krankheitszeichen (z. B. Gedächtnisstörungen)

Synapse
Ort des (chemischen) Kontaktes zwischen Nervenzellen, der nur in einer Richtung eine Erregungsfortleitung erlaubt

Syndrom
Krankheitsbild, das regelhaft mit einem bestimmten Muster von Symptomen einhergeht, ohne für eine bestimmte Erkrankung spezifisch zu sein (z. B. Demenz-Syndrom)

temporal
Zur Schläfe hin gelegen

Trauma
Verletzung

Tremor
Rhythmische Muskelzuckungen, die zu einem willentlich nicht hinreichend zu unterdrückenden Zittern der betreffenden Extremität führen

Validität
Fähigkeit eines Meßverfahrens (z. B. psychol. Test), das, was es zu messen vorgibt, auch tatsächlich zu messen

Verhaltensmanagement
Gestaltung der dinglichen Umwelt und planmäßiges Verhalten der Bezugspersonen, um bei einer Zielperson gewünschtes Verhalten auszulösen

Vigilanz
Wachheit

Vulnerabilität
Verletzlichkeit, Empfänglichkeit

Workshop
Tagung mit Arbeitsgruppen zur Bearbeitung von Problemen/Themen

Zwillinge, eineiige
Zwillinge, die sich aus nur einer befruchteten Eizelle entwickelt haben und deshalb vollständig übereinstimmende Erbanlagen aufweisen

Zwillinge, zweieiige
Zwillinge, die sich aus zwei gleichzeitig befruchteten Eizellen entwickelt haben und deshalb, wie andere Geschwister auch, unterschiedliche Erbanlagen aufweisen

Adressen der Autoren

Georg Barzen, Dr. med., Universitätsklinikum Rudolf Virchow, Standort Charlottenburg, Strahlenklinik und Poliklinik, Spandauer Damm 130, D-1000 Berlin 19

Horst Bickel, Dr. phil., Zentralinstitut für Seelische Gesundheit, Abt. epidemiologische Psychiatrie, Postfach 12 21 20, D-6800 Mannheim 1

Hermann-Josef Gertz, Dr. med., Universitätsklinikum Rudolf Virchow, Standort Charlottenburg, Psychiatrische Klinik und Poliklink, Abt. Gerontopsychiatrie, Eschenallee 3, D-1000 Berlin 19

Hans Gutzmann, Dr. med., Max-Bürger-Krankenhaus, Abt. für Gerontopsychiatrie, Sophie-Charlotten-Straße 115, D-1000 Berlin 19

Klaus-Peter Kühl, Dr. phil., Universitätsklinikum Rudolf Virchow, Standort Charlottenburg, Psychiatrische Klinik und Poliklinik, Abt. für Gerontopsychiatrie, Eschenallee 3, D-1000 Berlin 19

Siefried Lehrl, Dr. phil., Psychiatrische Universitätsklinik Erlangen, Abt. für Med. Psychologie und Psychopathometrie, Schwabachanlage 6–10, D-8520 Erlangen

Eva-Maria Neumann, Dr. phil., Max-Bürger-Krankenhaus, Abt. für Gerontopsychiatrie, Sophie-Charlotten-Straße 115, D-1000 Berlin 19

Burkhard Peglow, Sozialpädagoge, Universitätsklinikum Rudolf Virchow, Standort Charlottenburg, Psychiatrische Klinik und Poliklinik, Abt. für Gerontopsychiatrie, Eschenalle 3, D-1000 Berlin 19

Friedel M. Reischies, Dr. med., Universitätsklinikum Rudolf Virchow, Standort Charlottenburg, Psychiatrische Klinik und Poliklinik, Abt. für Gerontopsychiatrie, Eschenalle 3, D-1000 Berlin 19

Annette Richert, Ärztin, Gedächtnissprechstunde, Max-Bürger-Krankenhaus, Abt. für Gerontopsychiatrie, Sophie-Charlotten-Straße 115, D-1000 Berlin 19

Gert Schulze, Dr. med., Universitätsklinikum Rudolf Virchow, Standort Charlottenburg, Institut für Neuropsychopharmakologie, Ulmenallee 30, D-1000 Berlin 19

Veronika Veltkamp, Dr. med., Gedächtnissprechstunde, Max-Bürger-Krankenhaus, Abt. für Gerontopsychiatrie, Sophie-Charlotten-Straße 115, D-1000 Berlin 19

Reinhilde Zimmer, Dr. med. Technische Universität München, Psychiatrische Klinik, Ismaninger Straße 22, D-8000 München 80

Huber Psychologie
Sachbuch

Verlag Hans Huber
Bern Göttingen Toronto

Nancy L. Mace / Peter V. Rabins

Der 36-Stunden-Tag

Die Pflege des verwirrten älteren Menschen, speziell des Alzheimer-Kranken

Übersetzung und Anhang von Michael Martin. 3., erweiterte Auflage. 1991, 259 Seiten, kartoniert
Fr. 34.— / DM 39.80

Manche ältere Menschen erleben hilflos, wie ihnen allmählich ihre vertraute Umgebung entgleitet:
Sie vergessen immer häufiger, was sie eben noch gewußt hatten. Sie werden «senil»; vielleicht
leiden sie an der «Alzheimer-Krankheit».
Dieses Buch wurde für die Angehörigen und Pfleger(innen) dieser Menschen geschrieben.
Ihr Tag ist mehr als ausgefüllt mit der Betreuung und Überwachung des Kranken.
Die Autoren machen Vorschläge, wie Angehörige und Pfleger(innen) einander ablösen können,
und berichten über Erfahrungen mit Selbsthilfegruppen. Sie geben auch Empfehlungen für die
Suche nach einem Pflegeheim oder anderen Einrichtungen.

Jitka M. Zgola

Etwas tun!

Die Arbeit mit Alzheimerkranken und anderen chronisch Verwirrten

Aus dem Englischen übersetzt von Ute Martin. Mit einem Vorwort von Michael Martin.
1989, 131 Seiten, kartoniert Fr. 26.— / DM 29.80

In leicht verständlicher Form macht die Autorin ihre breite praktische Erfahrung Laien und Therapeuten zugänglich. Sie stellt eine Tageseinrichtung vor, die Alzheimerkranke temporär aus ihrer
häuslichen Umgebung herausführt und in der Gruppe tätig werden läßt. Neben praxisbezogenen
Informationen (u. a. Fallberichte, Stundenplan, Protokollbogen, Kochrezepte, detaillierte Gymna-
stikanweisungen) werden auch theoretische Hintergrundinformationen vermittelt.

Hans-Werner Wahl

Das kann ich allein!

Selbständigkeit im Alter: Chancen und Grenzen

1991, 181 Seiten, 25 Abbildungen, 1 Tabelle, kartoniert Fr. 26.— / DM 29.80

Sind alte Menschen hilflos und krank; muß man sie dauernd betreuen und umsorgen? Oder trägt
die Art, wie die Jüngeren mit ihnen umgehen, dazu bei, ob und wie sehr sie sich selber helfen
können? Der Autor plädiert für differenzierte Antworten. Er fordert die Betrachtung alter Menschen in ihrer sozialen und physikalischen Umwelt.
Diese Überlegungen haben Konsequenzen für die praktische Arbeit mit älteren Menschen und für
die Suche nach Wegen «erfolgreichen Alterns»: Sie werden dargestellt und diskutiert.

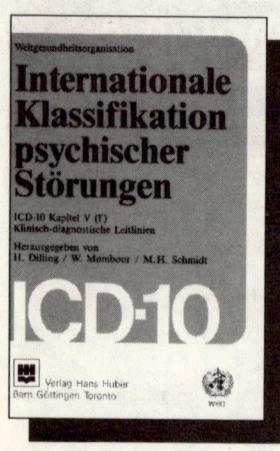